Volker Schirrmacher

Quo vadis a terapia do cancro?

Volker Schirrmacher

Quo vadis a terapia do cancro?

Descobertas fascinantes dos últimos 60 anos

ScienciaScripts

Imprint

Any brand names and product names mentioned in this book are subject to trademark, brand or patent protection and are trademarks or registered trademarks of their respective holders. The use of brand names, product names, common names, trade names, product descriptions etc. even without a particular marking in this work is in no way to be construed to mean that such names may be regarded as unrestricted in respect of trademark and brand protection legislation and could thus be used by anyone.

Cover image: www.ingimage.com

This book is a translation from the original published under ISBN 978-620-2-05545-1.

Publisher:
Sciencia Scripts
is a trademark of
Dodo Books Indian Ocean Ltd. and OmniScriptum S.R.L publishing group

120 High Road, East Finchley, London, N2 9ED, United Kingdom
Str. Armeneasca 28/1, office 1, Chisinau MD-2012, Republic of Moldova, Europe
Printed at: see last page
ISBN: 978-620-7-95673-9

QUO VADIS A TERAPIA DO CANCRO?

Descobertas fascinantes dos últimos 60 anos

Um apelo para mais imunoterapia, menos efeitos secundários e maior eficácia

Prof. Volker Schirrmacher*

Palavras-chave

Investigação do cancro, imunoterapia, vírus oncolíticos, anticorpos monoclonais, inibidores de pequenas moléculas, células T de memória, vacinas anti-cancro, inibidores do ponto de controlo, efeitos secundários, eficácia

* Centro Imunológico e Oncológico de Colónia, Alemanha

Este livro é dedicado à minha mulher *Barbara*

às nossas filhas *Tanja* e *Elise*

à minha irmã *Antje*

e aos nossos netos:

Jonas, Julian, Luna

Helene, Franz, Gustav

ÍNDICE DE CONTEÚDOS

INTRODUÇÃO

Este livro dirige-se a todas as pessoas preocupadas com o cancro e interessadas na sua patogénese, biologia e possibilidades de tratamento. Cada modo de tratamento tem a sua história, que é analisada.

O primeiro capítulo trata do desenvolvimento dos tratamentos convencionais, como a cirurgia, a radioterapia, a quimioterapia e a terapia hormonal. Cada categoria de tratamento é explicada e os efeitos e efeitos secundários são resumidos.

As terapias orientadas representam novos tipos de medicamentos baseados na ciência molecular e na conceção racional de medicamentos. Para compreender a sua base científica, desenvolvimento e modo de funcionamento, o Capítulo II descreve os muitos avanços na biologia molecular que constituíram uma plataforma básica para as terapias direcionadas.

As terapêuticas orientadas, descritas no Capítulo III, são dirigidas a alvos definidos associados ao cancro. Podem ser pequenas moléculas que inibem enzimas intracelulares de transdução de sinal. Ou podem ser moléculas maiores, como os anticorpos monoclonais (mabs) que visam receptores expressos na membrana.

A imunoterapia é descrita no capítulo IV. Os progressos registados na imunologia e na virologia na segunda metade do século passado conduziram a novos modos de tratamento que se baseiam na biologia e não na física (radioterapia) ou na química (quimioterapia). A primeira metade é dedicada aos anticorpos, que entretanto entraram na prática clínica, enquanto a segunda metade trata da imunidade mediada por células T e da imunoterapia celular adotiva.

O capítulo V descreve os marcos da investigação virológica com relevância para o cancro. O seu foco principal está direcionado para os vírus oncolíticos e para as vacinas anti-cancro modificadas por vírus.

O capítulo VI descreve as combinações de terapias biológicas e terapias padrão. Para um doente com cancro, é importante que a terapêutica tenha o mínimo possível de efeitos secundários e que afecte a sobrevivência global (OS). As terapêuticas biológicas (por exemplo, a imunoterapia com vacinas ou a terapêutica com vírus oncolíticos) têm um modo de ação diferente dos medicamentos citostáticos. Os seus efeitos são mediados pelo hospedeiro e, normalmente, não são imediatos, mas retardados. Os seus efeitos secundários são muito menos pronunciados do que os da quimioterapia. As combinações descritas apontam para aplicações de baixas doses com efeitos secundários reduzidos.

Os sistemas de regulação fisiológica são explicados no Capítulo VII. O cancro pode ser caracterizado como uma doença de desregulação a muitos níveis, dentro da própria célula cancerígena e no exterior, no seu ambiente tecidular. Um processo fisiológico como a cicatrização de feridas é complexo mas optimizado pela natureza e não tem efeitos secundários. A rejeição de enxertos pelo sistema imunitário é outro exemplo. Vamos dar um exemplo de que as desregulações associadas ao cancro, mesmo na doença de última geração com caquexia, são principalmente reversíveis. Neste exemplo, trata-se de uma resposta imunitária especialmente potente, que pode ser transferida de uma estirpe de ratinho imunorresistente para a estirpe portadora de tumor. Por isso, vale a pena continuar a estudar a forma de reverter as desregulações associadas ao cancro.

O Capítulo VIII aborda uma mudança de paradigma. Em vez de se centrarem nas células tumorais, as terapias podem ser direcionadas para a rede de suporte do estroma e para as células hospedeiras envolvidas. Poder-se-ia visar, por exemplo, as células hospedeiras que contribuem para o extravasamento e a formação de nichos metastáticos. Ou poder-se-ia ter como alvo a frente de invasão com os seus invadopódios, enzimas de invasão e ECM. Também a comunicação entre a "semente" (células tumorais disseminadas) e o "solo" (órgão alvo da metástase) poderia ser alvo de atenção.

O último capítulo IX reflecte o tema do presente livro: Quo vadis a terapia do cancro? Compara a imunoterapia com outras terapias e discute, em geral, a forma de reduzir os efeitos secundários e de melhorar a eficácia.

O objetivo deste livro não é cobrir todos os aspectos do cancro. O foco está mais nos conceitos por detrás dos diferentes modos de tratamento e na procura de possíveis efeitos sinérgicos para futuras melhorias. Outro aspeto diz respeito ao enorme avanço do conhecimento nas ciências da biologia e da medicina no último século. A elucidação passo a passo do funcionamento do nosso corpo, como testemunham os prémios Nobel da

Física, da Química e da Fisiologia ou da Medicina, é satisfatória. Assim, este livro tem também como objetivo transmitir ao grande público os progressos realizados nas ciências humanas.

Testemunhei e participei na investigação sobre o cancro durante quase 50 anos. Serão explicadas as descobertas mais fascinantes efectuadas durante este período. Há também aspectos auto-biográficos que estão separados em caixas.

Cada capítulo é completado por uma lista de pontos-chave e por uma lista de referências.

CAPÍTULO 1. TERAPIA PADRÃO

O cancro é uma doença das células de um organismo multicelular e, portanto, mais antiga do que a humanidade. [th] Este conhecimento remonta a Rudolf Virchow, que no século XIX formulou a teoria celular do cancro. A leucemia foi pela primeira vez considerada como uma doença dos glóbulos brancos, daí o seu nome. A hiperplasia foi definida como um crescimento baseado no aumento da divisão celular, enquanto a hipertrofia foi definida como um crescimento devido ao aumento do volume celular.

Em 1910, W B Coley, J Ewing e E Codman, em Nova Iorque, trataram sarcomas ósseos com uma mistura de toxinas bacterianas. Os efeitos positivos observados em alguns doentes, mas não em todos, deveram-se provavelmente à estimulação do sistema imunitário. Uma das toxinas de Coleys ficou muito mais tarde conhecida como o Fator de Necrose Tumoral alfa (TNF-a). Mas, na altura, os cirurgiões e oncologistas não deram muita importância a estas reacções anticancerígenas induzidas.

A. CIRURGIA

[th] As operações de tumores cancerosos eram realizadas no final do século XIX, mesmo antes de se saber que o cancro é uma doença de células anormais e não de pus. Com mais experiência, os cirurgiões aperceberam-se de que só eram bem sucedidos quando a doença era descoberta e localizada precocemente. Muitas vezes, não eram bem sucedidos. Desde cerca de 1900 que se sabe que existem diferentes variedades de leucemia: As que são crónicas e indolentes, como a leucemia mieloide crónica (LMC) e as que são agudas e agressivas, como a leucemia linfoblástica aguda (LLA) e a leucemia mieloide aguda (LMA).

[th]A descrição que se segue do desenvolvimento da cirurgia no século XX baseia-se em dois livros importantes. Um é escrito por S Mukherjee (1), publicado em 2010 e apresenta uma biografia muito pessoal do cancro, intitulada "The Emperor of All Maladies". O outro é da autoria de KH Bauer (2), o fundador do Centro Alemão de Investigação do Cancro, em Heidelberg (Alemanha). Em 1963, escreveu um livro de texto completo sobre o cancro e o estado da arte do tratamento na altura.

i) O DOGMA DA CIRURGIA RADICAL, ULTRA-RADICAL E SUPRA-RADICAL

[th]As décadas de tratamento cirúrgico do cancro na primeira metade do

século XX passaram sem grande sucesso. Assim, os cirurgiões sentiam-se cada vez mais frustrados. A luta contra outras doenças, como a varíola, o tifo e a tuberculose, tinha sido muito mais bem sucedida. Assim, os cirurgiões aumentaram gradualmente a agressividade das operações contra o cancro. Já em 1890, WS Halsted, da Universidade Johns-Hopkins (EUA), tinha introduzido o conceito de mastectomia radical para tratar o cancro da mama (3). Sem compreender que as metástases do cancro eram a principal razão dos fracassos do tratamento cirúrgico do cancro, Halsted continuou a operar e aumentou o tamanho e a extensão das operações.

Em 1930, a cirurgia radical tinha-se tornado um dogma a nível mundial e Halsted tinha-se tornado o herói da cirurgia do cancro. Tinha formulado a "teoria centrífuga" que, mais tarde, se revelou errada. Gradualmente, a mastectomia "radical" tornou-se "super-radical" e, finalmente, "ultrarradical".

ii) REFUTAÇÃO DO DOGMA APÓS 90 ANOS

Mas havia outros como G Keynes de Londres (Reino Unido). Ele duvidou do conceito de cirurgia radical e testou combinações de cirurgia convencional com radioterapia. Também nos EUA, G. Crile Jr., nos anos 50, decidiu desistir da mastectomia radical. Com base em 40 anos de experiência clínica, Keynes e Crile tiveram experiências positivas aparentemente semelhantes sem a mastectomia radical.

Era ainda um longo caminho para refutar um dogma prevalecente. Para tal, eram necessários novos métodos estatísticos, o conceito de poder estatístico e um elevado número de casos. Assim, mesmo em 1973, Crile não tinha conseguido refutar a teoria de Halsteds da mastectomia radical. No entanto, enviou um apelo urgente às doentes com cancro da mama, nomeadamente para que recusassem a mastectomia radical.

O cirurgião B Fisher, da Pensilvânia (EUA), acabou por conseguir desmentir o dogma vigente. Durou 10 anos até conseguir convencer 1765 doentes a participar num estudo clínico realizado em 34 centros clínicos nos EUA e no Canadá. Tratou-se de um estudo com 3 braços. Braço 1: mastectomia radical, braço 2: mastectomia convencional, braço 3: linfonodectomia mais radiação. Os resultados foram publicados em 1981. Não se registaram diferenças na frequência de recorrências, metástases e mortalidade. O grupo 1 não foi melhor do que os outros grupos, mas teve de suportar uma elevada morbilidade. A terapia adjuvante sistémica provou ser tão boa como a mastectomia radical (4).

O dogma da mastectomia radical, embora errado, prevaleceu durante 90 anos, de 1891 a 1981. Calcula-se que cerca de 500 000 mulheres em todo o mundo tenham sido submetidas a esta operação. Muitas delas ficaram sem rótulo. Muitas não faziam ideia de que o seu tratamento do cancro poderia ter sido feito de uma forma diferente e menos agressiva. Esta história incrível foi descrita num livro em 2001 (5) e uma biografia sobre WS Halsted apareceu em 2010 (6).

Quando os resultados do estudo de Fisher foram publicados (4), a cirurgia radical entrou imediatamente em colapso. Tratou-se do colapso de um dogma dominante. Este dogma fazia crer que o cancro com metástases podia ser curado apenas por cirurgia. A verdade médica é que a capacidade do cancro de invadir os tecidos sãos, de se disseminar através dos vasos sanguíneos e linfáticos e de se desenvolver em locais distantes, transformando-se em metástases, destruiu todos os esforços dos cirurgiões. Havia uma ignorância sobre a biologia básica e a complexidade da doença metastática sistémica. Além disso, não havia praticamente nenhuma investigação em imunologia tumoral que estudasse as interações complexas entre um tumor e o sistema imunitário do hospedeiro.

Em 2008, B Fisher formulou o seguinte resumo sobre a cirurgia do cancro:

" [th]A cirurgia no século XX foi dominada pelos princípios de William S. Halsted, que defendia que a corrente sanguínea tinha pouca importância como via de disseminação das células tumorais; um tumor era autónomo em relação ao seu hospedeiro; e o cancro era uma doença local-regional que se propagava de forma ordenada com base em considerações mecânicas. Halsted acreditava que tanto a extensão como as nuances de uma operação influenciavam o resultado do doente e que uma perícia cirúrgica inadequada era responsável pelo fracasso da cura" (7).

iii)ANEWERA DA CIRURGIA DO CANCRO

Uma nova era cirúrgica surgiu em 1957, quando a cirurgia do cancro começou a ser influenciada pela investigação científica laboratorial e por estudos clínicos. Os resultados contrastavam com os princípios de Halsted. Os ensaios clínicos apoiaram a tese de que o cancro operável pode já estar num estado de doença sistémica. Nesta situação, era pouco provável que as variações na terapia local-regional afectassem substancialmente a sobrevivência. Foi demonstrado que as relações complexas entre o tumor e o hospedeiro afectam todos os aspectos do cancro e, contrariamente à tese de Halsted, verificou-se que a corrente sanguínea tinha uma importância considerável na disseminação das células tumorais. Os ensaios clínicos demonstraram que se justificava uma cirurgia menos radical.

Além disso, os estudos demonstraram que é possível melhorar a sobrevivência com uma terapia sistémica após a cirurgia. Esta terapia poderia reduzir a incidência de doença à distância e a recorrência do tumor no local do tumor após uma cirurgia mínima. A utilização de terapêutica sistémica em doentes que não tinham doença metastática identificável constituiu um desvio drástico em relação às estratégias anteriores (7).

Em 1962, o cirurgião alemão KH Bauer publicou em alemão um livro de mais de 1 000 páginas sobre o estado da arte da terapia do cancro, incluindo as técnicas cirúrgicas mais recentes (2). Concluiu, entre outras, as seguintes conclusões

a) A terapia do cancro consiste basicamente em três métodos: operação, radioterapia e quimioterapia.

b) O tratamento cirúrgico tem o impacto mais forte. No entanto, deve ser efectuado apenas quando a doença está localizada ou disseminada ao máximo a nível regional.

c) As operações de cancro têm de ser cuidadosamente planeadas e realizadas. Devido à possibilidade de disseminação regional das células cancerosas, o cancro tem de ser operado dentro de uma borda de tecido saudável circundante.

d) Os progressos da cirurgia oncológica são possíveis graças aos progressos da cirurgia geral: Eletrocirurgia, procedimentos modernos de anestesia, quimioprofilaxia das infecções das feridas, etc.

e) As operações das recorrências são mais difíceis do que as das primárias. Além disso, as taxas de cura são muito mais baixas.

f) As operações de metástases só fazem sentido quando se trata de metástases solitárias ou de metástases limitadas no espaço aos lobos pulmonares ou hepáticos.

g) As operações em situação paliativa são realizadas apenas para evitar um perigo direto, como o íleo, a asfixia, a cegueira devido à pressão intracraniana do licor, etc. Podem também servir para reduzir a dor associada ao cancro.

h) Existe uma situação especial no que respeita à endocrinoterapia operatória. Trata-se da orqui, ovariectomia ou adrenalectomia nos casos de carcinomas mamários ou prostáticos hormono-dependentes.

i) A terapia cirúrgica do cancro pode, em casos selecionados, ser combinada com rádio e quimioterapia.

Este resumo, escrito pelo fundador e diretor do Centro Alemão de Investigação do Cancro em Heidelberg há 55 anos, é uma tentativa de análise objetiva da situação na altura.

Entretanto, o tratamento cirúrgico do cancro da mama mudou ao longo das últimas décadas (8). No caso do cancro da próstata, o valor preditivo do estádio, do grau e do antigénio específico da próstata para a recorrência após a prostatectomia radical demonstrou estar dependente da experiência do cirurgião (9).

Uma panorâmica da cirurgia no Ontário (Canadá) revelou que a incidência do cancro do pulmão e os cuidados cirúrgicos variam significativamente consoante a região de saúde, o nível de rendimento e a dimensão da comunidade (10). Estes são apenas exemplos das muitas variáveis que podem afetar o resultado da cirurgia do cancro.

São importantes os avanços nas técnicas cirúrgicas. Para além da cirurgia aberta tradicional, existe a cirurgia laparoscópica. A cirurgia assistida por robot é considerada um dos maiores avanços na cirurgia desde a introdução da anestesia (H). Diz-se que representa o avanço mais significativo na cirurgia minimamente invasiva desta década. A cirurgia endoscópica transluminal de orifício natural (NOTES) é outro novo conceito que tenta reduzir o impacto da cirurgia no doente (12). No futuro, poder-se-á imaginar até a cirurgia regenerativa, combinando a cirurgia com abordagens de engenharia de tecidos baseadas em células, biomateriais e moléculas (13).

Os quadros 1 e 2 enumeram os marcos no desenvolvimento das terapias padrão para o cancro, em particular no que diz respeito à cirurgia e à radioterapia.

B. RADIOTERAPIA

A radioterapia (RT) do cancro tenta utilizar os raios electromagnéticos que se revelaram indutores de mutações em cultura celular. Os comprimentos de onda variam entre os raios UV e os raios Y. A base da radioterapia do cancro assenta na observação de que as células cancerosas em cultura celular têm uma maior sensibilidade aos efeitos tóxicos da radiação do que as células normais.

Os pioneiros da RT foram, entre outros, Wilhelm Conrad Röntgen, o descobridor dos raios X (14) e Marie e Pierre Curie, os descobridores do decaimento radioativo (15).

i) NATUREZA

A irradiação é mais frequentemente efectuada por raios Röntgen ou raios gama (X) (fotões de alta energia) e por raios electrónicos (raios beta). Os raios Röntgen podem ser muito fracos (10 kiloelectrão-volt (keV)), médios (50-150 keV) ou fortes (150 - >250 keV). Têm a vantagem de uma produção técnica fácil, bem como de um bom controlo e dosagem. Os raios alfa, beta e gama (x) são raios ionizantes provenientes do decaimento radioativo. Num sentido mais lato, os raios gama (x) representam raios electromagnéticos com elevada energia quântica (> 200 keV).

A terapia por feixe de protões é uma nova modalidade em relação à radioterapia gama convencional devido à sua vantagem de deposição de dose.

ii) MECANISMOS DE EFEITOS

O principal objetivo da RT é privar as células tumorais do seu potencial reprodutivo. O efeito primário da radiação consiste na ionização. Os pormenores das alterações moleculares induzidas pela ionização num tecido canceroso vivo *in situ* ainda não estão totalmente resolvidos. A apoptose e a catástrofe mitótica são as duas principais mortes celulares induzidas pela radiação. Além disso, nos últimos anos, foi demonstrado que a inibição da capacidade proliferativa das células tumorais após a irradiação pode ocorrer, especialmente em tumores sólidos, por paragem permanente do ciclo celular, o que se designa por senescência.

Num ensaio in vitro com células de carcinoma do pulmão humano, o feixe de protões (3MeV) foi duas vezes mais citotóxico do que a radiação y e induziu uma paragem do ciclo celular mais elevada e mais longa. Em doses equitóxicas, as células irradiadas com protões tinham uma capacidade de adesão e migração celular reduzida em comparação com as células irradiadas com γ. Foi também mais eficaz na redução de uma população de células semelhantes a células estaminais cancerígenas (16).

Os efeitos diretos da irradiação ionizante nas células cancerosas incluem danos no ADN e nos cromossomas (17), catástrofe mitótica (18), senescência e indução da apoptose (19-21). O P53 desempenha um papel importante na determinação da sensibilidade à radioterapia (22,23).

Para além dos efeitos diretos da irradiação ionizante nas células cancerígenas, existem também efeitos indirectos. Estes são mediados, em grande parte, pelo sistema imunitário. As formas imunogénicas de morte das células tumorais, induzidas pelos raios X, incluem sinais de perigo como a expressão membranar da proteína de choque térmico 70 (HSP70) ou a libertação de trifosfato de adenosina (ATP) e da proteína HMGB1 (high mobility group box 1) (24).

iii) APLICAÇÃO CLÍNICA

A röntgenoterapia foi desenvolvida por G. Perthes, um cirurgião de Tübingen (Alemanha) que introduziu filtros para evitar os raios que danificam a pele como pré-requisito para os efeitos nos tecidos profundos. Os efeitos dos raios Röntgen dependem da dose, do volume do tecido alvo e do tempo de exposição. O comprimento de onda não desempenha qualquer papel, apenas a dose de energia.

Descrever em pormenor todos os desenvolvimentos técnicos da radioterapia ultrapassaria o âmbito desta análise. Basta referir que, à semelhança da cirurgia, também na radioterapia se registou um afastamento do esquematismo rígido, do radicalismo e do ultrarradicalismo.

iv) CONCEITOS DE RADIOTERAPIA

A Tabela 3 resume os diferentes conceitos de radioterapia. A teleterapia consiste em métodos de exposição do corpo à irradiação a partir do exterior, enquanto a braquiterapia consiste em métodos de implantação da fonte de radiação no corpo. A particoterapia com protões, neutrões ou iões pesados permite obter melhores efeitos nos tecidos profundos. A radioimunoterapia com anticorpos antitumorais marcados com radionuclídeos melhora a especificidade e faz parte das terapias orientadas, que serão abordadas mais adiante.

CA Perez, LW Brady e EC Halperin descreveram os princípios e a prática da oncologia por radiação (25).

a) Efeitos

A RT parece ser particularmente adequada em casos de metástases, com o objetivo de melhorar a qualidade de vida. Entre 1930-1940, os doentes com cancro com metástases nos ossos, nos pulmões, na pele e noutros locais foram tratados por RT. Concluiu-se em 1940 que a irradiação pode ser recomendada para as seguintes indicações: metástases pulmonares (seminoma, estroma maligno), metástases do hilo e da pleura (tumores primários da boca, faringe e esófago), metástases ósseas (tumores primários do estroma, mama, testículos e ovários) e, finalmente, metástases cutâneas na ausência de metástases à distância. Em contrapartida, a irradiação dos tumores ósseos benignos (fibroma, mixoma, condroma, exostoses, osteomas, osteoblastos) não foi recomendada porque não parecem responder.

Atualmente, a RT é utilizada no tratamento de mais de 50% dos doentes com cancro. Constitui uma abordagem de preservação de órgãos para muitos doentes com cancro em fase inicial. Pode melhorar a sobrevivência global isoladamente ou em combinação com a quimioterapia e é eficaz no alívio dos sintomas da doença metastática.

A RT parece combinar-se bem com a cirurgia. A radiação pré e pós-operatória é atualmente, em muitas situações, o tratamento padrão. A radioterapia pode ser aplicada numa situação adjuvante em combinação com a ressecção cirúrgica de RO. Pode também ser aplicada como aditivo em combinação com a ressecção RI/2 ou numa situação paliativa.

No que respeita às combinações de RT com cirurgia, Schmieden descreveu em 1934 três grupos principais: 1. Carcinoma da pele, face, cabeça e lábios, em que a RT é superior à cirurgia, 2. Carcinoma do pulmão, esófago, estômago, intestino, fígado, rim, pâncreas, bexiga e reto, em que a cirurgia é superior à RT e 3. Carcinomas da mama, laringe, mandíbula e língua, bem como carcinomas das glândulas, incluindo os órgãos genitais, que requerem uma combinação de tratamento por cirurgia e radioterapia.

Os avanços actuais e as orientações futuras da radioterapia oncológica foram recentemente resumidos (26,27). 2011 foi designado o ano da RT no Reino Unido, celebrando um século de avanços desde que Marie Curie ganhou o seu segundo Prémio Nobel pela sua investigação sobre o rádio.

Apesar de todos os esforços para melhorar, continua a ser um facto que a RT *in vivo* carece de provas de especificidade tumoral. Os efeitos secundários são, por conseguinte, garantidos.

b) Efeitos secundários

Distinguem-se como danos causados pela irradiação os efeitos precoces e os efeitos tardios. Aos efeitos precoces pertence a síndrome de irradiação aguda que foi observada após as explosões da bomba atómica em Hiroshima e Nagasaki. Na fase aguda, há sintomas do sistema nervoso vegetativo, do sistema hematopoiético, do estômago e do intestino e das glândulas germinativas.

Os efeitos tardios incluem efeitos genéticos, danos no sistema hematopoiético e no sistema imunitário, aumento dos danos nos embriões e indução tardia de tumores.

No que diz respeito à radioterapia do cancro, os danos na pele são os mais óbvios. As lesões cutâneas precoces incluem dermatite, bolhosa esfoliativa e alopecia, enquanto as lesões cutâneas tardias incluem endurecimento, secura, alterações do pigmento, teleangiectasia, alterações fibrosas do tecido subcutâneo e esclerotização dos vasos. Os pulmões podem ser afectados por fibrose de radiação, o intestino delgado por atrofia do tecido linfático e os ossos por osteoporose e fracturas espontâneas. As glândulas germinativas podem apresentar uma redução da diferenciação das células germinativas, atrofia das glândulas e esterilidade. A gravidez pode ser afetada por abortos e anomalias induzidas pela radiação. No ser humano, o "período fetal" é particularmente sensível. Neste período, a radiação pode levar à indução de atraso mental, especialmente se a exposição ocorrer entre as 8-15 semanas de gestação.

A irradiação craniana, amplamente utilizada para o tratamento de tumores cerebrais, pode induzir a morte de células estaminais neurais humanas (NSC) e causar ainda défices cognitivos substanciais, tais como dificuldades de aprendizagem e de memória. A radiação gama direta de células de neuroblastoma humano em cultura, utilizando doses clínicas (2-5 Gy), resultou em baixos níveis de apoptose nas células cancerosas.

Inesperadamente, este fenómeno foi acompanhado pela indução de TRAIL/TRAIL-R2 e por fortes respostas de espectadores em NSC não visadas (28). Deste modo, a comunicação intercelular entre as células tumorais cerebrais e as células estaminais espectadoras pode estar envolvida na amplificação da patologia do cancro no cérebro.

Os riscos a longo prazo da RT ou da TC para o desenvolvimento de doenças cardiovasculares (DCV) ou de insuficiência cardíaca congestiva (ICC) foram avaliados numa grande coorte de base populacional que incluía 70 230 doentes com cancro da mama em estádio I a III tratados cirurgicamente. Os regimes de radioterapia utilizados no tratamento do cancro da mama entre 1989 e 2005 aumentaram o risco de DCV, e os regimes de TC à base de antraciclinas aumentaram o risco de ICC (29).

Outra lesão tardia é o Rontgenulcus que pode transformar-se num Rontgencarcinoma.

iii)CONCLUSÕES RELATIVAS À CIRURGIA E À RADIOTERAPIA

A história da cirurgia foi resumida por HA Ellis (30) e a história das ciências radiológicas por RA Gagliardi e JF Wilson (31).

Para concluir o capítulo sobre a cirurgia e a RT, talvez valha a pena tomar como exemplo o tratamento do cancro da mama e mencionar as várias melhorias alcançadas ao longo do tempo:

1880 Mastectomia de Halsted

1980 Cirurgia conservadora da mama com sobrevivência equivalente mas melhores resultados estéticos

1980 Estabelecida a quimioterapia para o cancro da mama inicial

1990: Introdução de combinações de tecnologia de irradiação com tecnologias de imagiologia e informática para direcionar a radiação para volumes-alvo definidos com maior precisão.

1990 Irradiação externa de toda a mama introduzida com cirurgia conservadora (redução de recorrências)

1990 Biópsia do gânglio sentinela evitando a dissecção axilar (se o gânglio sentinela não tiver doença)

2000 regimes de 3 semanas equivalentes a regimes de 6 semanas, aliviando assim a pressão sobre os doentes e os centros de radiação

Tal como referido por S Zurrida e U Veronesi (32), os sistemas de irradiação estão a evoluir rapidamente, mas estão a ser implementados sem dados sobre a morbilidade ou a eficácia a longo prazo, enquanto os custos aumentam abruptamente.

As ondas de rádio e a moderna tecnologia magnética revolucionaram a imagiologia moderna dos tecidos, tal como exemplificado pelas imagens de Rontgen, as tomografias computorizadas e a tomografia por ressonância magnética (MRT). Foram atribuídos prémios Nobel a estas três inovações na medicina em 1901, 1979 e 2003. Hoje em dia, as imagens de Rontgen são transformadas em radiografias de projeção (PR), que podem ser tratadas num computador. Esta tecnologia está a ser utilizada para detetar não só tumores, mas também tuberculose ou pneumonia.

C. QUIMIOTERAPIA

i) TRABALHO PIONEIRO DE SIDNEY FARBER

Historicamente, a introdução da TC no tratamento padrão do cancro tem muito a ver com o pioneiro Sidney Farber. Nasceu em 1903 em Buffalo (NY, EUA), um ano após a morte de Virchows. Farber assistiu ao desenvolvimento e ao êxito de novos antibióticos na luta contra as doenças bacterianas infecciosas durante e após a Segunda Guerra Mundial. Em 1942, a empresa Merck forneceu pela primeira vez a penicilina. Novos antibióticos ficaram disponíveis em 1947 (cloranfenicol), 1948 (tetraciclina) e 1949 (estreptomicina). Além disso, após a guerra, as instituições médicas e estatais melhoraram os seus padrões de higiene. Tudo isto levou a uma diminuição drástica das doenças infecciosas, como a febre tifoide ou a tuberculose (1).

O tratamento do cancro, pelo contrário, não regista progressos desde há décadas. A cirurgia agressiva não era capaz de lidar com o cancro, uma vez que este se tinha tornado uma doença sistémica. Farber estudou medicina nas universidades de Buffalo (EUA), Heidelberg (Alemanha) e Freiburg (Alemanha) e, finalmente, em Harvard (EUA). Em 1947, Farber tornou-se investigador no domínio do cancro, tendo estudado a leucemia e as células leucémicas em cultura. Farber apercebeu-se de que o ácido fólico ou folato é uma substância semelhante a uma vitamina, essencial para a formação do ADN numa célula. Não observou qualquer proliferação das suas células leucémicas em cultura na ausência de folato. Foi então que teve a ideia de desenvolver antagonistas do folato. O primeiro antifolato foi enviado dos Laboratórios Lederle em Nova Iorque para Farber em 1947. No mesmo ano, Farber descobriu a atividade citostática da aminopterina, um derivado do ácido fólico. Embora Farber tenha registado remissões da ALL, estas foram de curta duração. Os seus resultados publicados foram recebidos com ceticismo e críticas pelo establishment oncológico (1).

Em 1948, Farber criou em Boston a Children's Cancer Research Foundation. Em 1974, um ano após a morte de Farber, o seu Instituto foi rebatizado em sua honra como Sidney Farber Cancer Institute e, em 1983, como Dana-Faber Cancer Institute. Farber é considerado o fundador da patologia moderna das doenças infantis (1).

ii) UM NOVO CÃO A SURGIR: QUIMIOTERAPIA AGRESSIVA

No final dos anos 70, a cisplatina tornou-se a última tendência na farmacologia do cancro. Por exemplo, os doentes com cancro do testículo eram tratados com uma combinação de bleomicina, vinblastina e cisplatina, abreviadamente designada por BVP. O líquido amarelo era infundido nos doentes através de tubos de infusão. Os pesados efeitos secundários (vómitos 12x por dia; os antieméticos ainda não existiam) eram considerados necessários e tinham de ser tolerados. Um novo dogma prevaleceu, nomeadamente o da TAC agressiva (1).

O Instituto Nacional do Cancro (NCI) tornou-se uma fábrica de novas toxinas citostáticas. Eram testadas mais de 100 000 moléculas por ano, enquanto a biologia de base do cancro e das suas metástases continuava na obscuridade. Em meados da década de 1970, o tratamento por TAC do linfoma de Burkitt foi um primeiro sucesso. Tratava-se de uma terapia combinada de 7 citostáticos em doses elevadas. Uma das substâncias era um derivado molecular da mostarda nitrogenada, uma toxina da grande guerra.

Houve um lucro financeiro para o NCI. Foram criadas diversas misturas de medicamentos e planos de estudo: ABVD, BEP, C-MOPP, ChlaVIP, CHOP, ACT... Até 1979, o NCI tinha construído uma rede de 20 centros oncológicos, que tinham selecionado para participar na execução de todos estes novos estudos. As comissões clínicas que estavam envolvidas na aprovação e na coordenação desses enormes estudos com seres humanos foram aconselhadas a acelerar o processo de aprovação. Tratava-se de uma montagem experimental de dimensão gigantesca, não primeiro com tumores animais, mas com indivíduos humanos. A tentativa e o erro eram o dispositivo, e na maioria das vezes o erro prevalecia. Os padrões repetiram-se com muitos tipos diferentes de cancro (1).

A Tabela 6 enumera alguns dos medicamentos citostáticos desenvolvidos ao longo do tempo. De acordo com o seu tipo, podem ser agrupados em agentes alquilantes, alcalóides, antibióticos ou antimetabolitos. Muitos deles ainda fazem parte do arsenal da TC atual. A lista também dá exemplos de tais citostáticos e do seu alvo celular. O facto de ser possível identificar um alvo celular distingue a TC da RT. Muitas vezes, o alvo está relacionado com o ADN ou ARN celular e o seu metabolismo. Os antimetabolitos têm como alvo as enzimas metabólicas da purina ou da pirimidina. Os alcalóides têm como alvo o citoesqueleto (R-tubulina) e a mitose.

iii)AVALIAÇÃO DOS EFEITOS DA TERAPIA

A Organização Mundial de Saúde (OMS) definiu critérios objectivos para a avaliação dos efeitos da terapêutica (Quadro 4). Para além da já mencionada "resposta do tumor" (extensão da remissão do tumor), estes incluem a determinação do tempo de remissão, da sobrevivência e da toxicidade. Os critérios subjectivos podem ser a qualidade de vida (QdV), o alívio da dor associada ao tumor e o estado geral de saúde.

Até à data, falta a determinação da doença estável (DS) como parâmetro de resposta a uma terapia e a avaliação do sistema imunitário. A determinação de marcadores solúveis associados ao tumor a partir de amostras de soro pode servir como marcador de substituição para o acompanhamento e a avaliação precoce da terapêutica.

iv)EFEITOS TERAPÊUTICOS

A TC estabeleceu-se na década de 1970 como um tratamento curativo para adultos na doença de Hodgkin avançada (33,34), linfoma não-Hodgkin (35,36), teratoma do testículo (37) e como tratamento adjuvante para o cancro da mama precoce (38). O osteossarcoma é outro tipo de cancro que responde relativamente bem à TC. Pode ser aplicada no pré-operatório, no pós-operatório ou em combinação.

A TC de alta dose foi aplicada à LLA em adultos (39) e em combinação com a consolidação para a LMA (40). Foi registada uma melhoria da duração da sobrevivência com a indução de TC combinada para o mieloma múltiplo

(41).

Infelizmente, a TC não pode ser considerada como um procedimento de tratamento curativo para os cancros mais comuns, nomeadamente os carcinomas. Quando muito, podem ter efeitos que prolongam um pouco a OS. No caso do cancro do pulmão metastático, a aplicação de TC combinadas melhorou a OS em 2-4 meses e no caso do carcinoma colorrectal em cerca de 6 meses. No caso do cancro da mama com metástases, os estudos posteriores a 1995 relataram uma melhoria da sobrevivência média de 3 a 9 meses. Muitas vezes, a TC é administrada principalmente devido a alguns efeitos paliativos. No tratamento adjuvante dos cancros da mama, do cólon e da cabeça e pescoço, foi obtido um benefício em termos de SO inferior a *5%*.

Apesar da utilização de novos e dispendiosos fármacos únicos e de combinações de fármacos para melhorar as taxas de resposta e de outros agentes para permitir a escalada da dose, tem havido pouco impacto da utilização de regimes mais recentes. No caso do linfoma não Hodgkin e do cancro do ovário, por exemplo, a ciclofosfamida, a adriamicina, a vincristina, a prednisolona (CHOP) e a platina continuam a ser o tratamento "padrão de ouro".

Em 2004, foi efectuada uma pesquisa bibliográfica de ensaios clínicos aleatórios que relatassem um benefício de sobrevivência a 5 anos atribuível exclusivamente à TC citotóxica em doenças malignas em adultos. Incluiu 154 971 doentes com cancro dos EUA e 72 903 doentes com cancro da Austrália. A contribuição global da TC foi estimada em apenas 2,3% na Austrália e 2,1% nos EUA (42).

Globalmente, apenas 13 dos 22 tumores malignos avaliados registaram uma melhoria na sobrevivência a 5 anos. A melhoria foi superior a 10% em apenas três dessas 13 doenças malignas. Os cinco cancros mais "quimio-sensíveis", nomeadamente o testículo, a doença de Hodgkin e o linfoma não Hodgkin, o colo do útero e o ovário, representaram 8,4% da incidência total de cancro na Austrália em 1998. Neste grupo selecionado, a melhoria da taxa de sobrevivência de 5 anos devida exclusivamente à TC foi de apenas 14% (42).

iv)EFEITOS SECUNDÁRIOS

O resumo dos efeitos secundários da TC é muito mais longo do que o dos efeitos terapêuticos. Os quadros 7 e 8 enumeram os sinais de toxicidade imediata e o quadro 9 os sinais de toxicidade crónica. Os dados são baseados no livro "Therapiekonzepte Onkologie" (43). Os quadros podem servir de guia para o doente oncológico instruído.

A Tabela 7 quantifica a toxicidade de acordo com a classificação da OMS (grau 0 - 4):

1. A partir da medula óssea e do sangue são indicados os valores da hemoglobina (Hb) e o número de células (leucócitos, granulócitos, trombócitos) nas diferentes categorias. 2. Os níveis de toxicidade no trato gastrointestinal (GI) são caracterizados pelo rácio de duas enzimas hepáticas (GOT e GPT) e pelo nível de bilirrubina. 3. A toxicidade renal pode ser acompanhada por um aumento da ureia, da creatinina e da proteinúria. 4. A febre é outro sinal causado pela TC.

A Tabela 8 enumera outros sinais de toxicidade dos citostáticos aprovados. Desta vez, apenas são apresentados os graus 3 e 4. É terrível de ler e, por isso, peço desculpa ao leitor. Como é possível que tenham sido aprovados medicamentos com tais efeitos secundários e como é possível que ainda estejam a ser utilizados? Todos os órgãos do corpo são afectados, incluindo órgãos essenciais como o coração, os pulmões e o cérebro! Mesmo que fosse apenas uma minoria de doentes que pudesse ser afetada de forma tão grave, seria demasiado.

Além disso, existem efeitos crónicos (a longo prazo) da TC, que são enumerados no Quadro 9. Estes incluem o desenvolvimento de resistência aos medicamentos, carcinogenicidade e infertilidade. São indicados os tipos de fármacos, bem como os mecanismos de resistência aos fármacos que se podem desenvolver com o tempo. A infertilidade e a carcinogenicidade já foram mencionadas também como possíveis efeitos secundários da exposição à radiação.

v) CONCLUSÕES DOS PERITOS SOBRE A QUIMIOTERAPIA AO LONGO DO TEMPO

1963: KH Bauer fez os seguintes comentários sobre o estado da arte da TC (traduzido do alemão) : "Nunca as esperanças de grandes progressos na luta contra o cancro foram tão grandes como no início da TAC. Nunca a desilusão foi tão grande. No entanto, - apesar de menos de *1* promessa de cura -, não se deve subestimar o valor da sintomática, da paliativa e da básica." E um pouco mais tarde afirma: "Os carcinomas são o tipo de tumores que respondem mal à TAC. A taxa de proliferação do seu tecido de origem, o epitélio, é baixa. A do carcinoma também é baixa. Assim, é possível que os tecidos normais com uma taxa de proliferação fisiologicamente elevada sejam danificados mais cedo e mais fortemente do que os próprios carcinomas. Um doente deve pensar duas vezes se deve tratar o seu carcinoma e as suas metástases com medicamentos citostáticos. Os danos podem ser maiores do que os benefícios. "

Ele explica o desastre e a desilusão da seguinte forma:

1. Foi errado concluir, por analogia, do sucesso da TC na luta contra as infecções bacterianas, um sucesso semelhante da TC contra o cancro,

2. Foi errado assumir que um efeito temporário num tipo de cancro se traduzirá em efeitos semelhantes noutros cancros,

3. Verificou-se uma grande discrepância entre os esforços experimentais (> 100 000 substâncias testadas, hecatombes de animais sacrificados e > 1 000 publicações) e os escassos resultados da clínica.

A década de 1980: Entre 1984 e 1985, no auge da agressividade da TC, apareceram mais de 6 000 artigos em revistas médicas sobre o tratamento do cancro por TC. Nenhum deles relatava uma nova estratégia que levasse à cura de um tumor sólido avançado através da combinação de TC. Como resultado, observou-se um afastamento entre os doentes e os médicos. Quando os oncologistas médicos, muitas vezes arrogantes devido ao seu poder, diziam aos doentes que os efeitos secundários da TC eram toleráveis, queriam apenas dizer que a TC não punha diretamente em perigo a sua vida (1).

1990: Na Alemanha, foi o Prof. U Abel, um epidemiologista e biometrista do Tumorzentrum Heidelberg/Mannheim e do DKFZ, que em 1990 criticou a utilização excessiva da TC em doentes com carcinoma. Em vez de discutirem as provas contra esta prática, os diretores das duas instituições (Tumorzentrum e DKFZ) publicaram uma declaração sublinhando que as conclusões do Dr. Abels representavam a sua opinião privada, que não era partilhada pelos diretores destas instituições. Esta posição dogmática não é atípica para a Direção do DKFZ, uma instituição que deveria estar sempre empenhada na medicina baseada em provas.

2000: Cerca de dez anos mais tarde, um outro epidemiologista alemão, o

Prof. D Holzel (Munique), declarou que nos últimos 20 anos não tinha havido qualquer progresso no tratamento dos carcinomas da mama, do pulmão, da próstata, do cólon e do reto, frequentemente com metástases. Esta afirmação baseia-se nos dados do registo de cancro de Munique. 5 anos após o diagnóstico de metástases, apenas 5% (carcinoma do pulmão) a 20% (carcinoma da mama) dos doentes tinham sobrevivido e este número não se tinha alterado desde a década de 1980.

D. HORMONOTERAPIA

As terapias hormonais (TH) abrandam ou param o crescimento dos tumores sensíveis às hormonas. Estes tumores necessitam de determinadas hormonas para crescer. Actuam impedindo o organismo de produzir as hormonas ou interferindo com a ação das hormonas. As terapias hormonais foram aprovadas para o cancro da mama e da próstata.

i) O TRABALHO PIONEIRO DE CHARLES BRENTON HUGGINS

A mama e a próstata são órgãos dependentes de hormonas. Os carcinomas derivados destes órgãos passam frequentemente por uma fase em que o seu crescimento é dependente das hormonas. O cirurgião canadiano CB Huggins realizou, nas décadas de 1940 e 1950, experiências clássicas sobre a fisiologia da próstata em cães. Demonstrou que a secreção de testosterona da próstata podia ser interrompida quer por orquiectomia quer pela aplicação da hormona feminina estrogénio. Huggins e colegas também demonstraram que os cães com tumores da próstata podiam ser tratados com sucesso através da privação de androgénios (44). Em 1966, recebeu o Prémio Nobel da Fisiologia ou Medicina pela sua descoberta do tratamento hormonal do cancro da próstata.

A situação do cancro da mama metastático parece ser semelhante à situação do carcinoma da próstata. Há muito tempo que se sabe que a remoção dos ovários tem um efeito inibidor do crescimento do cancro da mama. Em 1939, A Loeser e H Ulrich introduziram o tratamento do cancro da mama com a hormona masculina testosterona (2).

ii) CONCLUSÃO DE UM ESPECIALISTA SOBRE A TERAPIA HORMONAL

KH Bauer resumiu a situação da terapia anti-hormonal em 1963 da seguinte forma: "Não há dúvida de que a terapia combinada operativa (orqui ou ovariectomia) e hormonal de cancros de órgãos dependentes de hormonas é o maior progresso desde a introdução da radioterapia. O desenvolvimento processou-se em 4 etapas:

1. Uma alteração do estado hormonal através de orqui ou ovarectomia pode ter um efeito inibidor de crescimento duradouro nos cancros da próstata ou da mama, respetivamente.

2. Este efeito pode ainda ser reforçado pela aplicação de hormonas do sexo oposto. Uma vez que estas hormonas são substâncias fisiológicas endógenas, a sua utilização na terapia do cancro pode ser considerada como uma quimioterapia ideal do cancro.

3. Os derivados produzidos a partir dessas hormonas por bioquímicos em laboratórios conduziram a produtos com efeitos acrescidos e efeitos secundários reduzidos.

4. Esta farmacoterapia de certos cancros levou também à produção de outros preparados hormonais, como a cortisona, a hidrocortisona, etc., que tinham efeitos sobre os cancros de órgãos ou tecidos independentes de hormonas. Outros preparados, como a prednisona e o prednisonol, tinham funções anti-inflamatórias e podiam ter efeitos positivos contra as alterações associadas ao cancro no metabolismo geral, no apetite, no peso corporal, etc. Desta forma, desenvolveu-se uma farmacoterapia geral do cancro (2)."

As manipulações hormonais têm sido aplicadas há muito tempo para o tratamento de cancros da mama, da próstata e da tiroide em estado avançado e precoce. O quadro 10 enumera os principais tipos de TH actuais. Esta consiste em cirurgia, TH competitiva, TH inibitória e terapia medicamentosa ablativa.

iii)TAMOXIFENO

O tamoxifeno, um modulador seletivo do recetor de estrogénio (RE), foi introduzido no tratamento do cancro da mama por VC Jordan na década de 1970 (45,46). O fármaco e os seus metabolitos activos ligam-se ao ER, competindo assim com o estradiol endógeno (exemplo de HT inibitório). Foi aprovado para terapia adjuvante e para o tratamento do cancro da mama ER positivo com metástases. O recente ensaio aleatório ATLAS revelou que a continuação do tratamento com tamoxifeno até 10 anos, em comparação com a interrupção aos 5 anos, produz uma redução adicional da recorrência e da mortalidade (47).

A TH no cancro da mama com inibidores da aromatase ou com análogos que inibem a hormona libertadora de gonadotrofina (GnRH) aumenta o risco de osteoporose. Para combater a osteoporose, podem ser administrados bifosfonatos e outros agentes ósseos. Em mulheres com cancro da mama clinicamente evidente com metástases ósseas, os bifosfonatos (orais e i.v.) e o desonumab (s.c.) reduziram o risco de desenvolvimento de eventos relacionados com o esqueleto (SREs), bem como atrasaram o tempo até aos SREs (48,49).

Os efeitos secundários da TH são, entre outros, alterações no endométrio (pólipos, neoplasia, hiperplasia), uma vez que o tamoxifeno tem efeitos não só antagónicos, mas também agonísticos no RE. O risco relativo de desenvolver carcinoma do endométrio em mulheres tratadas com tamoxifeno é aumentado por um fator 2-4.

E. ALGUNS AGENTES DA TERAPIA PADRÃO E DO AMBIENTE SÃO CARCINOGÉNICOS PARA O SER HUMANO

Os efeitos secundários das terapias convencionais não se devem apenas à toxicidade. Podem incluir efeitos carcinogénicos. A Agência Internacional de Investigação sobre o Cancro (IARC) elaborou uma lista de agentes conhecidos como carcinogénicos para o ser humano. Os exemplos são apresentados no Quadro H. Incluem agentes físicos, químicos e biológicos.

1. Agentes físicos: Foi demonstrado que a exposição a radiações ionizantes de várias formas causa múltiplas formas de cancro. Além disso, a radiação solar, em particular a radiação UV, tem energia suficiente para causar danos fotoquímicos que conduzem à formação de cancro da pele. A incidência de cancros da pele, como o melanoma, o carcinoma basocelular e o carcinoma espinocelular, aumentou drasticamente nos últimos anos. A radiação UV da gama 100 - 400 nm parece ser a causa. Os alvos das mutações induzidas pela radiação solar incluem p53, pl6 e PTCH.

2. Agentes químicos: A maioria dos agentes cancerígenos são classificados como agentes cancerígenos químicos. Estes incluem produtos químicos orgânicos e inorgânicos. Alguns agentes quimioterapêuticos são as nitrosaminas e as aminas heterocíclicas. Após ativação metabólica, as N-nitrosaminas podem reagir com o ADN para iniciar a carcinogénese.

3. Agentes biológicos. As hormonas, como os estrogénios e o tamoxifeno, podem ser consideradas como agentes cancerígenos nos tecidos

dependentes de hormonas. Outros agentes biológicos carcinogénicos podem ser vírus como o vírus Epstein-Barr, o vírus da hepatite B e C, o vírus do papiloma humano e o vírus linfotrópico das células T humanas. A Helicobacter pylori é um exemplo de uma bactéria que pode produzir efeitos carcinogénicos que conduzem ao cancro do estômago.

F. MENOS PODE SER MAIS

Atualmente, nos congressos sobre o cancro, discute-se se o tratamento do cancro tem de ser tão agressivo. Ainda há médicos que acreditam em muitas operações, altas doses de radiação e altas doses de TAC. Mas há cada vez mais outros que duvidam de conceitos tão radicais e tentam reduzir a agressividade.

Por exemplo, no cancro da mama em fase inicial, a TAC neo-adjuvante, se for bem sucedida, poderá tornar as operações supérfluas. Além disso, o aumento da precisão da terapia adjuvante poderia reduzir a percentagem de doentes que precisam de ser tratadas. O teste de assinatura de 70 genes (MammaPrint) demonstrou melhorar a previsão do resultado clínico em mulheres com cancro da mama em fase inicial. Um estudo aleatório de fase 3 incluiu 6693 mulheres com cancro da mama em fase inicial e determinou o seu risco genómico e o seu risco clínico. As mulheres com elevado risco clínico e baixo risco genómico de recorrência com base no Mammaprint não receberam TC. O estudo revelou que a sua taxa de sobrevivência a 5 anos sem metástases à distância era apenas 1,5 pontos percentuais inferior à taxa com TC. Concluiu-se que aproximadamente 46% das mulheres com cancro da mama que apresentam um risco clínico elevado podem não necessitar de TC (50).

Pontos principais:

1. [th]Na primeira metade do século XIX, a terapia do cancro era dominada pelo dogma e não pela ciência. Exemplos disso são a quimioterapia radical, super-radical e ultrarradical e a quimioterapia agressiva.

2. A introdução da radioterapia e a sua combinação com a cirurgia foi um importante passo em frente.

3. A introdução da quimioterapia como modalidade de tratamento

adjuvante da cirurgia, no entanto, não satisfez as esperanças iniciais. Apesar da longa lista de efeitos secundários negativos, a quimioterapia continua a fazer parte da terapia padrão, mesmo nos carcinomas em que a sua eficácia é discutível.

4. A terapia hormonal de cancros de órgãos dependentes de hormonas pode ser

considerado um progresso significativo no tratamento do cancro.

REFERÊNCIAS AO CAPÍTULO I

A. CIRURGIA

1) Mukherjee S, The Emperor of All Maladies: A Biography of Cancer, Scribner, a Division of Simon & Schuster, Inc., Nova Iorque.

2) Bauer KH, Das Krebsproblem, 2ª ed., Springer-Verlag Berlin, Gottingen, Heidelberg, 1963, pp 1-1099.

3) Halstedt WS, Surgical Papers, 2 volumes, Burket WC (Ed), Baltimore, 1924.

4) Fisher B, Wolmark N. The current status of systemic adjuvant therapy in the management of primary breast cancer (A situação atual da terapia adjuvante sistémica no tratamento do cancro da mama primário). Surg Clin North Am, 61(6):1347-60 (1981). PMID: 7031938

5) Lerner BH, The Breast Cancer Wars: Hope, Fear, and the Pursuit of a Cure in Twentieth CenturyAmerica, Oxford 2001.

6) Imber G, Genius at the Edge: The Bizarre Double Life of Dr. William Steward Halsted, Nova Iorque 2010.

7) Fisher B. A investigação biológica na evolução da cirurgia do cancro: uma perspetiva pessoal. Cancer Res 68(24):10007-20 (2008). PMID: 19074862

8) Matsen CB, Neumayer LA. Cancro da mama: uma revisão para o cirurgião geral. JAMA Surg 148(10):971-9 (2013). PMID: 23986370

9) Bianco FJ Jr, Vickers AJ, Cronin AM et al. Variações entre cirurgiões experientes no controlo do cancro após prostatectomia radical aberta. J Urol 183(3):977-82 (2009). PMID: 20083278

10) Bendzsak A, Nenshi R, Darling G et al. Overview of lung cancer surgery

in Ontario (Visão geral da cirurgia do cancro do pulmão no Ontário). Ann Thorac Surg 91(2):361-6 (2011). PMID: 21256270

11) Ng AT, Tam PC. Estado atual da cirurgia assistida por robô. Hong Kong Med J 20(3):241-50 (2014). PMID: 24854139

12) Rieder E, Swanstrom LL. Avanços na cirurgia do cancro: cirurgia de orifício natural (NOTES) para doenças oncológicas. Surg Oncol 20(3):211-8 (2011). PMID: 20832296

13) Wong VW, Wan DC, Gurtner GC, Longaker MT. Cirurgia regenerativa: engenharia de tecidos na prática cirúrgica geral. World J Surg 36(10):2288-99 (2012). PMID: 22777416

B. RADIOTERAPIA

14) Gerabek WE. Wilhelm Conrad Röntgen und seine Entdeckung der X-Strahlen. In: Würzburger medizinhistorische Mitteilungen 13:87-96 (1995).

15) Curie P, Curie M, Bémont G. Sur une nouvelle substance fortement radioactive contenue dans la pechblende. In: Comptes rendus hebdomadaires des séances de l'Académie des sciences. 127:1215-17 (1898).

16) Narang H, Kumar A, Bhat N, Pandey BN, Ghosh A. Effect of proton and gamma irradiation on human lung carcinoma cells: Gene expression, cell cycle, cell death, epithelial-mesenchymal transition and cancer-stem cell trait as biological end points. Mutât Res 780:35-46 (2015). PMID: 26278043

17) Kawamura K, Fujikawa-Yamamoto K, Ozaki M et al. Centrosome hyperamplification and chromosomal damage after exposure to radiation. Oncologia 67:460-70 (2004).

18) Eriksson D, Blomberg J, lindgren T et al. Iodine-131 induz catástrofe mitótica e ativa vias apoptóticas em células hela hep2. Cancer Biother Radiopharm 23:541-9 (2008).

19) Jonathan EC, Bernhard EJ, McKenna WG. Como é que a radiação mata as células? Curr Opin Chem Biol 3:77-83 (1999).

20) Eriksson D, Lofroth PO, Johansson L et al. Apoptotic signaling in hela hep2 cells following 5 gy of cobalt-60 gamma radiation. Anticancer Res 29:4361-6 (2009).

21) Roninson IB, Broude EV, Chang BD. Se não é a apoptose, então o quê?

Senescência induzida por tratamento e catástrofe mitótica em células tumorais. Drug Resist Updat 4:303-13 (2001).

22) Gudkov AV, Komarova EA. The role of p53 in determining sensitivity to radiotherapy. Nat Rev Cancer 3:117-29 (2003).

23) Fei P, El-Deiry WS. P53 and radiation responses. Oncogene 22:5774-83 (2003).

24) Gaipl US, Multhoff G, Scheithauer H et al. Matar e espalhar a palavra: estimulação de respostas imunitárias antitumorais no contexto da radioterapia. Imunoterapia 6(5):597-610 (2014). PMID: 24896628

25) Perez CA, Brady LW, Halperin EC (Eds): Principles and Prectice of Radiation Oncology. Lippincott, Nova Iorque. ISBN 0-7817-3525-4 (2003).

26) Van de Steene J, Soete G, Storme G. Adjuvant radiotherapy for breast cancer significantly improves overall survival: the missing link. Radiother Oncol 55(3):263-72 (2000).

27) Baskar R, Lee KA, Yeo R, Yeoh KW. Cancro e radioterapia: avanços actuais e direcções futuras. Int J Med Sei 9(3):193-9 (2012). PMID: 22408567

28) Ivanov VN, Hei TK. A role for TRAIL/TRAIL-R2 in radiation-induced apoptosis and radiation-induced bystander response of human neural stem cells. Apoptosis 19(3):399-413. PMID: 24158598

29) Boekel NB, Schaapveld M, Gietema JA et al. Cardiovascular disease risk in a large, population-based cohort of breast cancer survivors. Int J Radiat Oncol Biol Phys 94(5):1061-72. PMID: 27026313

30) Ellis HA. A History of Surgery. Londres 2001.

31) Gagliardi RA, Wilson JF (Eds). A History of the Radiological Sciences: Radiation Oncology, Reston 1996.

32) Zurrida S, Veronesi U. Milestones in breast cancer treatment (Marcos no tratamento do cancro da mama). Breast J 21(1):3-12 (2015). PMID: 25494903

C. QUIMIOTERAPIA

33) DeVita VT, Serpick AA, Carbone PP. Quimioterapia combinada no tratamento da doença de Hodgkin avançada. Ann Intern Med 73:889-895 (1970).

34) Diehl V, Pfreundschuh M, Löffler M, et al. Ensaios cooperativos sobre o linfoma de Hodgkin na República Federal da Alemanha. J Cancer Res Clin Oncol 116:106-8 (1990).

35) Lowenbraun S, DeVita VT, Serpick AA. Quimioterapia combinada com mostarda nitrogenada, vincristina, procarbazina e prednisona em linfossarcoma e sarcoma de células do retículo. Cancro 25:1018-1025 (1970).

36) Fisher RI, Gaynor ER, Dahlberg, et al. Comparação de um regime padrão (CHOP) com três regimes de quimioterapia intensiva para linfoma não-Hodgkin avançado. N Engl J Med 328:1002-62 (1993).

37) Einhorn LH, Donohue JP. Melhoria da quimioterapia no cancro testicular disseminado. J Urol 117:65-69 (1977).

38) Bonadonna G, Brusamolino E, Valagussa P et al. Combination chemotherapy as an adjunct treatment in operable breast cancer. N Engl J Med 294:405-10 (1976).

39) Hoelzer D. High-dose chemotherapy in adult acute lymphoblastic leukemia. Sem Hematol 28:84-92 (1991).

40) Büchner T, Urbanitz D, Hiddemann W, et al. Indução intensificada e consolidação com ou sem quimioterapia de manutenção para a leucemia mieloide aguda (LMA): Dois estudos multicêntricos do German AML Cooperative Group. J Clin Oncol 3:1583-89 (1985).

41) Durie BGM, Dixon DO, Carter S, et al. Melhoria da duração da sobrevivência com a indução de quimioterapia combinada para o mieloma múltiplo: um estudo do Southwest Oncology Group. J Clin Oncol 4:1227 (1986).

42) Morgan G, Wardt R, Barton M. The contribution of cytotoxic chemotherapy to 5-year survival in adult malignancies (A contribuição da quimioterapia citotóxica para a sobrevivência de 5 anos em doenças malignas em adultos). Clinical Oncology 16:549-560 (2004).

43) Seeber S, Schütte J (Eds). Therapiekonzepte Onkologie. Springer-Verlag Berlin Heidelberg 1993.

D. HORMONETERAPIA

44) Huggins CB. Two principles in endocrine therapy of cancers: hormone-

deprival and hormone-interference (Dois princípios na terapia endócrina do cancro: privação hormonal e interferência hormonal). Proc Rudolf Virchow Med Soc City NY 23:151-164 (1964).

45)   Jordan VC. The 38th David A. Karnofsky lecture: the paradoxical actions of estrogen in breast cancer - survival or death? J Clin Oncol 26(18):3073-82 (2008). PMID: 18519949

46)   Jordan VC. Tamoxifen: A guide for Clinicians and Patients, Huntungton, NY 1996.

47)   Davies C, Pan H, Godwin J, et al. Long-term effects of continuing adjuvant tamoxifen to 10 years versus stopping at 5 years after diagnosis of oestrogen recetor-positive breast cancer: ATLAS, um ensaio aleatório. Lancet 381(9869):805-16 (2013). PMID: 23219286

48)   DeGregorio MW, Wiebe VJ. Tamoxifen and Breast Cancer, New Haven 1999.

49)   Wong MH, Stockler MR, Pavlakis N. Bifosfonatos e outros agentes ósseos para o cancro da mama. Base de dados Cochrane Syst Rev 15(2):CD003474. PMID: 22336790

50)   Cardoso F, van't Veer LJ, Bogaerts J, et al. 70-gene signature as an aid to treatment decisions in early-stage breast cancer. N Engl J Med 375(8):717-29. (2016). PMID: 27557300

Quadro 1 Principais etapas do desenvolvimento da cirurgia do cancro

---

1800-1900 Aumento da agressividade das operações de cancro

1890 WS Halsted (EUA) introduz o conceito de mastectomia radical

1930 A cirurgia radical torna-se um dogma a nível mundial e causa elevada incapacidade e morbilidade durante um período de cerca de 50 anos

1924 G Keynes (Reino Unido) testa combinações de cirurgia menos agressiva com radiação

1962 KH Bauer (Alemanha) publica um livro de mais de 1000 páginas sobre o estado da arte da terapia do cancro, incluindo as mais recentes técnicas cirúrgicas

1981 B Fisher (EUA) relata os resultados de um estudo que não demonstrou qualquer benefício da mastectomia radical em comparação com a mastectomia simples ou com a ressecção do tumor mais radiação

Quadro 2 Marcos no desenvolvimento da radioterapia

1895 WC Röntgen (Alemanha) descobre os raios Röntgen (X, γ) (fotões de alta energia)

1898 M e P Curie (França)* descobrem a radioatividade (a partir do rádio e do polónio)

1903   E Rutherford (Reino Unido) distingue entre irradiação a, β e γ

1904   G Perthes (Alemanha) aplica raios Röntgen a doentes com cancro após a introdução de filtros

1910 Inauguração do Instituto Radiumhemmet em Estocolmo, Suécia

1970 Os raios de electrões estão a ser produzidos por Aceleradores Lineares

2009 Terapia de partículas com neutrões e protões

É inaugurado o Centro de Terapia de Iões de Heidelberg (HIT) com iões C

* Marie Curie recebeu o Prémio Nobel duas vezes: em 1903, o da Física, juntamente com o seu marido P. Curie, e em 19H, o da Química.

Quadro 3 Conceitos de radioterapia

Teleterapia: - os fotões de raios γ e os raios de electrões são utilizados para atingir os tecidos da pele ou logo abaixo dela

- os protões ricos em energia são utilizados para atingir órgãos mais profundos

- A IMRT* é introduzida para a modulação da dose de radiação

- A tomoterapia é introduzida para a seleção tridimensional de tecidos (sistema rotativo semelhante à TAC)

- Radioquimioterapia: combinação de RT com citostáticos, por exemplo, 5-FU ou cisplatina, e radioprotectores, por exemplo, amifostina

- Radiocirurgia: por exemplo, de pequenos tumores cerebrais; alvo estereotáxico, faca gama, faca cibernética

Particoterapia: - protões, neutrões, iões pesados (por exemplo, iões C)

- para obter melhores efeitos nos tecidos profundos

- transferência linear de energia (LET)

Braquiterapia: - pós-carga de irídio-192 (aplicação no trato genital feminino)

- implantação de sementes de iodo-125 (aplicação na próstata)

Radio-imunoterapia: - combinação de radionuclídeo com anticorpo anti-tumoral,

Por exemplo, Ibritumomab-Tiuxetan (anti-CD20 + isótopo de ítrio)

---

* IMRT Radioterapia de intensidade modificada

Quadro 4 Conceitos para a avaliação dos efeitos da terapia

A Critérios objectivos (OMS)

1. Extensão da remissão do tumor

2. Tempo de remissão (ou tempo até à progressão)

3. Sobrevivência (mediana, sem progressão, sem metástases, global)

4. Toxicidade

B Critérios subjectivos

1. Qualidade de vida

2. Alívio da dor associada ao tumor

3. Estado de saúde

C Até agora em falta

1. Estado do sistema imunitário

2. Resposta do sistema imunitário (supressão vs estimulação)

3. Doença estável como parâmetro de resposta

Quadro 5 Conceitos da terapia padrão dos tumores sólidos, em particular dos carcinomas, exemplificados com o cancro da mama

---

Cirurgia: ressecção de estádios operáveis localizados com intenção curativa de tumor, segmento, quadrante ou mastectomia combinada com axiladissecção e/ou RT e/ou TC

Radioterapia (RT): adjuvante, em combinação com ressecção RO aditiva, em combinação com ressecção RI/2 paliativa

Quimioterapia (CT): neo-adjuvante, sistémica pré-operatória, sistémica adjuvante

Terapia anti-hormonal (HT): adjuvante

combinação de TC e HT adjuvantes

Terapia com bifosfonatos (BT) contra defeitos ósseos osteolíticos

Quadro 6 Alvos celulares dos medicamentos citostáticos aprovados

Tipo de fármaco	exemplos	alvo celular
Agentes alquilantes	ciclofosfamida, melfalano	ADN, proteínas
	Ifosfamida, busulfan	ADN, glutatião
	dacarbacina (DTIC)	nucleósidos de purina
Alcalóides	alcaloide da vinca	tubulina
	epipodohilotoxina	topoisomerase II
	camptotecina	topoisomerase I
Antibióticos	bleomicina	ADN
	antrachinons	ADN, topoisomerase II
	actinomicina D	RNA polimerase
	mitomicina C	ADN
Antimetabolitos	ametopterina (metotrexato)	ácido di-hidrofolato redutase (DHFR)
	6-mercaptopurina, 6-tioguanina	biossíntese de purinas
	5-fluoruracilo (5-FU)	timidilato sintetase
	hidroxiureia	ribonucleótido redutase

Quadro 7 Toxicidade dos medicamentos citostáticos aprovados de acordo com a classificação da OMS

Grade	0	1	2	3	4
Intensity	none	mild	moderate	severe	life-threatening or disabling
1.Bone marrow[a]					
& blood Hb	>11,0	9,5-10,9	8,0-9,4	6,5-7,9	<6,5
Leucocytes	>4,0	3,0-3,9	2,0-2,9	1,0-1,9	<1,0

Granulocytes	>2,0	1,5-1,9	1,0-1,4	0,5-0,9	<0,5
Thrombocytes	>100	75-99	50-74	25-49	<25

2. GI Tract

Liver GOT/GPT	<1,25xN[b]	1,25-2,5xN	2,6-5xN	5,1-10xN	>10xN
Bilirubin	"	"	"	"	"

3. Kidney

Urea	<1,25xN[b]	1,25-2,5xN	2,6-5xN	5,1-10xN	>10xN
Kreatinin	"	"	"	"	"
Proteinurie[c]	none	<3 g/l	3,1-10 g/l	> 10 g/l	ne syn
4. Fever[d]	none	<38° C	38-40° C	> 40° C	pr dec

a Hb (g/100 ml); células (x10^9 /l); b N = valor normal; c ne syn = síndrome nefrótico; síndrome hemolítico-urémico induzido por quimioterapia (Mit. C) (c-HUS) com letalidade entre 44 e 82%; d pr dec = febre causada pela terapêutica e não pelo tumor, combinada com diminuição da pressão arterial (hipotonia);

Quadro 8 Outros sinais de toxicidade de medicamentos citostáticos aprovados de acordo com a classificação da OMS

Grau	3	4
Estomatite	úlceras	nutrição peroral impossível
Diarréia	intolerável	desidratação hemorrágica
Obstipação	subileus	lélio
Hematúria	macrohematúria	uropatia obstrutiva
Pulmão	dyspnoe	estadia obrigatória em cama
Alergia	broncoespasmos	anafilaxia
Pele	ulcerações	dermatite, necrose
Cabelo	alopécia reversível	alopécia irreversível
Infecções	grave	grave + hipotonia
Função cardíaca	disfunção	disfunção + não reativo
Bleading	grave	distúrbio circulatório
Neurotoxicidade		
i) central/consciência	sonolência >50%	coma

| ii) periférica | parestesia | paralisia |
| iii) sintomas extrapiramidais | ataxia > 4 dias | espasmos, coma |

Quadro 9 Toxicidade crónica (efeitos a longo prazo) dos medicamentos citostáticos aprovados

1. Resistência aos medicamentos	mecanismo
Medicamentos alquilantes	aumento do glutatião intracelular
	aumento da glutatião-S-transferase
	aumento da reparação do ADN
Alcalóides da Vinca	aumento do transporte extracelular
	através da glicoproteína-P (mdr 1)
Antraciclinas	aumento da expressão da glicoproteína-P
	aumento da atividade da glutationa-S-transferase
	aumento da reparação do ADN
Metotrexato	transporte membranar reduzido
	aumento da concentração de DHFR[a]
5-FU	transporte membranar reduzido
	ausência de desoxicitidinkinase
	aumento da atividade das desaminases
	aumento da reserva intracelular de dCTP
2. Carcinogenicidade/ Mutagenicidade	clorambucil, melfalano, ciclofosfamida mustargen, metil-CCNU, busulfan, razoxan

3. Infertilidade   bussulfano, clorambucil, cisplatina, etoposido

ciclofosfamida, melfalano, procabazina

a = dihidofolato-redutase

Quadro 10 Terapia hormonal (HT)

Cirurgia: ovarectomia

orquiectomia

adrenalectomia

hipofisectomia

HT competitiva: anti-estrogénios

anti-androgénios

anti-gestagénios

HT inibitória: inibidores da aromatase

Terapia medicamentosa ablativa: Antagonistas da GnRH

HT = Terapia hormonal; GnRH = Hormona libertadora de gonadotrofina

Quadro *11* Alguns agentes de terapia padrão e ambientais classificados pelo IARC* como carcinogéneos para o homem

Clorambucil	Gás mostarda
Ciclosporina	2-Naftilamina
Ciclofosfamida	Radioiodo
Estrogénio	Sílica
Etoposido	Radiação solar
Melfalano	Tamoxifeno
Radiação gama (X)	

IARC* Agência Internacional de Investigação do Cancro

CAPÍTULO 2. TERAPIAS BIOLÓGICAS

Depois de passar pelas terapias habituais, a pergunta pode ser feita: Onde é que estamos agora?

A. O ESTADO DA ARTE DA TERAPIA DO CANCRO EM 2014

A OMS, no seu relatório mundial sobre o cancro de 2014, apresentado pela Agência Internacional de Investigação do Cancro (IARC) em Londres, apresenta números relativos a 2012. Em todo o mundo, registaram-se 14 milhões de novos casos de cancro e 8,2 milhões de doentes de cancro morreram nesse ano. No que respeita à Europa, registaram-se 3,4 milhões de novos casos e 1,8 milhões de doentes morreram. Dos 1,8 milhões de casos de morte, o cancro do pulmão teve a taxa mais elevada (20%), seguido do cancro colorrectal (12,2%), do carcinoma da mama (7,5%) e do cancro do estômago (6,1%).

Estes números são decepcionantes e mostram que a terapia padrão está longe de ter a doença sob controlo. No passado, após repetidas desilusões, as respostas dos oncologistas médicos consistiram frequentemente em aumentar a agressividade do tratamento. Foi o que aconteceu com a cirurgia, a radioterapia e a quimioterapia. O tumor era o inimigo e o organismo hospedeiro tinha de tolerar os efeitos secundários. Não havia praticamente nenhuma compreensão da biologia do cancro e das suas metástases nem do papel que o sistema imunitário poderia desempenhar.

B. BASE MOLECULAR DAS TERAPIAS BIOLÓGICAS

A terapia hormonal é uma forma biológica/fisiológica de tratamento, mas só pode ser aplicada a uma minoria de cancros. Parece lógico passar das terapias baseadas na física (RT) e na química (CT) para as terapias baseadas na biologia. As terapias biológicas (BT) caracterizam-se por uma maior especificidade tumoral do que a RT e a TC. É por isso que, em princípio, essas terapias têm menos efeitos secundários.

i) TERAPIAS BIOLÓGICAS

Estas terapias incluem:

a) Terapias orientadas (TT): pequenas moléculas como inibidores da transdução de sinal, agentes antiangiogénicos e de desorganização vascular ou como moduladores da apoptose (Capítulo III),

b) Imunoterapia com anticorpos monoclonais (mabs) (Capítulo IV),

c) Imunoterapias mediadas por células T dirigidas a antigénios associados a tumores (TAA) (Capítulo IV),

d) Vírus oncolíticos (Capítulo V).

Antes de descrever essas terapias, é importante explicar primeiro os enormes progressos realizados nas últimas décadas na investigação sobre o cancro. Isto aplica-se à biologia molecular, à biologia molecular do cancro, à invasão e metástase do cancro e à imunologia básica e tumoral. Este é um pré-requisito para compreender a lógica da terapia biológica.

Para identificar um alvo molecular numa célula cancerígena que possa ser adequado para uma terapia-alvo, é necessário identificar a sua base genética ao nível de uma sequência de ADN e a sua base proteica ao nível da sequência de aminoácidos.

Este capítulo baseia-se essencialmente nos excelentes livros de Robert A Weinberg (The Biology of Cancer) (1) e de John Mendelson (The Molecular Biology Of Cancer) (2), publicados em 2007 e 2008, respetivamente.

ii) MARCOS DA BIOLOGIA MOLECULAR

Os últimos mais de 60 anos proporcionaram uma série de tecnologias revolucionárias num domínio de investigação designado por biologia molecular. O quadro 12 enumera algumas dessas inovações nos anos de 1962 a 2000. Começa com a descoberta da dupla hélice como estrutura básica do ADN e termina com a primeira sequência completa do genoma humano. Trata-se de uma seleção arbitrária de descobertas de diferentes disciplinas, tais como: estrutura e função dos genes, estrutura e função das proteínas, citogenética e biologia celular.

As forças motrizes destas descobertas foram as novas tecnologias moleculares, como a cristalização de proteínas, a hibridação do ADN, a utilização de enzimas de restrição e ligases, as técnicas de clonagem celular, a eletroforese em gel 2D, a PCR, etc.

iii)BIOLOGIA MOLECULAR DO CANCRO

No século 19th descobriu-se que todas as células de um organismo descendem do óvulo fertilizado. Este facto levou à compreensão de que os tumores não são estranhos ao corpo, mas representam um crescimento derivado de tecidos multicelulares normais. Os tumores são classificados em quatro grandes grupos de acordo com a sua origem (epitelial, mesenquimal, hematopoiética e neuroectodérmica). Os cancros humanos mais comuns são de origem epitelial - os carcinomas. Existem duas categorias: os carcinomas de células escamosas surgem de epitélios que formam camadas de células protectoras, enquanto os adenocarcinomas surgem de epitélios secretores.

a) Carcinogéneos e vírus tumorais

Os marcadores bioquímicos e genéticos revelaram que os tumores humanos são monoclonais, ou seja, descendem de uma célula ancestral. Em 1975, o teste de Ames veio apoiar os estudos epidemiológicos que implicavam os agentes químicos e físicos (tabaco, poeiras de carvão, raios X) como causas de cancro. O teste demonstrou que estes agentes actuavam como mutagénicos. Foram descobertos outros agentes que funcionavam como co-carcinogéneos ou promotores de tumores. Verificou-se que estes promoviam a tumorigénese através de mecanismos não genéticos (epigenéticos).

Os vírus tumorais de ADN e ARN, caracterizados nos anos 70, forneceram aos biólogos do cancro outra teoria sobre a forma como os tumores humanos podem surgir. Para além dos efeitos dos agentes cancerígenos e do seu potencial mutagénico, os tumores podem ser provocados por vírus. As tentativas de isolar vírus do cancro humano durante os anos 70 foram, no entanto, na sua maioria infrutíferas. Dos mais de 100 tipos de tumores encontrados na clínica oncológica, apenas 2 tipos de tumores comuns no mundo ocidental - carcinomas do colo do útero e hepatomas (carcinomas do fígado) - podiam ser claramente associados a agentes causadores virais específicos.

b) Oncogenes celulares e genes supressores de tumores

A falta de sucesso na identificação de vírus tumorais na maioria dos cancros humanos deixou os investigadores com uma teoria principal sobre a forma como a maioria dos cancros humanos pode surgir: que os carcinogéneos actuam como mutagéneos e funcionam através da mutação de genes normais que controlam o crescimento em oncogenes.

O quadro 13 enumera os marcos da biologia molecular do cancro. Demonstra que os genes que controlam o crescimento foram efetivamente descobertos:

1. oncogenes que estimulam o crescimento

2. genes supressores de tumor que inibem o crescimento

c) Controlo do ciclo celular

Para compreender o funcionamento dos oncogenes e dos genes supressores de tumores, vale a pena dar uma vista de olhos ao ciclo celular. O ciclo celular é uma série de eventos precisamente programados que permitem a uma célula duplicar o seu conteúdo e gerar duas células filhas. É concetualmente dividido em quatro fases individuais: Gl(Gap 1), S (síntese), G2(Gap 2) e M (mitose). A fase Go ou quiescência ocorre quando as células saem do ciclo celular devido à ausência de sinais promotores de crescimento ou à presença de sinais pró-diferenciação. A série de eventos de G1 a M é controlada por uma maquinaria que é frequentemente designada por relógio do ciclo celular. Este parece funcionar de forma semelhante em todos os tipos de células do corpo.

Um período do ciclo celular é particularmente importante, a fase de transição Go/Gl. Este é o único período na vida de uma célula em crescimento ativo, no qual a célula é autorizada a tomar decisões sobre o seu destino. No período G1, a célula reage aos factores de crescimento mitogénicos e ao TGF-R. Num determinado ponto de Gl, denominado ponto de restrição (ponto R), é tomada uma decisão crítica. Na maioria das células de mamíferos estudadas, o ponto R ocorre várias horas antes da transição da fase Gl/S.

A seguir, serão mencionados apenas alguns factos adicionais. Estes são importantes para compreender o funcionamento de alguns produtos de oncogenes ou supressores. As ciclinas e as cinases dependentes de ciclinas (CDK) constituem os componentes centrais do relógio do ciclo celular. A regulação pós-translacional (ativação ou inibição) das CDKs ocorre através da fosforilação. A decisão sobre crescimento versus quiescência no ponto R é governada pelo estado de fosforilação do produto do gene supressor de tumor proteína retinoblastoma (Rb). As ciclinas D e a ciclina E controlam o grau de fosforilação da Rb fosforilada (pRb). A pRb hipofosforilada bloqueia a passagem através do ponto R, enquanto a pRb hiperfosforilada permite essa passagem (1,2).

d) Resposta à senescência celular

As células normais que têm a capacidade de proliferar (células mitóticas) podem ser induzidas a sofrer senescência celular por insultos potencialmente oncogénicos. Estes incluem danos no ADN, telómeros disfuncionais, perturbações da cromatina e a expressão de determinados oncogenes. A resposta de senescência requer o funcionamento normal das vias supressoras de tumor p53 ou pRb. Esta resposta suprime permanentemente a proliferação celular, implementando uma paragem de crescimento pós-mitótico.

As células com p53 ou pRb mutantes são deficientes na senescência. Quando confrontadas com insultos potencialmente oncogénicos, essas células correm um risco muito maior de transformação maligna.

Nas células cancerosas, existem vários mecanismos que asseguram que a proliferação celular não é limitada pela pRb. A função da pRb pode ser perdida por sinais mitogénicos excessivos, uma vez que estes conduzem a níveis elevados de ciclinas D, que iniciam então a inativação da pRb através da fosforilação. A pRb pode também ser alterada por mutação, pela ligação de uma oncoproteína viral (por exemplo, HPV E7) ou pelas acções de oncoproteínas celulares (por exemplo, Myc) (1,2).

e) Morte celular programada

A investigação sobre a morte celular é um dos campos de crescimento mais rápido na investigação sobre o cancro. A morte celular programada (PCD) desempenha um papel essencial na manutenção da homeostase (ou seja, um equilíbrio fisiológico) em organismos multicelulares. Estas asseguram que os tecidos individuais mantêm o seu tamanho correto e a sua função adequada. Além disso, a maior parte dos efeitos secundários da quimioterapia padrão resulta da indução de PCD em tecidos que se dividem normalmente, como o epitélio intestinal e a medula óssea.

Na década de 1970, foi possível distinguir três tipos de vias de morte celular através de análises de microscopia eletrónica: apoptose, autofagia e necrose. O início da PCD é regulado por vias apoptóticas intrínsecas ou extrínsecas à célula. A via intrínseca é activada pelo stress intracelular. Este pode ser causado por danos no ADN ou nas proteínas provocados pela exposição a irradiação, espécies reactivas de oxigénio ou fármacos quimioterapêuticos. Além disso, a hipóxia e a infeção por vírus podem causar stress do retículo endoplasmático (RE). As vias apoptóticas extrínsecas são desencadeadas por ligandos que se ligam à família Fas de receptores de morte. Podem também ser desencadeadas por proteínas tóxicas, como a perforina e a granzima B, libertadas pelos linfócitos T citotóxicos (CTL) e pelas células natural killer (NK). As vias apoptóticas intrínsecas e extrínsecas convergem na utilização de cisteína proteases específicas do aspartato, altamente específicas e conservadas, denominadas "caspases". Estas são os principais executores da resposta apoptótica.

A via intrínseca é regulada pela permeabilização da membrana externa mitocondrial (MOMP), que resulta na libertação do citocromo c. A via extrínseca é iniciada pela ligação de um ligando (FasL) ao recetor Fas, que é assim trimerizado. Isto resulta no recrutamento do "domínio de morte associado ao Fas" (FADD). Este, por sua vez, recruta e ativa as caspases iniciadoras -8 e -10. Estas, por sua vez, clivam e activam as caspases efectoras -3, -6 e -7, que dirigem a destruição da célula. Os substratos das caspases incluem proteínas do citoesqueleto, componentes da membrana nuclear, cromatina e ADN (1,2).

Em 2002, o Prémio Nobel da Fisiologia ou Medicina foi atribuído a S Brenner, HR Horvitz e JE Sulston pelas suas descobertas relativas à regulação genética do desenvolvimento de órgãos e da PCD. Em 2016, o respetivo Prémio Nobel foi atribuído a Y Ohsumi pela descoberta dos mecanismos de autofagia, através dos quais as células fazem o ciclo do seu conteúdo. As mutações na autofagia têm sido associadas a doenças como o cancro e perturbações neurológicas como a doença de Parkinson.

C. MARCOS DA INVESTIGAÇÃO SOBRE METÁSTASES

Os tumores dividem-se em benignos ou malignos, consoante a sua agressividade. A invasão e a metástase de células malignas são responsáveis pela maioria dos insucessos da terapia padrão. As metástases são responsáveis pela maior parte da mortalidade associada ao cancro. Não há cura para as metástases e pelo menos 90% de todas as pessoas que morrem de qualquer tipo de cancro estão a morrer devido a metástases de cancro.

Em 1975, não havia praticamente nenhum conhecimento sobre as alterações moleculares nas células humanas que levam ao aparecimento de doenças malignas.

Uma geração mais tarde, possuímos esse conhecimento em abundância.

Quando comecei a minha investigação no Centro Alemão de Investigação do Cancro (DKFZ), em 1976, como chefe da Divisão de Imunologia Celular, esforcei-me por criar um modelo animal para o estudo das metástases do cancro. Este modelo poderia mais tarde ser utilizado para estudar a imunoterapia das metástases. Nessa altura, não existia praticamente nenhuma informação na biblioteca central desta instituição sobre metástases de cancro. Alguns colegas chegaram mesmo a questionar se um fenómeno tão complexo poderia ser estudado de forma sistemática.

Os quadros 14 e 15 apresentam o desenvolvimento de vários conceitos diferentes sobre a biologia da metástase do cancro.

A primeira e mais famosa é a hipótese "Semente e Solo", formulada pelo patologista Stephen Paget já em 1889 (3). Com base na análise de dados post-mortem de 753 doentes com cancro da mama, Paget observou que a distribuição das metástases nos órgãos não era aleatória. Levantou a hipótese de que certas células tumorais, a semente, cresciam preferencialmente no microambiente de órgãos selecionados, o solo. Numa hipótese complementar, James Ewing propôs em 1928 (4) que o fator primário que determinava os padrões de metástases tumorais era a anatomia da drenagem vascular e linfática do local do tumor primário (ou seja, hipótese anatómica/mecânica). Por exemplo, o fígado é um local comum para as metástases hematogénicas de tumores que surgem no trato gastrointestinal. Este facto deve-se à drenagem venosa única que ocorre através do sistema venoso portal. A teoria de Ewing explica a migração das células do cancro da próstata para as vértebras lombares através do plexo de drenagem dos gânglios linfáticos de Batson e a teoria de Paget ajuda a explicar a especificidade orgânica das metástases do cancro da próstata para o osso.

Outra teoria amplamente aceite é o modelo de progressão ou seleção clonal proposto originalmente por P Nowell em 1976 (5). De acordo com esta teoria, apenas uma pequena fração das células tumorais adquire o fenótipo metastático. Isto ocorre através de uma série de mutações somáticas como um evento tardio no curso do tumor. A hipótese foi apoiada por experiências de IJ Fidler e M Kripke em 1977 (6). Utilizando células de melanoma de ratinho B16, demonstraram que a capacidade metastática das células tumorais colhidas de metástases pulmonares era superior à das células do tumor primário. A existência de cancro de local primário desconhecido, no entanto, argumenta contra esta teoria. Nestes doentes, as metástases estão presentes no início da doença clínica. Não existe um tumor primário com tamanho e número de células suficientes para que ocorram os eventos mutacionais necessários para a aquisição do fenótipo metastático.

Em 1980,1 publiquei uma nova hipótese que contrastava consideravelmente com a teoria quase dogmática dos meus colegas americanos da seleção de variantes de células tumorais pré-existentes. Em vez disso, propus que os sinais do microambiente de um órgão alvo com o qual as células tumorais disseminadas entram em contacto podem induzir uma mudança no fenótipo da célula tumoral. Foi proposto que essas alterações se baseavam na reprogramação genética (7). Cerca de 20 anos mais tarde, essas alterações foram efetivamente descritas, nomeadamente para as células cancerosas. Quando estas células tumorais epiteliais perdem o contacto com a sua matriz extracelular (MEC) subjacente na membrana basal dos vasos sanguíneos, podem mudar o seu fenótipo para células de tipo mesenquimal. Este processo é designado por transição epitelial-mesenquimal (EMT). Depois de viajarem através do sangue e de extravasarem, essas células tumorais invasivas de tipo mesenquimal, ao entrarem em contacto com o microambiente do órgão, podem voltar a mudar o seu fenótipo para um carcinoma de tipo epitelial. Este processo é designado por transição mesenquimal-epitelial (MET).

Em 2002, Jean-Paul Thierry descreveu a EMT em pormenor (8). Curiosamente, verificou-se que o programa celular-biológico da EMT envolve factores de transcrição (TFs) que são normalmente utilizados pelas células no início da embriogénese e durante a cicatrização de feridas. Os sinais libertados pelo microambiente estromal, que operam em conjunto com alterações genéticas e epigenéticas do genoma da célula cancerígena, são frequentemente responsáveis pela indução da expressão de TFs indutores da EMT na célula cancerígena e, consequentemente, da EMT.

A cascata invasão-metástase acabou por ser distinguida em diferentes etapas: invasão local, intravasamento, transporte, extravasamento, formação de micrometástases e colonização de órgãos. Em 1984, o meu colega canadiano R Kerbel apresentou uma outra nova perspetiva, nomeadamente que não só os mecanismos genéticos mas também os epigenéticos podem estar em ação durante a progressão do tumor e as metástases (9). Esta hipótese baseava-se em experiências exaustivas com linhas tumorais de ratinho submetidas *in vitro* a um tratamento com o fármaco 5-aza-cytidine. Este fármaco interfere com a metilação do ADN e pode causar a desrepressão de genes. De acordo com esta teoria, tínhamos observado nessa altura que as células variantes de escape imunitário podiam ser geradas *in vivo* com uma elevada frequência a partir de células de linfoma ESb (10). Estas variantes tumorais tinham perdido a expressão de um antigénio específico associado ao tumor (TAA) que tinha sido reconhecido na linha parental por linfócitos T citotóxicos específicos (CTL). Após o tratamento *in vitro* com 5-aza-cytidine, verificou-se que essas variantes de escape imunitário voltaram a expressar o TAA (11). Este facto sugeriu que os mecanismos epigenéticos podem também estar a funcionar durante os mecanismos de evasão imunitária do tumor, um passo importante na progressão do tumor.

A carcinogénese foi descrita como ocorrendo em três etapas básicas: Iniciação, promoção e progressão. Os agentes promotores actuam através de mecanismos epigenéticos para alterar a expressão genética. Os agentes promotores de tumores cutâneos típicos incluem ésteres de forbol como o TPA, o inibidor da fosfatase ácido ocadaico e o peróxido orgânico, peróxido de benzoílo. Os processos de invasão e metástase (1,2) são cruciais para a progressão do cancro em tumores sólidos. Estes processos parecem agora também ser influenciados por mecanismos epigenéticos.

Esta conclusão foi mais tarde (2011) apoiada pelos estudos de Fang et al (12). Grupos de tumores da mama foram caracterizados pela presença ou ausência de hipermetilação coordenada num grande número de genes. Este facto levou à identificação de um fenótipo de metilação das ilhas CpG da mama (B-CIMP). A presença ou ausência de loci B-CIMP foi associada a um potencial metastático baixo ou elevado.

A sequência de passos na cascata metastática é completada apenas raramente. A etapa menos eficiente parece ser a colonização de órgãos. O patologista L Weiss formulou em 1990 o conceito de ineficiência metastática (13), baseado em cálculos quantitativos.

O papel das quimiocinas no processo de metástases do cancro foi proposto por PM Murphy no início do novo milénio (14). Em 2006, J Wang et al (15) descreveram o papel fundamental do eixo CXCL12 (SDF-1)/CXCR4 nas metástases ósseas como um exemplo importante.

Em 2003 e 2011, IJ Fidler revisitou a hipótese da semente e do solo de S Paget. Nessas ocasiões, deixou de mencionar a seleção de variantes de células tumorais pré-existentes, tendo antes realçado o papel das interações tumor-estroma nas metástases para diferentes órgãos. Neste contexto, examinou exemplos clinicamente relevantes, nomeadamente metástases ósseas, metástases pulmonares, metástases hepáticas e metástases cerebrais (16,17).

2003 é um ano com muitos conceitos novos relevantes para a biologia da metástase do cancro. Por exemplo, CA Klein (18) abordou o problema da dormência tumoral no cancro da mama e G Dontu et al (19) a importância das células estaminais para a mudança maligna. Foi também o ano em que se demonstrou a importância dos aspectos genéticos moleculares nas células cancerosas. P Steeg (20) propôs que os genes supressores de metástases alteram a transdução de sinais das células cancerosas e W e C Birchmeier (21) descreveram a importância do gene Met para a motilidade das células cancerosas. Verificou-se que a motilidade celular é regulada por uma série de pequenas proteínas G da família Rho que são activadas por vias de transdução de sinais citoplasmáticos e controlam a montagem do citoesqueleto de actina.

Um modelo de predisposição genética foi proposto em 2003 pelo grupo de Massague: Y Kang et al. (22) propuseram um modelo de predisposição genética multigénica que medeia as metástases do cancro da mama no osso. As células de cancro da mama que sobre-expressam os genes CXCR4, PTHLH, IL11, MMP1 e OPN parecem metastizar preferencialmente para o osso. Mais tarde, foi demonstrado que as células de cancro da mama que sobre-expressam COX, EREG e ANGPTL4 exibem um tropismo para os pulmões (23) e que as células de cancro da mama que sobre-expressam ST6GALNAC5, COX2, HBEGF e ANGPTL4 têm uma afinidade especial para colonizar o sistema nervoso central (24). Presumivelmente, os padrões genéticos específicos de cada uma destas subpopulações celulares podem ter sido obtidos através de uma série de alterações somáticas.

Os genes relevantes para a metástase do cancro podem ser introduzidos na célula a partir de fontes externas. Um desses mecanismos é a fusão celular. JM Pawelek propôs, em 2005, que a fusão de células tumorais e hospedeiras poderia ser um meio pelo qual as caraterísticas mielóides estão a ser transferidas para as células cancerosas (25). Este facto corrobora as nossas descobertas de 1984, mais de 20 anos antes (26).

Um novo conceito desenvolveu-se nos anos 2005 a 2017: O do nicho pré-metastático e metastático (27-30) . Associado a este conceito está o entendimento de que a metástase não é aleatória e caótica, mas sim um processo organizado que envolve células, exossomas, micro-RNA (miRNA) e proteínas distintas do hospedeiro de uma forma coordenada. Isto é novo e leva a uma melhor compreensão da biologia das metástases. Serão apresentados mais pormenores nos capítulos VII e VIII.

De interesse é também outro novo conceito que foi desenvolvido em 2013 por KJ Pienta, RS Taichman e colegas (31). Este conceito vê e compara a metástase do cancro com o contexto da diáspora da ecologia. Os paradigmas terapêuticos interessantes baseiam-se na perturbação da rede. Uma aplicação seria a utilização de armadilhas para tratar o cancro fora do seu sistema de sementes e solo. No caso das células de glioma, poderia ser utilizado um reservatório de quimiocinas neurotrópicas para atrair as células cancerosas para uma área onde pudessem ser irradiadas. No caso das células cancerosas da próstata, poderia ser inserido temporariamente por via intravenosa um reservatório de SDF-1 que atraísse as células para uma armadilha unidirecional. Poderá também ser construída uma armadilha ecológica para expor as células cancerígenas às células do sistema imunitário, conduzindo a um aumento da apresentação de antigénios ou à perturbação da capacidade das células metastáticas para recrutar células hospedeiras adequadas.

Por último, gostaríamos de abordar o importante tema da dormência ou latência tumoral, uma área há muito negligenciada da investigação sobre o cancro. Em 2016, S Malladi et al, do grupo Massagues, publicaram na revista Cell (32) um estudo sobre a latência metastática e a evasão imunitária. As células cancerígenas competentes em matéria de latência (LCC) foram isoladas de linhas celulares de carcinoma da mama e do pulmão humano em fase inicial. Apresentavam caraterísticas semelhantes às das células estaminais e expressavam os factores de transcrição SOX2 e SOX9. Ao silenciarem ativamente a sinalização WNT, as células LCC mostraram entrar em quiescência e evadir a imunidade inata para permanecerem latentes durante períodos prolongados.

O desenvolvimento de diferentes conceitos e hipóteses durante um período de mais de 100 anos torna evidente que a metástase é complexa e ainda não é totalmente compreendida. A metástase do cancro será abordada no Capítulo VII sob o aspeto da regulação fisiológica e da desregulação associada ao cancro. O Capítulo VIII abordará novos alvos potenciais para intervenção terapêutica.

D.SOCIEDADE DE INVESTIGAÇÃO DAS METÁSTASES

A Metastasis Research Society (MRS) foi fundada em 1984 por iniciativa do farmacologista Kurt Hellmann. Desde 1970 que ele estudava a função dos medicamentos antimetastáticos (33) e descobriu a normalização dos vasos sanguíneos tumorais pelo medicamento ICRF 159 (34).

A missão da MRS é apoiar a investigação sobre os processos fundamentais das metástases. Isto inclui o apoio à troca de informações entre investigadores, clínicos, indústria e doentes em conferências bienais regulares. Os membros da MRS estimaram que apenas menos de 5% dos fundos para a investigação do cancro em todo o mundo se destinam ao estudo da doença metastática. A MRS considera que tal não é adequado, uma vez que é a metástase que torna o cancro letal.

As revistas oficiais da Sociedade são "Clinical and Experimental Metastasis" e "Cancer and Metastasis Reviews".

O quadro 16 apresenta uma panorâmica das 17 conferências MRS realizadas entre 1984 e 2016. Trata-se de um evento internacional com muitas pessoas empenhadas que realizaram um trabalho pioneiro. O tema da Conferência de 2017, a realizar em Berlim (Alemanha) em novembro, é o seguinte: "Semente e solo: Modelos in vivo de metástases".

Capítulo II

Pontos principais:

1. [th]Na segunda metade do século XX, assistiu-se a um progresso constante da investigação em biologia molecular e celular, que teve um grande impacto na investigação do cancro.

2. Os carcinogéneos ambientais foram identificados como mutagéneos, os promotores de tumores como co-carcinogéneos e os vírus tumorais levaram à descoberta dos oncogéneos.

3. As novas tecnologias moleculares permitiram estudar a estrutura e a função dos genes, bem como a estrutura e a função das proteínas, condições prévias para desvendar a função dos genes oncogénicos e supressores de tumores.

4. Estes últimos genes de controlo do crescimento interferem com o ciclo celular, uma maquinaria complexa designada por relógio do ciclo celular.

5. Também se registaram progressos na compreensão da biologia da metástase do cancro. As conferências bianuais da Metastasis Research Society proporcionam um fórum contínuo para o intercâmbio de informações, novos conceitos e ideias.

REFERÊNCIAS AO CAPÍTULO II

1) Weinberg, RA. The Biology of Cancer, Garland Science, Taylor & Francis Group, LLc, 2007.

2) Mendelson J, Howley PM, Israel, MA, Gray JW, Thompson CB. The Molecular Basis of Cancer, Sanders, uma marca da Elseviers Inc. 2008.

3) Paget S. The distribution of secondary growths in cancer of the breast (A distribuição dos tumores secundários no cancro da mama). Lancet 133:571-3 (1889).

4) Ewing J. Neoplastic diseases. 3rd . ed. WB Saunders; Philadelphia: 1928.

5) Nowell PC. The clonal evolution of tumor cell populations (A evolução clonal das populações de células tumorais). Science 194:23-8 (1976).

6) Fidler I.J., Kripke ML. Metastasis results from preexisting variants within a malignant tumor (Metástase resulta de variantes pré-existentes num tumor maligno). Science 197:893-5 (1977).

7) Schirrmacher V. Shifts in tumor cell phenotypes induced by signals from the microenvironment. Relevância para a imunobiologia da metástase do cancro. Immunobiology 157(2). 89-98 (1980).

8)) Thiery JP. Epithelial-mesenchymal transitions in tumor progression (Transições epitelial-mesenquimal na progressão tumoral). Nat Rev Cancer 2: 442-54 (2002).

9) Kerbel RS, Frost P, Liteplo R, Carlow DA, Elliot, BE. Possible epigenetic mechanisms of tumor progression: induction of high-frequency heritable but phenotypically unstable changes in the tumorigenic and metastatic properties of tumor cell populations by 5-azacytidine treatment. J Cell Physiol Suppl 3: 87-97 (1984).

10) Bosslet K, Schirrmacher V. Geração de alta frequência de novas variantes tumorais imunorresistentes durante a metástase de uma linha tumoral murina clonada (ESb). Int J Cancer 29(2):195-202 (1982).

11) Altevogt P, von Hoegen P, Schirrmacher V. Immunoresistant metastatic tumor variants can re-express their tumor antigen after treatment with DNA methylation-inhibiting agents. Int J Cancer 38(5):707-ll (1986).

12) Fang F, Turcan S, Rimner A, et al. Os metilomas do cancro da mama estabelecem uma base epigenómica para as metástases. Sci Transl Med 3(75):75ra25 (2011). PMID: 21430268

13) Weiss L. Metastatic inefficiency. Adv Cancer Res. 54:159-211 (1990).

14) Murphy PM. Chemokines and the molecular basis of cancer metastasis. N Engl J Med 345: 833-5 (2001).

15) Wang J, Loberg R, Taichman RS. The pivotal role of CXCL12 (SDF-1)/CXCR4 axis in bone metastasis. Cancer Metastasis Rev 4: 573-87 (2006).

16) Fidler IJ. The pathogenesis of cancer metastasis: the "seed and soil" hypothesis revisited. Nat Rev Cancer 3: 453-8 (2003).

17) Fidler IJ. A hipótese da semente e do solo revisitada - o papel das interações tumor-estroma na metástase para diferentes órgãos. Int J Cancer 128(11): 2527-35 (2011) .

18) Klein CA. The systematic progression of human cancer: a focus on the individual disseminated cancer cell - the unit of selection. Adv Cancer Res 89: 35-67 (2003).

19) Dontu G, Al-Haij M, Abdallah WM, Clarke MF, Wicha MS. Stem cells in normal breast development and breast cancer (Células estaminais no desenvolvimento normal da mama e no cancro da mama). Cell Prolif 36(Suppl. 1): 59-72 (2003).

20) Steeg PS. Os supressores de metástases alteram a transdução de sinal das células cancerígenas. Nat Rev Cancer 3: 55-63 (2003).

21) Birchmeier C, Birchmeier W, Gheradi E, Vande Woude GF. Met, metastasis, motility and more. Nat Rev Mol Cell Biol 4: 915-25 (2003).

22) Kang Y, Siegel PM, Shu W et al. A multigenic program mediating breast cancer metastasis to bone. Cancer cell 3: 537-49 (2003).

23) Minn AJ, Gupta GP, Siegel PM, Bos PD et al. Genes que medeiam a metástase do cancro da mama para o pulmão. Nature 2005, 436: 518-24.

24) Bos PD, Zhang XH, Nadal C, Shu W et al. Genes que medeiam a metástase do cancro da mama no cérebro. Nature 2009, 459:1005-9.

25) Pawelek JM. Fusão de células tumorais como fonte de caraterísticas mieloides no cancro. Lancet Oncol 6: 988-93 (2005).

26) Larizza L, Schirrmacher V, Pflüger E. Acquisition of high metastatic capacity after in vitro fusion of a nonmetastatic tumor line with a bone marrow-derived macrophage. J Exp Med 160(5):1579-84 (1984). PMID: 6491605

27) Kaplan RN, Riba RD, Zacharoulis S, et al. Os progenitores hematopoiéticos da medula óssea positivos para VEGFRI iniciam o nicho pré-metastático. Nature 438(7069):820-7 (2005). PMID: 16 341007

28) Guise T. Examining the metastatic niche: targeting the microenvironment (Examinando o nicho metastático: visando o microambiente). Semin Oncol 37 (Suppl 2): S2-14. Doi: 10.1053/j.seminoncol.2010.10.007. (2010).

29) Pedersen EA, Shiozawa Y, Pienta KJ, Taichman RS. The prostate cancer bone marrow niche: more than just "fertile soil". Asian J Androl. 14(3):423-7 (2012) .

30) Zhang XH, Jin X, Malladi S, et al. Seleção de sementes de matástases ósseas por sinais mesenquimatosos no estroma do tumor primário. Cell 154(5):1060-73 (2013) . PMID: 23993096

31) Pienta KJ, Robertson BA, Coffey DS, Taichman, RS. The cancer diaspora: Metastasis beyond the seed and soil hypothesis. Clin Cancer Res. 19(21): doi: 10.1158/1078-0432.CCR-13-2158. (2013).

32) Malladi S, Macalinao DG, Jin X, et al. Latência metastática e evasão imunológica através da inibição autócrina de WNT. Célula 165 (I): 45-60 (2016). PMID: 27015306

33) Le Serwe AW, Hellmann K. Metástases e normalização dos vasos sanguíneos tumorais pelo ICRF 159: um novo tipo de ação do medicamento. Br Med J 1:597-60 (1972).

34) Hellmann K. Reconhecimento da normalização dos vasos sanguíneos tumorais como um novo conceito antiangiogénico. Nat Med 10(4):329 (2004).

6) Bazell R. Her-2: The Making of Herceptin, a Revolutionary Treatment for Breast Cancer, Nova Iorque, 1998.

7) Bishop JM, How to Win the Nobel Prize: An Unexpected Life in Science, Cambridge 2003.

9) Cairns J, Matters of Life and Death: Perspectives on Public Health, Molecular Biology and the Prospects fort he Human Race, Princeton 1997.

Quadro 12 Marcos da biologia molecular

1962 F Crick*,J Watson*eM Wilkins* Descoberta da dupla hélice do ADN
1968 MF Perutz* Estrutura cristalina da hemoglobina
1969 JR Gall e ML Pardue hibridação in-situ de ADN-ADN e ARN-ADN
1972 Primeira molécula de ADN recombinante construída (enzimas de restrição e ligases)
1970 KW Choi e AD Bloom Clonagem de linfócitos humanos
1973 Cromossoma Filadélfia de JD Rowley como resultado de uma translocação recíproca
1975 Eletroforese de proteínas em gel 2D de alta resolução
1977 R Roberts Primeira descrição dos mecanismos de emenda
1980 D Metcalf e AW Burgess Clonagem de células hematopoiéticas em ágar mole
1980 AHWyllie Caracterização da apoptose por escada de ADN
1981 T Cech Descrição do ARN catalítico de auto-splicing
1982 A insulina é o primeiro medicamento produzido por tecnologia genética
1987 Primeira descrição da PCR para amplificação de ADN
1989 M Cappechi, MJ Evans e O Smithies Primeira estirpe de ratinhos com mutação genética
1989 PH Krammer Descoberta do CD95/APO-I/Fas como o primeiro recetor de morte celular
2000 Primeira sequência completa do genoma humano

* Prémio Nobel

Quadro 13 Marcos na biologia molecular do cancro

- descoberta de oncogenes virais e de proto-oncogenes celulares

- uma oncoproteína que funciona como um fator de crescimento (v-Sis do *Vírus do Sarcoma Simiano* que funciona de forma semelhante ao PDGF)

- descoberta do gene supressor de tumor (TSG) Rb

- importância da sinalização celular no desenvolvimento da comunicação célula-a-célula durante a evolução dos metazoários

- a desregulação destes sinais é fundamental para a formação do cancro

- a oncoproteína Src funciona como uma proteína cinase: ligação de fosfatos a resíduos de tirosina de proteínas

- fosforilação da tirosina utilizada principalmente pelas vias de sinalização mitogénica

- o relógio do ciclo celular tem um ponto de restrição (R); a Rb fosforilada (pRb) controla a passagem pelo ponto R

- tumorigénese em várias etapas: um processo complexo que se reflecte nos longos períodos de tempo necessários para o desenvolvimento da maioria dos cancros humanos; alterações que envolvem a ativação de oncogenes e a inativação de TSGs

- contribuição crítica da telomerase para a tumorigénese

- regulação genética do desenvolvimento dos órgãos e da morte celular programada (PCD)

- descoberta das células estaminais cancerosas: objectos de alteração genética e de seleção clonal

- estudos mecanicistas da reparação do ADN

Tabela 14 Conceitos sobre a biologia da metástase do cancro: Parte I

1889 S Paget	A hipótese da semente e do solo
1928 J Ewing	A hipótese anatómica/mecânica
1976 PC Nowell	A hipótese de seleção clonal da progressão tumoral
1977 IJ Fidler	A hipótese de seleção de variantes pré-existentes a partir da

1980 V Schirrmacher	A hipótese de que os sinais do microambiente induzem alterações nos fenótipos das células tumorais
1984 RS Kerbel	O conceito de mecanismos epigenéticos na progressão tumoral
1990 L Weiss	O conceito de ineficácia metastática
2001 PM Murphy	O conceito de quimiocinas e a base molecular das metástases
2002 JP Thierry	O conceito de transições EMT na metástase;
2003 IJ Fidler	O conceito de interações tumor-estroma
2003 CA Klein	O conceito de disseminação precoce de células tumorais e dormência tumoral
2003 G Dontu	O conceito de que uma mudança maligna pode começar nas células estaminais

Tabela 15 Conceitos sobre a biologia da metástase do cancro: Parte II

2003 PS Steeg Os supressores de metástases alteram a transdução de sinal das células cancerosas

2003 W e C Birchmeier Met, metástases, motilidade e mais

2003 J Massagué Um programa multigénico que medeia as metástases ósseas do cancro da mama;

Um modelo de predisposição genética

2005 JM Pawelek Tumor - fusão de células mieloides como fonte de caraterísticas mieloides no cancro

2005 RN Kaplan O conceito de nicho pré-metastático

2010 TGuise O conceito de nicho metastático

2010-17 A metástase como um processo organizado: a comunicação entre a semente e o solo

2013 KJ Pienta A diáspora do cancro: Metástases para além da hipótese da semente e do solo

2016 S Malladi Latência metastática e evasão imunitária através da inibição autócrina da WNT

Quadro 16 Sociedade de Investigação de Metástases (MRS)

Fundação 1984 em Londres (Reino Unido)

1. Conferência MRS em Londres (Reino Unido)	Presidente K. Hellmann
1986 2. Conferência MRS em Tieste (Itália)	Presidente T. Giraldi
1988 3. Conferência das MRS em Heidelberg (Alemanha)	Presidente V. Schirrmacher
1990 4. Conferência das MRS em Bethesda (EUA)	Presidente G. Nicolson
1992 5. Conferência das MRS em Paris (França)	Presidente M. França-Poupon
1994 6. Conferência das MRS em Washington DC (EUA)	Presidente L. Liotta
1996 7. Conferência das MRS em Gand (Bélgica)	Presidente M. Mareel
1998 8. Conferência MRS em San Diego (EUA)	Presidente W. Stetler-Stevenson
2000 9. Conferência MRS em Londres (Reino Unido)	Presidente S. Eccles
2002 10. Conferência MRS em Chicago (EUA)	Presidente A. Raz
2004 11. Conferência MRS em Génova (Itália)	Presidente A. Albini
2006 12. Conferência MRS em Tokushima (Japão)	Presidente S. Sone
2008 13. Conferência MRS em Vancouver (Canadá)	Presidente D. Welch
2010 14. Conferência MRS em Filadélfia (EUA),	Presidente P. Steeg
2012 15. Conferência MRS em Brisbane (Austrália)	Presidente E. Thompson
2014 16. Conferência MRS em Heidelberg (Alemanha)	Presidente J. Sleeman
2016 17. Conferência MRS em Chengdu (China)	Presidente Y. Kang

CAPÍTULO 3. TERAPIAS DIRECCIONADAS COM PEQUENOS INIBIDORES DE MOLÉCULAS

Os avanços dos últimos 60 anos, descritos no Capítulo II, no domínio da biologia molecular e tumoral levaram à identificação das principais vias moleculares que controlam a progressão do tumor. Foram encontradas alterações caraterísticas das células neoplásicas que incluem translocações específicas, mutações activadoras ou amplificações de genes. Estas descobertas permitiram que as instituições de investigação académica e a indústria farmacêutica desenvolvessem novos agentes anticancerígenos dirigidos a moléculas específicas consideradas importantes: inibidores da transdução de sinal, agentes anti-angiogénicos e de perturbação vascular ou moduladores da apoptose.

Os anticorpos monoclonais dirigidos contra os tumores (mabs) são frequentemente adicionados às terapias dirigidas. Estes serão tratados num capítulo separado (Capítulo IV, Imunoterapia). Os mabs são moléculas clássicas do sistema imunitário e o seu modo de ação é bastante diferente do dos inibidores de pequenas moléculas. Os mabs terapêuticos visam antigénios específicos que se encontram na superfície das células tumorais (por exemplo, receptores transmembranares) ou factores de crescimento extracelulares. Em contrapartida, os inibidores de pequenas moléculas podem penetrar na membrana celular para interagir com alvos no interior da célula. Os inibidores de pequenas moléculas são normalmente concebidos para interferir com a atividade enzimática da proteína alvo, por exemplo, uma tirosina quinase.

Este capítulo baseia-se principalmente no excelente livro "Targeted Therapies in Oncology" (1).

A. TRANSDUÇÃO DE SINAL POR RECEPTORES DE FACTORES DE CRESCIMENTO

Antes de entrar em pormenores sobre os inibidores de pequenas moléculas, parece valer a pena resumir os princípios básicos em células de transdução de sinal, tal como descrito em dois excelentes livros de texto (2,3).

As pistas vitais sobre o funcionamento das oncoproteínas vieram de estudos de células normais e da forma como estas regulam o seu crescimento e divisão. As células normais recebem sinais estimuladores de crescimento do meio envolvente. Estes sinais são processados e integrados por circuitos complexos no interior da célula. Eventualmente, é tomada uma decisão sobre se o crescimento e a divisão celular são apropriados ou se a célula deve permanecer quiescente ou tornar-se senescente (2). A arquitetura adequada dos tecidos depende absolutamente da manutenção de proporções adequadas dos diferentes tipos de células constituintes de um tecido, da substituição de células em falta e da eliminação de células extra e desnecessárias.

A transdução de sinais do exterior da célula para o ADN do núcleo celular é constituída pelos seguintes componentes e dispositivos:

i) ligandos,

ii) receptores de superfície celular,

iii)adaptadores e enzimas,

iv)cascatas de sinalização e

v) factores de transcrição.

Estes processos de sinalização fazem parte do problema mais vasto da comunicação entre células. A comunicação célula-a-célula precisava de ser abordada e resolvida na altura em que surgiram os primeiros animais multicelulares (metazoários), há 600 a 700 milhões de anos. As feridas têm de ser reparadas e os ataques de agentes infecciosos estranhos têm de ser evitados através da ação concertada de muitas células nos tecidos. É por esta razão que as células de um tecido vivo estão constantemente a comunicar. Os factores de crescimento fazem parte desta rede de comunicação. Trata-se de proteínas relativamente pequenas que são libertadas por algumas células, percorrem o espaço intercelular e acabam por atingir outras células, transportando consigo mensagens biológicas específicas (2,3).

Um exemplo da cicatrização de feridas pode ilustrar este facto. Enquanto as plaquetas no local de uma ferida estão em processo de agregação como parte da formação do coágulo, também iniciam o processo de cicatrização da ferida. Fazem-no através da libertação de factores de crescimento, nomeadamente o fator de crescimento derivado das plaquetas (PDGF). Este é um potente estimulador dos fibroblastos, que formam o tecido conjuntivo, incluindo as camadas celulares por baixo dos epitélios. O PDGF atrai os fibroblastos para o local da ferida e depois, como mitogénio, estimula a sua proliferação. Este exemplo reflecte centenas de vias de comunicação célula-a-célula semelhantes que funcionam nos tecidos vivos para incentivar ou desencorajar a proliferação celular (2).

O início da transdução de sinal através da interação de um ligando extracelular com um recetor específico pode assumir várias formas. As hormonas esteróides atravessam facilmente as membranas celulares e podem, por conseguinte, ligar-se diretamente aos receptores intracelulares de hormonas nucleares, que regulam a expressão genética. Os factores de crescimento polipeptídicos e as citocinas, pelo contrário, ligam-se às regiões extracelulares dos receptores transmembranares com atividade intrínseca ou associada de tirosina quinase.

As versões normais das proteínas codificadas por oncogenes servem frequentemente como componentes da maquinaria que permite às células receber e processar sinais bioquímicos que regulam a proliferação celular. As primeiras pistas sobre a forma como funciona a sinalização célula a célula através de factores de crescimento vieram da análise bioquímica do oncogene *v-src* do *vírus do sarcoma de Rouse* (RSV) e da proteína Sarc (Src) que especifica. Descobriu-se que a Src funciona como uma proteína cinase, uma enzima que remove um grupo fosfato de alta energia do ATP e o transfere para um substrato proteico adequado (4). Descobriu-se que a Src é bastante diferente de todas as outras proteínas quinases conhecidas. Enquanto estas últimas ligam grupos fosfato às cadeias laterais de resíduos de aminoácidos serina e treonina, a Src fosforila resíduos de tirosina distintos dos seus substratos proteicos (5). Mais de 99% dos aminoácidos fosforilados nas células normais são fosforo-treonina ou fosforo-serina. A tirosina fosforilada constitui apenas 0,05 a 0,1 % do total de aminoácidos fosforilados da célula (2).

Outro oncogene, o *erbB,* foi descoberto no genoma do *vírus da eritroblastose aviária* (AEV), um retrovírus transformador que induz rapidamente uma leucemia dos precursores dos glóbulos vermelhos (eritroleucemia). Em 1984, descobriu-se que o produto do oncogene ErbB tinha homologia de sequência com o recetor do fator de crescimento epidérmico (EGF) (EGF-R). Foi uma sensação porque agora duas áreas da biologia celular estavam unidas: Um gene do recetor do fator de crescimento celular podia ter sido desviado por um vírus para se tornar um oncogene. Em 1983, verificou-se que a sequência de aminoácidos do PDGF estava estreitamente relacionada com a oncoproteína Sis codificada pelo oncogene *v-sis* do *vírus do sarcoma de Simian* (SSV). Assim, um gene celular para um fator de crescimento poderia também ter sido desviado por um vírus para se tornar um oncogene.

Um outro exemplo é o *vírus da leucemia do amigo* (FLV), cujo *gene gp55 env* foi encontrado para agir como um mímico do fator de crescimento eritropoietina (EPO). Normalmente, quando a tensão de oxigénio no sangue é inferior ao normal, a EPO é libertada pelos rins e liga-se aos receptores de EPO apresentados pelas células da medula óssea que são precursores imediatos dos eritroblastos. Isto estimula-as a aumentar em número e a diferenciarem-se em eritrócitos (2).

Tornou-se cada vez mais claro que os factores de crescimento e os receptores de tirosina quinase (TK-R) estão frequentemente envolvidos na patogénese tumoral. Exemplos disso são PDGF/PDGF-R , EGF/EGF-R, FGF/FGF-R, HGF(SF)/Met, VEGF/VEGF-R, IGF/IGF- R1 e SCF/Kit (2,3).

A ligação do ligando a um TK-R induz a sua dimerização. Isto resulta na transfosforilação de resíduos de tirosina localizados no domínio citoplasmático de um recetor fora do domínio cinase imediato. Esta fosforilação origina locais de ligação selectivos para os domínios SH2 de alvos intracelulares, incluindo a fosfatidil-inositol-3-quinase (PI3K) e a ativação de vias de sinalização a jusante (2,3,6).

As acções pleiotrópicas de uma proteína cinase derivam geralmente da sua capacidade de fosforilar e, por conseguinte, modificar o estado funcional de um certo número de proteínas substrato distintas. A título de exemplo, podemos citar a quinase Akt/PKB, que é uma serina/treonina quinase. Esta enzima, ao degradar o ATP em ADP, pode fosforilar a GSK-3R, a HIF-la e a Bad. Este evento inativa as ações antiproliferativas da GSK-3B e as potências pró-apoptóticas da Bad, e ativa as potências angiogênicas (indutoras de vasos sanguíneos) da HIF-la (5). Três eventos iniciados por uma enzima que promovem o crescimento do tumor.

B. BASE RACIONAL DE UM MEDICAMENTO DIRECCIONADO EXEMPLIFICADO COM O GLIVEC

O desenvolvimento de medicamentos com alvos moleculares tem uma base racional. O primeiro passo consiste na seleção do alvo. As proteínas defeituosas nas células cancerosas são alvos atractivos para o desenvolvimento de medicamentos. No entanto, por razões funcionais, apenas um subconjunto de proteínas defeituosas é atrativo. A sua bioquímica é importante. Os químicos farmacêuticos criam e exploram uma vasta gama de potenciais medicamentos. Os candidatos a fármacos devem então ser testados em modelos celulares como uma medida inicial da sua utilidade em organismos inteiros.

Os testes pré-clínicos envolvem estudos da ação do medicamento em animais de laboratório. Posteriormente, os candidatos a fármacos promissores são submetidos a ensaios clínicos rigorosos e alargados de Fase I em seres humanos. Os ensaios de fase II e III são finalmente necessários para fornecer indicações credíveis de eficácia clínica (1-3).

O quadro 17 resume o longo caminho até à primeira terapêutica molecularmente orientada contra o cancro.

A oncoproteína Bcr-Abl foi descoberta e validada como um alvo atrativo e, finalmente, utilizada como objeto de conceção racional de medicamentos. Esta história em particular começa em 1914, quando o citologista alemão T Boveri propôs que as anomalias cromossómicas poderiam causar a proliferação anormal de uma célula, resultando na formação de um tipo de tumor (7). 56 anos mais tarde, em 1960, dois citologistas que trabalhavam em Filadélfia notaram que um cromossoma anormal e invulgarmente pequeno (22q~) estava carateristicamente presente na grande maioria das células da leucemia mieloide crónica (LMC). Desde essa altura, o 22q-passou a ser designado por cromossoma Filadélfia (Ph). Mais 12 anos depois, um investigador de Chicago demonstrou que uma translocação recíproca entre os cromossomas 9 e 22 era responsável pela criação do cromossoma Ph. Atualmente, sabemos que esta translocação específica está presente em mais de 95% dos casos de LMC.

Em 1982, biólogos moleculares descobriram que o gene *abl*, o homólogo humano do *proto-oncogene c-abl* do rato, participa diretamente nestas translocações cromossómicas. A região q34 do cromossoma 9, que contém a maior parte do gene *abl*, é transferida para a região qll do cromossoma 22, substituindo um segmento maior do cromossoma 22 que é translocado reciprocamente para o cromossoma 9, tornando-o 9q+. O resultado líquido consiste numa fusão da porção 5'- do gene *abl* com uma porção 3'-proximal de um gene denominado *"breakpoint cluster region (BCR)"*, que normalmente reside em 22qll. Dependendo da localização exacta do ponto de quebra na BCR, podem formar-se três proteínas de fusão Bcr-Abl distintas, que se encontram na leucemia linfoblástica aguda (LLA), na LMC e na leucemia neurofílica crónica (LNC).

Dois anos após a sua descoberta, verificou-se que a proteína de fusão Bcr-Abl funcionava como uma tirosina quinase activada constitutivamente. Neste aspeto, funciona como a oncoproteína Abl *do vírus da leucemia do ratinho Abelson.* No início dos anos 90, foi iniciado um programa de investigação para desenvolver antagonistas de baixo peso molecular da tirosina quinase Bcr-Abl. Surgiu um fármaco, o mesilato de imatinib (Glivec), capaz de se ligar à fenda catalítica dentro da bolsa de ligação ao ATP da tirosina quinase Bcr-Abl. Este medicamento, quando utilizado em concentrações terapêuticas, parece ter como alvo apenas 4 das cerca de 90 tirosina-quinases humanas.

Em 1996, verificou-se que o Glivec inibia o crescimento das células da LMC *in vitro*, mas não tinha qualquer efeito nas células normais da medula óssea. Os primeiros ensaios clínicos, iniciados em 1998, revelaram remissões da doença em todos os 31 doentes com LMC tratados, com efeitos secundários mínimos registados, mesmo quando tomado diariamente durante muitos anos. Quatro anos mais tarde, 6000 doentes já tinham entrado nos ensaios clínicos do Glivec. O tratamento da LMC em fase inicial conduziu a uma resposta hematológica em 90% dos casos: A análise por PCR revelou uma diminuição extraordinária dos níveis de ARNm do Bcr-Abl nas células sanguíneas. Cerca de 60% dos doentes que já tinham progredido para uma crise blástica responderam ao Glivec, mas em geral recaíram após alguns meses.

O Glivec demonstrou ter a capacidade de inibir também duas outras cinases: a do recetor do fator de crescimento derivado das plaquetas (PDGFR) e a do KIT, que é o recetor do fator das células estaminais (SCF). Os doentes que sofriam de uma outra doença mieloproliferativa (síndroma hiper-eosinofílica) apresentaram igualmente uma resposta completa ao

Glivec. Além disso, cerca de 70% dos pacientes que sofrem de cancros do estroma gastrointestinal (GIST) responderam com regressões claras dos seus tumores (8).

O desenvolvimento bem sucedido do inibidor de pequenas moléculas (SMI) Glivec abriu caminho para o desenvolvimento de muitos outros compostos altamente direcionados (9). Esses SMI incluem antagonistas do recetor EGF para o tratamento de uma grande variedade de tipos de tumores, inibidores do proteassoma e inibidores do mTOR, um regulador principal da fisiologia celular.

No que diz respeito aos nomes das pequenas moléculas com objectivos terapêuticos, a seguinte fórmula pode ser útil: Nome = prefixo + substema + radical. O radical -ib significa pequena molécula com propriedades inibitórias. O substem - tinib significa inibidor da tirosina quinase. O substem -zomib significa inibidor do proteasoma. O substem -ciclib significa inibidor da cinase dependente da ciclina e o substem -parib significa inibidor da polimerase poli ADP-ribose.

Para mais informações sobre as terapias contra o cancro orientadas, consultar Blay et al. (9).

C. VIAS DE SINALIZAÇÃO COMO ALVOS PARA INIBIDORES DE PEQUENAS MOLÉCULAS

Os inibidores da transdução de sinal bloqueiam as actividades das moléculas que participam na transdução de sinal, o processo pelo qual uma célula responde a sinais do seu ambiente. Durante este processo, o sinal é transmitido no interior da célula através de uma série de reacções bioquímicas que, em última análise, produzem a resposta adequada da célula. Em alguns cancros, as células malignas são estimuladas a partir do interior da célula para se dividirem continuamente, sem serem estimuladas a fazê-lo por factores de crescimento externos. Os inibidores da transdução de sinal interferem com esta sinalização inadequada.

O quadro 18 enumera 5 vias importantes para os SMI.

i) Via de comunicação PI3K-AKT-mTOR

O eixo de sinalização "fosfatidil-inositol 3-quinase" (PI3K) - "Akt serina/treonina quinase" (AKT) - "complexo alvo mamífero da rapamicina" (mTORC) (PI3K- AKT-mTOR) é extremamente importante para as funções celulares normais e cancerosas (10). A via é activada pela estimulação de receptores de superfície celular e envia sinais para moléculas efectoras a jusante que controlam a proliferação do ciclo celular, o crescimento, a sobrevivência, a síntese de proteínas e o metabolismo da glicose. A ativação aberrante da via é uma das ocorrências mais frequentes no cancro humano e desempenha um papel importante em vários aspectos da tumorigénese (1).

O produto do gene supressor de tumores "phosphatase and tensin homolog" (PTEN) actua como uma fosfatase lipídica que regula as principais vias de transdução de sinal e inibe eficazmente a sinalização mediada por PI3K. Foram descritas mutações genéticas do PTEN com ligação funcional à sinalização mTOR no cancro da próstata, da mama, do pulmão, da bexiga, do rim, do ovário, do endométrio, da tiroide, do cérebro e no melanoma (1).

A mTor, uma serina-treonina quinase, é um importante interrutor biológico, coordenando uma resposta adequada a alterações na captação de energia (aminoácidos, glicose), sinais de crescimento (hormonas, factores de crescimento) e stress ambiental. A mTor quinase é altamente conservada ao longo da evolução, desde a levedura até ao homem, e controla a autofagia. A hiperactivação da mTor foi detectada em vários cancros humanos. A mTor existe em dois complexos diferentes nas células, mTorCl e mTorC2, que poderiam ser ambos alvo de potenciais agentes anticancerígenos. A rapamicina é um inibidor seletivo e alostérico da mTorl, mas não da mTor2. Os inibidores ATP-competitivos da mTor que actuam em ambos os complexos, como o OSI-027, poderiam resultar numa melhor resposta biológica e entraram em ensaios clínicos (H).

Nas células, a rapamicina e os análogos, como o everolimus, suprimem a geroconversão das células da quiescência para a senescência. Os inibidores duplos de mTorCl/C2, como o everolimus ou o AZD8055, foram superiores à rapamicina na supressão da hipertrofia, da morfologia senescente, da coloração com Oil Red O e no aumento do chamado "tempo de vida cronológico (CLS)". Foi sugerido que, em doses inferiores às concentrações anti-cancerígenas, os inibidores pan-mTor podem ser desenvolvidos como medicamentos anti-envelhecimento (12).

A mTor é activada constitutivamente no carcinoma de células aquosas da cabeça e do pescoço (HNSCC). O inibidor pan-mTor AZD8055 induziu *in vitro* uma morte celular dramática em células Hep-2 HNSCC através de autofagia e aumentou *in vivo* a sobrevivência de ratinhos Hep-2 transplantados através de uma redução significativa do crescimento tumoral, sem toxicidade aparente. A sua atividade antitumoral foi mais potente do que a da rapamicina (13).

O AZD8055 demonstrou uma excelente seletividade (aproximadamente 1000 vezes) contra todas as isoformas PI3K de classe I e outros membros da família das quinases do tipo PI3K. Não se verificou atividade significativa contra um painel de outras 260 cinases (14). O medicamento encontra-se na fase I dos ensaios clínicos.

Descobriu-se que outro inibidor pan-mTor, o temsirolimus, tem como alvo múltiplas caraterísticas do cancro (15) e impede o crescimento do mesotelioma murino *in vivo*. Estimulou a apoptose das células tumorais, inibiu a angiogénese tumoral, aumentou a abundância de linfócitos tumorais e bloqueou o recrutamento de células mieloides pró-tumorais (16).

O carcinoma hepatocelular (CHC) é uma das doenças malignas letais mais comuns em todo o mundo. O seu estado avançado é frequentemente resistente aos agentes quimioterapêuticos convencionais e à radiação. O inibidor duplo PI3K/mTor NVP-BGT226 demonstrou ter um efeito potente nas linhas celulares de CHC. Isto verificou-se *in vitro* em condições de normóxia e hipoxia (17).

ii) VIA BRAF E MEK

A via da "proteína quinase activada por mitogénio" (MAPK) é uma via de sinalização intracelular que regula o ciclo celular e outras funções celulares. Esta via é frequentemente aberrante nos tumores humanos. A sua cascata de cinase activada conduz a uma fosforilação em série das cinases MEK e ERK que leva à proliferação e sobrevivência das células. No que respeita à proliferação celular, a ERK1/2 é especificamente importante na expressão da ciclina DI para promover a progressão através da fase G1 do ciclo celular.

Um exemplo paradigmático desta ativação é o melanoma, em que a desregulação da via MAPK é evidente em mais de 90% dos casos. Em cerca de 50% dos casos, isto deve-se à mutação BRAF^{V600} . Esta mutação está presente em aproximadamente 7% de todos os cancros em geral, o que a torna a mutação pontual de nucleótido único mais prevalente numa proteína cinase no cancro (1).

O vemurafenib e o dafratenib ligam-se seletivamente ao local de ligação ATP da quinase BRAF-V600E. O trametinib é um inibidor de pequenas moléculas da quinase regulada por sinal extracelular activada por mitogénios (MEK). Curiosamente, o trametinib demonstrou ser capaz de modular a multirresistência do cancro, tendo como alvo o transportador ABCB1 (18).

Foi relatado que a inibição do BRAF com vemurafenib melhorou a sobrevivência em doentes com a mutação BRAF(V600E) mais comum e em doentes com a mutação BRAF(V600K) menos comum (19). O dabrafenib, à semelhança do vemurafenib, mostrou resultados clínicos superiores quando comparado com a dacarbazina em doentes com melanoma avançado BRAF(V600E)-positivo (20). A combinação do dabrafenib com o inibidor da MEK trametinib melhorou ainda mais a sobrevivência global nesta população de doentes com melanoma (21,22).

iii) KIT DE CAMINHO

A identificação de alterações genéticas específicas no gene KIT (translocações, deleções, mutações pontuais, amplificações) permite distinguir grupos específicos de tipos de tumores (tumor estromal gastrointestinal (GIST), melanoma, carcinoma tímico). A natureza destas mutações impulsionadoras nas tirosina-quinases permite orientar a administração de inibidores do KIT, como o imatinib, o sunitinib e outros, num contexto clínico. A proteína KIT foi uma das primeiras proteínas descritas como activadas através de mutações genéticas e, como motor, em tipos de tumores específicos em seres humanos (1).

Alguns cancros humanos produzem até três factores de crescimento distintos (por exemplo, o fator de crescimento tumoral *a* (TGF-a), o fator das células estaminais (SCF), o fator de crescimento semelhante à insulina (IGF)) e, ao mesmo tempo, expressam os receptores para estes ligandos, estabelecendo assim três circuitos de sinalização autócrina em simultâneo. Num estudo realizado em doentes com cancro do pulmão de pequenas células (CPPC), aqueles cujos tumores expressavam Kit, o recetor do SCF, sobreviveram em média apenas 71 dias após o diagnóstico, enquanto aqueles cujos tumores não expressavam Kit sobreviveram em média 288 dias (2).

O quadro 18 enumera, entre os SMI do KIT, o imatinib, que foi o primeiro SMI bem sucedido. O seu longo percurso de desenvolvimento foi descrito no ponto B. São também enumerados outros medicamentos semelhantes desenvolvidos posteriormente.

iv)CAMINHO ALK

A quinase do linfoma anaplásico (ALK) foi originalmente identificada em 1994 como uma tirosina quinase activada por translocação cromossómica num linfoma de células T pouco frequente denominado linfoma anaplásico de grandes células. A translocação, que ocorreu nesta doença com uma frequência de 50-75%, resultou no produto do gene de fusão NPM1-ALK. A ativação fisiológica da ALK ocorre através da ligação da ALK ligada à membrana com os seus ligandos putativos midkine ou pleiotropina. Isto resulta na homodimerização e ativação da cinase ALK por transfosforilação.

Em determinadas células tumorais, os rearranjos do gene ALK resultam numa proteína de fusão que é expressa de forma aberrante e sujeita a dimerização independente do ligando e à ativação constitutiva da ALK. Além disso, mutações no domínio cinase da ALK resultam na ativação constitutiva da atividade cinase da ALK (1). Nestas situações, a ALK funciona aparentemente como um oncogene. Isto parece ser verdade para tipos de tumores, como o cancro do pulmão de células não pequenas (NSCLC), o linfoma não Hodgkin ou o neuroblastoma (23). Os efectores a jusante da ALK incluem as vias Ras/MAPK/ERK, PI3K/AKT e JAK3/STAT3, que desempenham papéis importantes na sobrevivência e proliferação celular (1-3).

O alvo da ALK no cancro do pulmão através do crizotinib foi recentemente revisto (24). A revisão começa com a descoberta do oncogene de fusão EML4-ALK e culmina com a recente validação da ALK como um alvo terapêutico em doentes com CPNPC com ALK.

A emergência da ALK como um novo alvo terapêutico no CPNPC e não só, tem sido uma das histórias de sucesso da oncologia moderna. Espetacular foi o curto período de tempo decorrido desde a identificação dos rearranjos do gene ALK no CPNPC (2007) até à aprovação do crizotinib pela FDA para esta indicação (20H).

No entanto, há uma série de desafios que os cientistas, os clínicos e os doentes irão enfrentar nos próximos anos. A elucidação dos mecanismos de resistência adquirida aos inibidores da ALK e o desenvolvimento de estratégias que possam ultrapassá-los serão de extrema importância para conseguir um controlo a longo prazo da doença nos respectivos doentes-alvo (1).

v) CAMINHO MET

A MET foi descoberta em 1984 (25) e subsequentemente descobriu-se que era uma RTK localizada no cromossoma 7q21-q31 (26). A MET e o seu ligando fisiológico associado, o fator de crescimento de hepatócitos/fator de dispersão (HGF/SF), tornaram-se alvos atractivos em vários tipos de cancro. O HGF/SF, o único ligando da MET, é segregado por células mesenquimatosas, particularmente fibroblastos e células musculares lisas (27), mas também pode ser segregado por células tumorais. Nas células normais, a ativação da MET induzida pelo HGF é fortemente regulada pelo fornecimento parácrino de ligandos.

A sobreexpressão da MET está correlacionada com um mau prognóstico em vários tumores sólidos (28). A ativação da via MET desempenha um papel primordial na sobrevivência, crescimento e migração das células cancerosas (29,30). No início da década de 1990, descobriu-se que a MET, em associação com a região promotora translocada (TPR), era um oncogene potente. Os mecanismos de ativação da MET incluem i) a ligação ao seu ligando HGF com ativação parácrina/autócrina associada, ii) mutações activadoras, incluindo as que provocam uma atividade quinase constitutiva, iii) sobreexpressão/amplificação do gene MET e iv) diminuição da degradação (1).

Os inibidores da via MET incluem o zivatinib, o cabozantinib, o crizotinib e o foretinib (Quadro 18). O Tivatinib induz a paragem de G2/M e a apoptose ao interromper a polimerização da tubulina no carcinoma hepatocelular (31). Afecta a maquinaria apoptótica e proliferativa a jusante do c-MET (32). O cabozantinib, um inibidor múltiplo da tirosina quinase (MET, RET, VEGFR2), foi aprovado nos EUA para o tratamento de doentes com carcinoma avançado das células renais que tenham recebido previamente uma terapêutica antiangiogénica (33). O foretinib é um inibidor potente das proteínas de fusão oncogénicas ROS1 que pode ser útil em casos de resistência ao crizotinib (34). Bloqueia a proliferação, induz anoikis e prejudica a metástase do cancro do ovário (35).

A família de receptores de tirosina quinase (TK) do recetor do fator de crescimento epidérmico (HER) será abordada no capítulo seguinte, no âmbito dos mabs. Existem também outras vias de sinalização visadas pelas SMI, mas não podem ser discutidas aqui. Foram desenvolvidas SMI para inibir a via do recetor do fator de crescimento dos fibroblastos (FGFR), as vias da apoptose ou as vias dos androgénios. Outros SMI visam as células estaminais, a histona desacetilase, a reparação do ADN ou a mitose. Os inibidores da angiogénese bloqueiam o crescimento de novos vasos sanguíneos para os tumores. Este fornecimento de sangue é necessário para que os tumores cresçam para além de uma determinada dimensão, uma vez que o sangue fornece o oxigénio e os nutrientes de que os tumores necessitam para continuar a crescer. Algumas terapias alvo que inibem a angiogénese interferem com a ação do fator de crescimento endotelial vascular (VEGF), uma substância que estimula a formação de novos vasos sanguíneos.

As terapias direcionadas implicam, na sua versão mais simples, uma terapia com um alvo molecular específico. Qualquer terapêutica que funcione tem de ter um alvo molecular. Em alguns casos, o alvo é descoberto primeiro, enquanto noutros (por exemplo, a aspirina), o medicamento é descoberto antes do alvo. Um dos melhores medicamentos para a SMI, o imatinib, tem mais do que um alvo molecular. Uma terapêutica orientada deve atacar um processo biologicamente importante (não necessariamente uma única molécula), um processo central para uma caraterística distintiva do cancro (15). Esta terapêutica deve ser aplicada a uma população selecionada de doentes. Existe um imenso potencial para melhorar a eficácia e diminuir a toxicidade através da aplicação de tecnologias genómicas, proteómicas e farmacogenómicas.

D.efeitos e efeitos colaterais dos sinistros

Os pontos fortes e fracos das terapias-alvo em oncologia, com base em (1), estão resumidos nos quadros 19 e 20.

i) A atividade antitumoral dos inibidores da PI3K-AKT-mTor tem sido modesta, mesmo em doentes com tumores que apresentam mutações nesta via. O cabozantinib, um inibidor oral da Met, VEGFR e AXL, foi considerado superior ao inibidor mTor everolimus no carcinoma avançado das células renais (36).

ii) Com os inibidores BRAF e MEK, tem-se verificado uma atividade antitumoral significativa no melanoma metastático.

iii)Os tumores com mutações do KIT no exão 9 ou *11* responderam geralmente aos inibidores do KIT.

iv)Tem-se registado um progresso contínuo no tratamento do CPNPC avançado ALK-positivo. Embora o crizotinib reduza os tumores numa grande proporção destes doentes, a maioria sofre uma recaída no primeiro ano de tratamento. Um inibidor da ALK da próxima geração, o alectinib, mostrou recentemente resultados encorajadores no CPNPC avançado, incluindo nos doentes com metástases cerebrais (37). Num ensaio clínico em fase inicial, 48% dos doentes responderam a este medicamento, com uma duração média de resposta de 13,5 meses.

v) Os inibidores da MET mostraram-se bastante promissores em ensaios clínicos.

vi)A midostaurina, um inibidor multi-quinase FLT3, revelou-se eficaz na LMA com mutações FLT3 quando combinada com quimioterapia (38).

vii)   O palbociclib, um inibidor da quinase 4 dependente da ciclina (CDK4) e da CDK6, foi considerado eficaz no cancro da mama metastático resistente às hormonas (39).

Apesar dos enormes esforços das empresas farmacêuticas para desenvolver estes novos tipos de terapêutica, há uma série de fragilidades e desafios que têm de ser resolvidos. Os desafios do lado das células tumorais incluem:

i) ciclos de feedback e conversação cruzada que podem compensar a inibição direcionada,

(ii) seleção de mutações que conduzam à resistência e

iii) seleção de variantes de comutadores de cinase.

Os desafios do lado do hospedeiro portador de tumor incluem

i) toxicidade dos tecidos normais, incluindo o sistema imunitário e o sistema de coagulação do sangue,

ii) a aparência de um carcinoma escamoso cutâneo,

iii)identificação de pacientes adequados,

iv)a potenciação de acontecimentos adversos em caso de combinação com

TC.

O quadro 21 enumera os efeitos secundários possíveis. Os mais frequentes estão relacionados com a pele. Para além disso, existem efeitos secundários comuns e graves. Muitos dos efeitos secundários são semelhantes aos dos medicamentos quimioterapêuticos convencionais. Assim, os TT têm limitações e efeitos secundários.

A resistência pode ocorrer de pelo menos duas formas: o próprio alvo pode mudar através de mutação, de modo que o TT já não interage bem com ele, e/ou o tumor encontra uma nova via para atingir o crescimento do tumor que não depende do alvo. Talvez os TTs funcionem melhor em combinação. Um estudo recente revelou que a utilização de dois fármacos que têm como alvo diferentes partes da via de sinalização celular que é alterada no melanoma pela mutação BRAF V600E abrandou o desenvolvimento de resistência e a progressão da doença em maior grau do que a utilização de apenas uma terapêutica direcionada (22).

A ideia de utilizar múltiplos alvos para evitar o desenvolvimento de resistência parece racional. Uma vez que os SMI têm efeitos secundários indesejáveis, a utilização de múltiplos SMI criaria, no entanto, também múltiplos efeitos secundários. Pode ser imprevisível a forma como os efeitos dos medicamentos irão interagir.

A situação é bastante diferente com a imunoterapia (Capítulo IV), que tem muito menos efeitos secundários. Por exemplo, na imunoterapia, vários antigénios associados ao tumor (AAT) podem ser visados ao mesmo tempo sem qualquer problema.

Os cientistas esperavam que os TT fossem menos tóxicos do que os medicamentos tradicionais de CT, porque as células cancerosas são mais dependentes dos alvos selecionados do que as células normais. No entanto, tal como revelado por um grande número de estudos clínicos, os TTs com SMIs podem ter efeitos secundários substanciais. Os mais comuns são a diarreia e os problemas hepáticos, como a hepatite e a elevação das enzimas hepáticas.

Os efeitos secundários adicionais estão resumidos na Tabela 21. As alterações na pele são bastante frequentes e não se verificam apenas com medicamentos que interferem com a sinalização mediada pelo recetor do fator de crescimento epitelial (EGF). Parece que as vias de sinalização não são tão específicas do tumor como se pensava ou como se gostaria. Os problemas podem estar relacionados não só com a falta de especificidade tumoral, mas também com a administração, a dosagem e o momento.

Em 2013, 40 medicamentos foram retirados da reserva mundial de oncologia (40). 12 medicamentos falharam na Fase III do desenvolvimento. Nenhum dos ensaios principais incorporou biomarcadores moleculares para estratificação dos doentes. O maior número de abandonos de medicamentos (50%) ocorreu na Fase I de desenvolvimento.

É óbvio, tendo em conta os muitos novos medicamentos para a TT desenvolvidos nos últimos anos pelas grandes empresas farmacêuticas, que existe uma concorrência para obter uma parte do "bolo" do mercado do sistema de saúde. Em geral, a concorrência é positiva e pode conduzir à melhor solução possível. No entanto, pode simultaneamente limitar a perspetiva de desenvolvimento de medicamentos provenientes de outras áreas, como a imunologia.

O Quadro 22 enumera exemplos de tipos de cancro para os quais as SMI indicadas foram aprovadas pela FDA. Os tipos de cancro incluem carcinomas, sarcomas e linfomas. Acelerada pela Lei Nacional do Cancro de 1971 e, posteriormente, por uma infraestrutura de investigação recetiva e por um ambiente regulamentar cada vez mais inovador, a investigação sobre o cancro fornece atualmente novos tratamentos aos doentes mais rapidamente do que nunca. No espaço de apenas um ano, a FDA dos EUA aprovou 20 terapias para mais de uma dúzia de tipos diferentes de cancro.

Capítulo III

Pontos principais:

1. Os avanços na biologia molecular e tumoral permitiram a identificação das principais vias moleculares que controlam a progressão do tumor.

2. As terapias direcionadas têm como objetivo bloquear a transdução de sinal através dessas vias. Os inibidores de pequenas moléculas (SMI) servem este objetivo e podem ser administrados por via oral.

3. O mesilato de imatinib (Glivec) é um exemplo de um inibidor de pequenas moléculas bem sucedido que funciona como antagonista da tirosina quinase Bcr-Abl ativa na LMC e noutras leucemias. O seu desenvolvimento envolveu muitas etapas e durou várias décadas.

4. As empresas farmacêuticas desenvolveram uma série de SMI e foram aprovadas pela FDA não só para o tratamento de leucemias, mas também para o tratamento de sarcomas e carcinomas.

5. Há ainda uma série de pontos fracos e desafios das PMI que precisam de ser resolvidos no futuro.

REFERÊNCIAS AO CAPÍTULO III

1.) Giaccone G e Soria JC, Targeted Therapies in Oncology, 2nd Ed, CRC Press, Taylor & Francis Group, 2014.

2) Weinberg, RA. The Biology of Cancer, Garland Science, Taylor & Francis Group, LLc, 2007.

3) Mendelson J, Howley PM, Israel, MA, Gray JW, Thompson CB. The Molecular Basis of Cancer, Sanders, uma marca da Elseviers Inc. 2008.

4) Collett MS e Erikson RL. Protein kinase activity associated with the avian sarcoma virus src gene product. Proc Natl Acad Sei USA 75(4):2021-24 (1978). PMID: 205879

5) Ulrich SM, Kenski DM, Shokat KM. A engenharia de uma "pinça de metionina" nas cinases da família Src aumenta a especificidade em relação a análogos não naturais de ATP. Biochemistry 42(26):7915-21 (2003). PMID: 12834343

6) Ulrich A, Schlesinger J. Signal transduction by receptors with tyrosine kinase activity. Célula 61:203-212 (1990).

7) Boveri, T. Zur Frage der Entstehung maligner Tumoren, Jena, Verlag Gustav Fischer, 1914.

8) Savage DG, Antman KH. Imatinib mesylate - A new oral targeted therapy. N Engl J Med 346:683-93 (2002).

9) Blay JY, Le Cesne A, Alberti L, Ray-Coquard I. Targeted cancer therapies. Bull Cancer 92(2):E13-E18 (2005).

10) Vanhaesebroeck B, Stephens L, Hawkins P. Sinalização PI3K: O caminho para a descoberta e compreensão. Nature Reviews 13:195-203 (2012).

11) Schenone S, Brullo C, Musumed F, Radi M, Botta M. Inibidores ATP-competitivos de mTor: uma atualização. Curr Med Chem 18(20):2995-3014(2011). PMID: 21651476

12) Leontieva OV, Blagosklonny MV. Gerosupressão por inibidores de pan-mTor. Envelhecimento (Albany NY) 8(12):3535-3551 (2016). PMID: 28077803

13) Li Q, Song XM, Ji YY, et al. O inibidor duplo de mTORCl e mTORC2 AZD8055 inibe o crescimento celular do carcinoma espinocelular da cabeça e pescoço in vivo e in vitro. Biochem Biophys Res Commun 440(4):701-6 (2013). PMID: 24103749

14) Chresta CM, Davies BR, Hickson I, et al. O AZD8055 é um inibidor da quinase alvo da rapamicina em mamíferos, potente, seletivo e biodisponível por via oral, com atividade antitumoral in vitro e in vivo. Cancer Res 70(l):288-98 (2010). PMID: 20028854

15) Hanahan D, Weinberg RA. Caraterísticas do cancro: The next generation. Cell 144:646-74 (2011).

16) Vazakidou ME, Magkouta S, Moschos C, et al. O temsirolimus tem como alvo múltiplas caraterísticas do cancro para impedir o crescimento do mesotelioma in vivo. Respirologia 20(8):1263-71 (2015). PMID: 262445309

17) Simioni C, Cani A, Martelli AM, et al. O novo inibidor duplo de PI3K/mTOR NVP-BGT226 apresenta atividade citotóxica em células de hepatocarcinoma normoxicas e hipóxicas. Oncotarget 6(19):17147-60 (2015). PMID: 26003166

18) Qiu JG, Zhang YJ, Li Y, et al. O trametinib modula a resistência do cancro a múltiplos fármacos, visando o transportador ABCB1. Oncotarget 6(17):15494-509. PMID: 25915534

19) McArthur GA, Chapman PB, Robert C, et al. Segurança e eficácia do vemurafenib no melanoma BRAF(V600E) e BRAF(V600K) com mutações positivas (BRIM-3): seguimento alargado de um estudo de fase 3, aleatório e aberto. Lancet Oncol 15(3):323-32. PMID: 24508103

20) Trinh VA, Davis JE, Anderson JE, Kim KB. Terapia com Dabrafenib para melanoma avançado. Ann Pharmacother 48(4):519-29 (2014). PMID: 24259661

21) Robert C, Karaszewska B, Schachter J, et al. Melhoria da sobrevivência global no melanoma com dabrafenib e trametinib combinados. N Engl J Med 372(l);30-9 (2015). PMID: 25399551

22) Long GV, Stroyakovskiy D, Gogas H, et al. Dabrafenib e trametinib

versus dabrafenib e placebo para o melanoma Val600 BRAF-mutante: um ensaio aleatório controlado, multicêntrico, em dupla ocultação, de fase 3. Lancet 386(9992):444-51. PMID: 26037941

23) La Madrid AM, Campbell N, Smith S et al. Targeting ALK: A promising strategy for the treatment of non-small cell lung cancer, non-Hodgkin's lymphoma and neuroblastoma. Targeted Oncology 7(3):199-210 (2012). PMID: 22968692

24) Shaw AT, Solomon B. Targeting anaplastic lymphoma kinase in lung cancer. Clinical Cancer Res. 17(8):2081-86 (2011). PMID: 21288922

25) Cooper CS, Park M, Blair DG et al. Molecular cloning of a new transforming gene from a chemically transformed human cell line. Nature 311(5981):29-33 (1984).

26) Dean M, Park M, LeBeau MM, et al. The human met oncogene is related to the tyrosine kinase oncogenes. Nature 318(6044):385-388 (1985).

27) Sonnenberg E, Meyer D, Weidner KM et al. O fator de dispersão/fator de crescimento dos hepatócitos e o seu recetor, a c-met tirosina quinase, podem mediar uma troca de sinais entre o mesênquima e os epitélios durante o desenvolvimento do rato. J Cell Biol 123(l):223-35 (1993). PMID: 8408200

28) Raghav KP, Wang W, Liu S et al. níveis de proteína cMET e phosphor-cMET em cancros da mama e resultados de sobrevivência. Clinical Cancer Res 18(8):2269-77 (2012).

29) Comoglio PM, Boccaccio C. Factores de dispersão e crescimento invasivo. Seminários em Biologia do Cancro 11(2):153-165 (2001).

30) Gherardi E, Birchmeier W, Birchmeier C et al. Targeting MET in cancer: Rationale and progress. Nature Reviews Cancer 12(2):89-103 (2012).

31) Xiang Q, Zhen Z, Deng DY, et al. O Tivatinib induz a paragem de G2/M e a apoptose ao interromper a polimerização da tubulina no carcinoma hepatocelular. J Exp Clin Cancer Res 34:118 (2015). PMID: 26458953

32) Lu S, Torok HP, Gallmeier E, et al. Tivantinib (ARQ 197) afecta a maquinaria apoptótica e ptoliferativa a jusante de c-MET: papel de Mcl-1, Bcl-xl e Cyclin Bl. Oncotarget 6(26):22167-78 (2015). PMID: 26259250

33) Al-Salama ZT, Keating GM. Cabozantinib: Uma revisão no carcinoma

avançado de células renais. Drogas 76(18):1771-78 (2016). PMID: 27909994

34) Davare MA, Saborowski A, Eide CA, et al. O foretinib é um potente inibidor das proteínas de fusão oncogénicas ROS1. Proc Natl Acad Sci USA 110(48):19519-24 (2013). PMID: 24218589

35) Zillhardt M, Park SM, Romero IL, et al. Foretinib (GSK1363089), um inibidor multiquinase de c-Met e VEGFR-2 disponível por via oral, bloqueia a proliferação, induz anoikis e prejudica a metástase do cancro do ovário. Clin Cancer Res 17(12):4042-51 (2011). PMID: 21551255

36)) Choueiri TK, Escudier B, Powles T, et al. Carbozantinib versus everolimus no carcinoma avançado de células renais (METEOR): resultados finais de um ensaio aleatório, aberto, de fase 3. Lancet Oncol 17(7):917-27 (2016). PMID: 27279544

37) Kodama T, Tsukaguchi T, Satoh Y, et al. O alectinib apresenta uma atividade antitumoral potente contra o cancro do pulmão de células não pequenas com arranjo RET. Mol Cancer Ther 13(12):2910-8 (2014). PMID: 25349307

38) Stone RM, Mandrekar S, Sanford BL et al. O inibidor de multi-quinase midostaurina (M) prolonga a sobrevivência em comparação com placebo (P) em combinação com daunorrubicina (D)/citabina © indução (ind), consolidação de alta dose C (consol), e como terapia de manutenção (maint) em pacientes recém-diagnosticados com leucemia mieloide aguda (LMA) (pts) com idade entre 18-60 anos com mutações FLT3 (muts): Um ensaio internacional prospetivo, aleatório (rand), controlado por P e em dupla ocultação (CALGB10603/RatiFY (Alliance). Blood 126:6 (2015).

39) DeMichele A, Clark AS, Tan KS, et al. Inibidor CDK 4/6 palbociclib (PD0332991) em cancro da mama avançado Rb+: atividade de fase II, segurança e avaliação de biomarcadores preditivos. Clin Cancer Res 21(5):995-1001 (2015). PMID: 25501126

40) Williams R. Descontinuados em 2013: medicamentos oncológicos. Expert Opin Investig Drugs 24 (I): 95-110 (2015). PMID: 25315907

Quadro 17 O longo caminho para a primeira terapia molecularmente direcionada

1914 T Boveri Descoberta de anomalias cromossómicas nas células cancerosas

1960 Descoberta do cromossoma Filadélfia (22q-) caraterístico da

CML

1972 Descoberta da translocação cromossómica recíproca 9/22 em 95% dos casos de LMC

1982 Descoberta de que o gene Abl participa na translocação 9/22 por fusão com o gene Bcr no cromossoma 22qll

1984 Descoberta da proteína de fusão Bcr-Abl e seu funcionamento como uma tirosina quinase constitutivamente activada

1990 Início de um programa de investigação para desenvolver antagonistas de baixo peso molecular da tirosina quinase Bcr-Abl

1996 Identificação de um fármaco capaz de se ligar à fratura catalítica na bolsa de ligação ao ATP da enzima Bcr-Abl

1998 Resultados positivos do ensaio deste medicamento, mesilato de imatinib (Glivec), em

Células LMC in vitro e de ensaios clínicos iniciais em doentes com LMC

2002 Resultados positivos de mais 6000 doentes com LMC em ensaios clínicos com Glivec

Quadro 18 Terapia direcionada para as vias de sinalização com inibidores de pequenas moléculas (SMI)

Percurso específico	exemplos
i) Via PI3K-AKT-mTor	buparlisib, pictilisib, idelalisib, BEZ 235, NVP-BGT226, XL765, GDC-0980, SF1126, MK-2206,

	GSK690693, AZD8055, OSI-027, everolimus, temsirolimus
ii) Via BRAF e MEK	vemurafenib, dabrafenib, trametinib
iii) Pathway KIT	imatinib, sunitinib, nilotinib, masetinib, dasatinib, ponatinib, regorafenib, sorafenib, pazopanib, dovitinib, motesanib, valatinib
iv) PathwayALK	crizotinib, inibidores de HSP90
v) Caminho MET	tivatinib, cabozantinib, crizotinib, foretinib

Quadro 19 Terapias direcionadas para as PMI: pontos fortes e fracos

Parte I

i) Inibidores da PI3K-AKT-mTor: - atividade antitumoral modesta, mesmo em doentes com tumores que apresentam mutações na via PI3K;

Desafios: - a via é complexa; os circuitos de feedback e a conversação cruzada podem compensar a inibição direcionada;

- ainda não foram identificados biomarcadores para selecionar a população de doentes com maior probabilidade de resposta;

- até à data podem não ser capazes de inibir suficientemente esta via devido à toxicidade para os tecidos normais;

ii) Inibidores BRAF e MEK: - atividade antitumoral significativa no melanoma metastático;

Desafios: - Toxicidades: alterações cutâneas, CSCC de baixo grau[a] , dores de cabeça, náuseas, fadiga e vómitos;

- o aparecimento do cuSCC[a] exige uma melhor compreensão da sua biologia;

iii)Inibidores do KIT: - Os tumores com mutações do KIT no exão 9 ou no exão *11 respondem* geralmente aos inibidores da tirosina quinase (TKI);

Desafios: - A pressão terapêutica seleciona mutações noutros exões;

- anticorpos contra o KIT podem representar uma alternativa futura;

---

a = carcinoma escamoso cutâneo

Quadro 20 Terapias direcionadas para as PMI: pontos fortes e fracos

Parte II

---

iv)Inibidores da ALK: - um novo alvo terapêutico no CPNPC

- Rearranjos do gene ALK em NSCLC (2007)

- Aprovação pela FDA do crizotinib para NSCLC (20H)

- Aprovação do alectinib pela FDA para NSCLC (2015)

Desafios: - identificação de pacientes adequados

- como ultrapassar a resistência adquirida para conseguir um controlo a longo prazo da doença

v) Inibidores de MET: - promessa substancial em ensaios clínicos

Desafios: - as células tumorais podem sofrer uma mudança de cinase quando expostas, por exemplo, ao erlotinib

vi)Inibidores FLT3 - midostaurina, um inibidor multi-quinase, eficaz na LMA com mutações FLT3 em combinação com quimioterapia

Desafios: - efeitos secundários no sistema imunitário e na coagulação sanguínea

vii) Inibidores da CD4/6 - palbociclib eficaz no cancro da mama metastático resistente às hormonas

Desafios: - Efeitos adversos graves substancialmente mais elevados do que com a terapêutica hormonal

Quadro 21 Possíveis efeitos secundários dos medicamentos inibidores de pequenas moléculas

Pele:

- Alterações na sensação da pele

- Aumento da fotossensibilidade

- Erupção cutânea (couro cabeludo, face, pescoço, peito, parte superior das costas)

- Pele seca

- Comichão

- Cutículas vermelhas e doridas (as áreas à volta das unhas)

- Síndrome mão-pé (SFP), doloroso

- Alterações no crescimento do cabelo

- Alterações na cor do cabelo ou da pele

- Alterações nos olhos e à volta deles

Efeitos secundários comuns e graves:

- Tensão arterial elevada

- Problemas de hemorragia ou de coagulação do sangue

- Cicatrização lenta da ferida

- Lesões cardíacas

- Inchaço

Outros efeitos secundários são semelhantes aos dos medicamentos de quimioterapia padrão

---

Quadro 22 Exemplos de tipos de cancro para os quais foram aprovados pela FDA inibidores de pequenas moléculas

Cancro do cérebro : everolimus (Afinitor)

Cancro da mama: everolimus (Afinitor), tamoxifeno (Nolvadex), toremifeno (Fareston), fulvestran (Faslodex), anastozol (Arimidex), exemestano (Aromasin), lapatinib (Tykerb), letrozol (Femara), emtansine (Kadcyla)

Cancro colorrectal: ziv-aflibercept (Zaltrap), regorafenib (Stivarga)

Tumor estromal gastrointestinal: mesilato de imatinib (Gleevec), sunitinib (Sutent) regorafenib (Stivarga)

Cancro do rim: sorafenib (Nexavar), sunitinib (Sutent), pazopanib (Votrient),

Cancro do fígado: sorafenib (Nexavar), regorafenib (Stivarga)

Cancro do pulmão: crizotinib (Xalkori), erlotinib (Tarceval), gefitinib (Iressa)

Cancro do pâncreas: erlotinib (Tarceva), everolimus (Afinitor), sunitinib (Sutent)

Cancro da próstata: cabazitaxel (Jevtana), enzalutamida (Xtandi), acetato de abiraterona (Zytiga)

Cancro da pele: vismodegib (Erivedge), sonidegib (Odomzo), vemurafenib (Zelboraf)

Leucemia: tretinoína (Vesanoid), mesilato de imatinib (Gleevec), dasatinib (Sprycel)

Linfoma: vorinostato (Zolinza), romidepsina (Istodax), bexaroteno (Targretin)

Mieloma múltiplo: bortezomib (Velcade), carfilzomib (Kyprolis), panobinostato (Farydak)

CAPÍTULO 4. IMUNOTERAPIA

A. NOTAS AUTO-BIOGRÁFICAS

Com este capítulo, passamos da bioquímica para a imunologia. Nesta fase de transição, talvez seja conveniente apresentar-me. Um breve CV é apresentado no Quadro 23. Para além disso, esta revisão inclui várias notas auto-biográficas. Estas notas estão separadas do texto principal sob a forma de CAIXAS numeradas. As duas primeiras caixas referem-se à minha decisão, em 1962, de estudar bioquímica e, em 1969, de fazer a minha tese de doutoramento em imunologia. O texto das CAIXAS encontra-se no Capítulo 10.

CAIXA1 1962 Bioquímica

CAIXA 2 1969 Imunologia

B. MARCOS DA IMUNOLOGIA

O capítulo IV baseia-se numa série de excelentes manuais de imunologia, alguns dos quais já atingiram a edição 6th a 12th (1-6).

A Associação Alemã de Imunologia (DGfl), fundada em 1967, celebra este ano (2017) o seu 50th ano de existência. Como parte da União Internacional das Sociedades de Imunologia (IUIS), a DGfl organizou em 1989 o 7th Congresso Internacional de Imunologia em Berlim.

A imunologia, enquanto ciência, passou por um período de desenvolvimento ativo que foi fortemente influenciado por novas técnicas da biologia molecular. Vice-versa, o progresso da biologia molecular também foi influenciado por novas técnicas da imunologia. Os métodos imunológicos ajudaram a purificar proteínas e a identificar clones específicos de ADN complementar (cDNA). A tecnologia dos anticorpos monoclonais ajudou a identificar as proteínas e a sua localização nas células, transformou muitos domínios da medicina e abrange mesmo domínios que vão da agricultura à indústria alimentar.

Antes de mencionar os vários marcos no domínio da imunologia, talvez valha a pena citar algumas declarações de 2017 do "Relatório Anual sobre o Progresso contra o Cancro da Sociedade Americana de Oncologia Clínica" (ASCO) (7).

"Há cem anos que a imunoterapia contra o cancro é agora uma opção de tratamento padrão para pessoas com um número crescente de cancros diferentes. Só em 2016, a FDA aprovou imunoterapias para formas avançadas de cancro do pulmão, dos rins, da bexiga e da cabeça e pescoço, bem como para o linfoma de Hodgkin (LH). Para algumas pessoas com estes cancros em fase avançada, o advento da imunoterapia é uma verdadeira mudança de vida. Muitas vezes, oferece a única hipótese de viver mais tempo e melhor. E muitos acreditam que esta primeira vaga de sucesso com a imunoterapia contra o cancro é apenas o começo".

Outra citação interessante deste artigo especial da ASCO diz respeito ao cancro segundo os números: "A boa notícia é que, para a maior parte das pessoas, o diagnóstico de cancro não é tão sombrio como costumava ser. Atualmente, 68% dos adultos e 81% das crianças com cancro estarão vivos pelo menos 5 anos após o diagnóstico. Trata-se de uma grande melhoria em relação à década de 1970, quando apenas 50% dos adultos e 62% das crianças sobreviviam 5 anos. "

As "novas aprovações" pela FDA de 1 de novembro de 2015 a 31 de outubro de 2016 incluíram três anticorpos monoclonais (mabs): Daratumumab , Necitumumab e Atezolizumab. As "novas utilizações" incluíram 4 mabs: Nivolumab, Obinutuzumab, Pembrolizumab e Atezolizumab.

Desde 2011, a FDA aprovou 15 imunoterapias em oncologia. Este facto levou a ASCO a escolher a "Imunoterapia 2.0" como o seu avanço do ano no domínio do cancro. É a segunda vez consecutiva que a imunoterapia é selecionada.

C. ANTICORPOS MONOCLONAIS

Esta parte da descrição do estado da arte da imunoterapia diz respeito às células B e aos seus produtos de anticorpos. Embora o sucesso dos mabs terapêuticos seja encorajador, é importante considerar o desenvolvimento histórico que tornou tudo isto possível.

A Tabela 24 enumera os marcos da investigação imunológica relacionada com as células B e os anticorpos. Trata-se de uma lista muito prestigiada de Prémios Nobel.

O estudo dos anticorpos começou em 1890, quando E von Behring e S Kitasato descreveram a atividade dos anticorpos contra as toxinas da difteria e do tétano. Propuseram a teoria da imunidade humoral, sugerindo que um mediador no soro (o componente líquido e não celular recuperado do sangue coagulado) poderia reagir com um antigénio estranho. As suas ideias influenciaram P Ehrlich, que acabou por formular a sua teoria da cadeia lateral para a interação entre anticorpos e antigénios em 1897. Ehrlich colocou a hipótese de que os receptores ("cadeias laterais") na superfície das células poderiam ligar-se especificamente a toxinas - numa interação "chave-na-mão" - e que esta reação de ligação desencadearia a produção de anticorpos.

Na década de 1920, M Heidelberger e O Avery descreveram que os antigénios podiam ser precipitados por anticorpos. O próximo grande avanço foi em 1940, quando L Pauling confirmou a teoria da chave e fechadura e mostrou que as interações entre anticorpos e antigénios dependem mais da sua forma do que da sua composição química. Na década de 1960, G Edelman descobriu que os anticorpos são compostos por cadeias pesadas e leves ligadas por ligações dissulfureto. Na mesma altura, RR Porter caracterizou diferentes regiões da imunoglobulina G (IgG), nomeadamente a região de ligação ao anticorpo Fab e a região da cauda do anticorpo Fc. Em conjunto, estes cientistas deduziram a estrutura e a sequência completa de aminoácidos da IgG, pelo que lhes foi atribuído, em 1972, o Prémio Nobel da Fisiologia ou Medicina.

CAIXA 3 1972 Citotoxicidade celular

Em 1984, foi atribuído mais um Prémio Nobel para os anticorpos, desta vez a NK Jerne pelas teorias de regulação imunitária e a G Kohler e C Milstein pela invenção da tecnologia de produção de anticorpos monoclonais.

Em 1987, S Tonegawa obteve o Prémio Nobel por ter demonstrado a existência de rearranjos genéticos somáticos de genes de imunoglobulinas que codificam regiões variáveis e constantes. Em 1976, Tonegawa utilizou a análise Southern blot de ADN digerido com enzimas de restrição de células linfóides e não linfóides. Mostrou que os genes da imunoglobulina (Ig) variável *(v)* e constante (c) estão distantes uns dos outros no genoma da linha germinativa. Em contraste, no ADN de uma célula de plasmocitoma produtora de anticorpos, os dois genes localizavam-se próximos uns dos outros. Concluíram que o rearranjo dos genes somáticos, um processo inteiramente novo na altura, deve ter sido responsável por este fenómeno (8).

Atualmente, sabemos que o repertório de anticorpos de um indivíduo é gerado através de eventos de recombinação somática a partir de um conjunto limitado de segmentos de genes da linha germinativa. O *gene da região v da cadeia pesada* humana é gerado pela junção dos segmentos *de genes vH, D e J*. O *gene da região v da cadeia leve* (κ ou λ) é gerado pela junção dos *segmentos dos genes vL e J*. Uma diversificação ainda maior do repertório de anticorpos resulta de eventos de mutação somática direcionados para as regiões variáveis. A mutação somática e a seleção por antigénio permitem uma maior maturação da afinidade dos anticorpos.

O potencial repertório de genes da cadeia pesada pode ser calculado a partir da equação: 50 VH x 27 DH x 6 JH = 8,1 x 10^3 . O repertório de genes de cadeia leve consiste em cerca de 365 combinações de cadeias. Se considerarmos que cada proteína de cadeia pesada pode emparelhar com cada proteína de cadeia leve, então a diversidade do repertório de proteínas de anticorpos Ig é muito grande, da ordem de $3x10^6$ combinações possíveis.

Uma vez que esta revisão se dirige não só a especialistas na área, mas também a leigos, serão fornecidas algumas informações básicas sobre a estrutura e a função dos anticorpos. Os anticorpos são proteínas de imunoglobulina (Igs), segregadas pelos linfócitos B (células B) do sistema imunitário adaptativo, principalmente por células B diferenciadas chamadas plasmócitos. Um anticorpo de imunoglobulina G é uma proteína em forma de Y constituída por cadeias pesadas e leves. Estes anticorpos são utilizados pelo sistema imunitário para neutralizar agentes patogénicos, como bactérias e vírus. Cada ponta do Y reconhece uma estrutura única do agente nocivo, denominada antigénio. Os locais de ligação ao antigénio de um anticorpo (2 para a IgG e 5 para a imunoglobulina M (IgM)) podem ser considerados como uma fechadura para um antigénio adequado como chave. A capacidade de um anticorpo comunicar com outros componentes do sistema imunitário é mediada pela sua região da cauda (Fc). A produção de anticorpos é a principal função do sistema imunitário adaptativo humoral.

No que diz respeito à função, as principais categorias de ação dos anticorpos consistem em

i) neutralização, para tornar ineficaz um ataque de bactérias ou vírus,

ii) aglutinação, em que os anticorpos colam células estranhas em aglomerados que são alvos atractivos para a fagocitose,

iii)precipitação, através da qual os anticorpos colam os antigénios solúveis no soro, forçando-os a precipitar para fora da solução em aglomerados que são alvos atractivos para a fagocitose e

iv)ativação do complemento (fixação) que leva à lise de células estranhas ou à inflamação por células inflamatórias quimiotácticas atraídas.

As aplicações médicas dos mabs incluem o diagnóstico e a terapêutica de doenças. Por exemplo, em ensaios bioquímicos para o diagnóstico de doenças, estima-se no sangue um título de anticorpos dirigidos contra o vírus Epstein-Barr (EBV) ou a doença de Lyme. Se esses anticorpos não estiverem presentes, ou a pessoa não está infetada ou a infeção ocorreu há muito tempo e as células B que geram esses anticorpos específicos decaíram naturalmente.

D.TERAPIAS COM ANTICORPOS MONOCLONAIS DIRECCIONADOS

Este ponto, tal como o relativo aos inibidores de pequenas moléculas, baseia-se em (9).

A terapia com anticorpos monoclonais dirigidos (mab) é utilizada para tratar doenças como a artrite reumatoide, a esclerose múltipla, a psoríase e muitas formas de cancro.

A fórmula para a designação genérica de mabs consiste no seguinte:

Nome = prefixo + subsistema(s) + haste. O prefixo é variável. O alvo do subsistema é: -ci(r)- para sistema circulatório, - li(m)- para sistema imunitário e -t(u)- para tumor. A haste é -ximab para ratinho humano quimérico, -zumab para ratinho humanizado ou -mumab para totalmente humano.

Os mabs terapêuticos visam antigénios específicos que se encontram à superfície das células, como os receptores transmembranares. Em alguns casos, os mabs são conjugados com radioisótopos ou toxinas para permitir a administração específica destes agentes citotóxicos à célula cancerígena visada.

i) comparação entre os anticorpos anti-receptores mecânicos e os inibidores de pequenas moléculas de tk

O quadro 25 apresenta as caraterísticas dos AMC anti-receptores e compara-as com as dos SMI tirosina-quinase. Enquanto o AMC visa o ectodomínio extracelular dos receptores, as pequenas moléculas visam o domínio intra-celular da tirosina quinase dos receptores. A especificidade de um AMC é ligeiramente superior à de uma SMI. Após a ligação de um AMC ao seu alvo, o recetor é internalizado e só lentamente se regenera.

Existe uma grande diferença nas propriedades farmacocinéticas: Os SMIs têm tempos de vida na circulação que são frequentemente medidos em horas a dias, enquanto os mabs podem persistir durante semanas na circulação. Consequentemente, os SMI têm de ser aplicados diariamente, enquanto os mabs podem ser administrados uma vez por semana. A distribuição tecidular dos SMI é mais completa do que a dos mabs maiores.

Os Mabs podem interagir com as células do sistema imunitário através do seu domínio Fc, gerando assim, por exemplo, um mecanismo conhecido como citotoxicidade celular dependente de anticorpos (ADCC). Os SMI não possuem essas propriedades. No que respeita à toxicidade, os SMI produzem frequentemente erupção cutânea, diarreia e/ou problemas pulmonares, enquanto os mabs podem produzir erupção cutânea e alergia.

ii) O PRIMEIRO MEDICAMENTO ANTIMICROBIANO APROVADO

Os Mabs contra o recetor do fator de crescimento epidérmico (EGFR) foram os primeiros reagentes imunoterapêuticos a serem aprovados para aplicação em doentes com cancro. Os sinais do EGFR parecem comunicar com o oncogene *ras*. Um teste *in vitro* com uma linha de células cancerosas que expressam EGFR revelou a ativação da proteína Ras 5 minutos após a adição do ligando EGF (10).

Os mabs de bloqueio inibem competitivamente a ligação de um ligando ativador (por exemplo, EGF ou TGFα) ao domínio extracelular do EGFR. Este bloqueio inibe a autofosforilação do recetor e, ao contrário dos inibidores da tirosina quinase (TKI), induz a internalização e a degradação do recetor. Os eventos de sinalização subsequentes a jusante são semelhantes aos descritos para os TKIs gefinitib e erlotinib.

O Trastuzumab (Herceptin), o primeiro medicamento antirretroviral aprovado, é dirigido contra o HER2 (Quadro 26). Tem atividade contra o cancro da mama HER2+ e o cancro gástrico. A positividade do HER2 é definida como 3+ na imunohistoquímica convencional (IHC) ou na amplificação do gene por hibridação *in situ* fluorescente (FISH).

A família HER é composta por quatro receptores transmembranares de tirosina quinase (TK). Estes incluem o ErbBI (HER1), o ErbB2 (Her2/neu ou HER2), o ErbB3 (HER3) e o ErbB4 (HER4). As cinases HER têm seis ligandos conhecidos: o fator de crescimento epidérmico (EGF), o fator de crescimento transformador alfa (TGF-α), a anfiregulina, a betacelulina, o EGF de ligação à heparina e a epiregulina (11).

A sobreexpressão das cinases da família HER está correlacionada com um mau prognóstico e uma diminuição da sobrevivência em vários tumores sólidos (12). Além disso, os tumores que sobre-expressam estes TKs produzem frequentemente os seus próprios ligandos, como o TGF-α, levando à ativação de vias de sobrevivência através de loops autócrinos.

Foram realizados 5 ensaios aleatórios que demonstraram o benefício do trastuzumab quando adicionado à quimioterapia no cancro da mama HER2+. Uma meta-análise conjunta de dois destes ensaios, incluindo 4045 doentes, demonstrou uma redução de 48% no risco de recorrência e uma redução de 39% no risco de morte (13).

iii)ANTAGONISTAS DOS RECEPTORES EGF

Os carcinomas são tumores comuns de origem epitelial e o EGFR é um alvo interessante não só para os mabs, mas também para o desenvolvimento de TKIs. Os inibidores mais bem caracterizados do EGFR TK são os medicamentos iressa, também conhecido como gefitinib, e tarceva, também conhecido como erlotinib. Os dois fármacos actuam bloqueando o local de ligação ao ATP da quinase associada ao recetor do EGF.

Em princípio, estes compostos de baixo peso molecular devem ser capazes de penetrar em todos os interstícios de um tumor sólido, incluindo aqueles em que as moléculas de anticorpos, muito maiores, podem ter dificuldade em aceder. Nos primeiros ensaios clínicos, o gefinitib mostrou respostas parciais em 10% dos doentes com cancro do pulmão de células não pequenas (NSCLC), incluindo a estabilização do crescimento do tumor. Posteriormente, verificou-se que esses doentes que responderam tinham células tumorais com EGFRs mutados que afectavam o seu domínio cinase. Infelizmente, praticamente todos estes sucessos foram de curta duração. A maioria dos doentes recidivou num prazo de 6 a 18 meses, tendo desenvolvido uma resistência ao tratamento medicamentoso (14).

iv)MABS DIRIGIDOS CONTRA ALVOS TUMORAIS DISTINTOS APROVADOS PARA A TERAPIA DO CANCRO

O quadro 26 enumera exemplos de mabs terapêuticos que foram entretanto aprovados para alvos e tipos de cancro distintos. Relativamente aos alvos, temos os vários receptores de factores de crescimento, como os da família HER (HER1 e HER2), o recetor do fator de crescimento endotelial vascular (VEGFR2) e o recetor de cadeia a do PDGF (PDGFRα). Depois há o VEGF, o ligando do recetor do fator de crescimento VEGFR. O VEGF é neutralizado pelo agente anti-angiogénico Avastin (Bevacizumab).

Uma variedade de alvos é expressa na superfície celular de diferentes tipos de tumores do sistema hematopoiético, tais como mielomas, tumores de células B ou T: CD52, CD38, CD20 e SLAM7. O RANKL é um alvo dos tumores de células gigantes do sangue e o GD2 é um alvo dos neuroblastomas pediátricos.

As indicações aprovadas pela FDA para mabs terapêuticos incluem carcinomas (por exemplo, cancro da mama e gástrico Her2+, HNSCC, NSCLL, CRC e Ca de ovário), sarcomas, neuroblastoma, mieloma e linfoma de células B ou T.

v) MABS INIBIDORES DO PONTO DE CONTROLO IMUNITÁRIO

Sem dúvida, o maior sucesso na aplicação clínica de mabs em doentes com cancro tem sido, nos últimos anos, a utilização de mabs inibidores do ponto de verificação (Tabela 27). Esta nova classe de imunoterapia foi aprovada pela primeira vez em 20H. Estes mabs são dirigidos contra alvos do sistema imunitário, em particular contra moléculas alvo reguladoras nas células T.

Os receptores dos pontos de controlo imunitário são moléculas cruciais para o ajuste fino das respostas imunitárias (15,16). Os receptores dos pontos de controlo nas células T, como o CTLA-4 ou o PD-1, medeiam sinais negativos e atenuantes para as células T, a fim de evitar os efeitos destrutivos de uma resposta inflamatória excessiva e a reatividade autoimune. Os tumores utilizam vários mecanismos para evitar a eliminação pelo sistema imunitário. Um deles envolve o desvio das vias dos pontos de controlo. A terapia de bloqueio dos pontos de verificação utiliza mabs para libertar os travões das células T suprimidas, permitindo que sejam activadas e recuperem a sua atividade antitumoral (17,18).

A Tabela 27 enumera 4 mabs inibidores do ponto de verificação, o seu alvo de ação e as indicações clínicas aprovadas pela FDA. Tudo começou com o melanoma metastático. A aplicação de um único agente de anti-CTLA-4

(18,19) e anti-PDl foi surpreendentemente eficaz e causou uma melhoria na OS. Esta melhoria nunca tinha sido observada antes nesta doença. Entretanto, parece ser possível um número crescente de aplicações clínicas com benefícios para um número crescente de doentes. Dois outros mabs são dirigidos contra o ligando do recetor PD- *1,* nomeadamente o PD-L1. Estes mabs foram aprovados para aplicação em doentes com carcinoma urotelial e com NSCLC.

Os mabs da Tabela 27 demonstraram uma eficácia clínica impressionante no melanoma avançado, no cancro renal metastático e no NSCLC - todas as doenças malignas que frequentemente causam metástases cerebrais. Foram também realizados vários ensaios clínicos de bloqueio dos pontos de controlo em doenças malignas hematológicas. Os resultados do bloqueio do PD-1 no linfoma de Hodgkin são notáveis (19-21).

O que é importante para o clínico é o seguinte: Foram avaliados cerca de 100 ensaios para avaliar a segurança e a eficácia dos inibidores do ponto de controlo aprovados da Tabela 25. Os resultados podem ser resumidos da seguinte forma: O ipilimumab e o nivolumab, mas não o pembrolizumab, mostraram uma vantagem em termos de SO em relação à quimioterapia de primeira linha no melanoma irressecável/metastático. Uma terapêutica que combina ipilimumab e nivolumab revelou um aumento adicional da eficácia no melanoma avançado (22). Já tinha sido demonstrado que esta combinação no melanoma B16 murino conduz a uma expansão dos linfócitos infiltradores de tumor (TIL) e a uma redução das células T reguladoras (Treg) e das células mielóides supressoras (23). O nivolumab teve uma vantagem em termos de SO em relação à quimioterapia no CPNPC de segunda linha.

Os novos mabs emergentes têm um grande potencial para o controlo sistémico dos cancros epiteliais, como o cancro do pulmão. Os ensaios de fase I com nivolumab, MK-3475, MEDI4736 e MPDL3280A demonstram taxas de resposta radiológica global duradouras na ordem dos 20-25% no cancro do pulmão.

O atezolizumab, um mab contra o antigénio PD-L1 ou CD274, foi aprovado pela FDA para uma variedade de doenças malignas hematológicas e tumores sólidos (24,25). Em combinação com o mab anti-VEGF bevacizumab, este reagente anti-PD-Ll demonstrou aumentar a migração de células T específicas do antigénio no carcinoma de células renais metastático. Mostrou também uma atividade duradoura e boa tolerabilidade em doentes com carcinoma urotelial localmente avançado. O durvalumab é um mAb totalmente humano que bloqueia a ligação do PD-L1 aos seus receptores PD-1 e CD80 (26).

Estão a ser testadas estratégias de bloqueio duplo dos pontos de controlo, como as que combinam anti-CTLA-4, anti-LAG-3 ou anti-KIR, para aumentar a proporção e a durabilidade das respostas dos tumores.

Com as imunoterapias dirigidas, os novos mecanismos de ação exigem adaptações na conceção do estudo e na análise estatística, bem como a necessidade de aperfeiçoar os parâmetros dos ensaios clínicos. Na Conferência Brookings sobre Investigação Clínica do Cancro, realizada em Washington, DC, em novembro de 2013, foram propostos vários parâmetros clínicos intermédios, incluindo o milestone OS, para a avaliação das imunoterapias contra o cancro. Estes são introduzidos para ter em conta a possibilidade de efeitos retardados do tratamento e para caraterizar melhor o perfil de atividade clínica.

Os biomarcadores preditivos são também importantes para identificar com exatidão os doentes que beneficiarão do bloqueio dos pontos de controlo. Um primeiro biomarcador identificado é o recetor solúvel de IL-2 (sCD25) (27). Outros biomarcadores podem incluir células imunitárias que se infiltram no tumor, como os TIL, e moléculas como o PD-L1 no microambiente tumoral. Além disso, a análise de genes, como o panorama mutacional e a deficiência de reparação de incompatibilidades, pode tornar-se útil (28,29).

Certos tipos de cancro (por exemplo, o carcinoma colorrectal (CRC)) não parecem responder aos anticorpos bloqueadores dos pontos de controlo imunitário (30). Os meios para sensibilizar os tumores para a terapia de bloqueio dos pontos de controlo incluem medicamentos imunogénicos, quimioterapia imunogénica (31) e microbiota intestinal (32).

Esperamos muitas novas patentes relativas a inibidores do ponto de controlo imunitário e biomarcadores relacionados com patentes. Um doente elegível para um tratamento com um inibidor do ponto de controlo imunitário terá um enorme valor comercial. Uma análise de patentes para os anos 2010 - 2015 apresentou uma seleção de pedidos de patentes internacionais. Estes incluíam PD-1/PD-L1, CTLA-4, IDO, TIM3, LAG3, TIGIT,

BTLA, VISTA, ICOS, KIRs e CD39 (33).

Entretanto, foram descritos mais de uma dúzia de pontos de controlo imunitário das células T e mais uma dúzia ou mais de receptores co-estimuladores. O desafio para o futuro é, portanto, identificar as combinações mais vantajosas. Tal deve basear-se no conhecimento da sua biologia subjacente e em estudos pré-clínicos em modelos tumorais murinos.

vi) EFEITOS SECUNDÁRIOS DOS MABS INIBIDORES DO PONTO DE CONTROLO IMUNITÁRIO

Os efeitos clínicos das terapêuticas têm sempre de ser comparados com os seus efeitos secundários. Isto não é diferente com a imunoterapia. Os efeitos secundários do bloqueio dos mecanismos naturais de inibição do sistema imunitário manifestaram-se clinicamente sob a forma de diarreia, erupção cutânea e hepatite. Os sintomas dos efeitos secundários provocados por estes novos reagentes foram designados por "acontecimentos adversos relacionados com o sistema imunitário" (irAEs) (34).

O quadro 28 enumera os principais efeitos. Para além da fadiga geral, são particularmente importantes os efeitos endócrinos: hipofisite, doença da tiroide e insuficiência suprarrenal. A nefrite intersticial aguda está possivelmente relacionada com a presença de células T clonais auto-reactivas. Foi recomendado um controlo renal de 2 em 2 semanas durante 36 meses (34-37).

Embora os esteróides possam ser utilizados para tratar estes irAEs, a imunossupressão associada pode comprometer a resposta antitumoral.

vii) MABS PARA APLICAÇÕES DE INVESTIGAÇÃO E DIAGNÓSTICOS MELHORADOS

Devido à sua elevada especificidade, os anticorpos contribuíram não só para o progresso da medicina como terapêutica, mas também para a investigação e o diagnóstico. Os anticorpos específicos são produzidos através da injeção de um antigénio num animal de laboratório, como o rato, a ratazana ou o coelho. O soro isolado do sangue destes animais contém então anticorpos policlonais, ou seja, múltiplos anticorpos que se ligam ao mesmo antigénio.

Para obter anticorpos específicos para um único epítopo de um antigénio, os linfócitos B secretores de anticorpos são isolados desses animais e imortalizados por fusão com uma linha celular cancerígena. As células fundidas são designadas por hibridomas. Estas podem crescer continuamente em cultura e segregar anticorpos nos sobrenadantes da cultura. As células de hibridoma individuais são depois isoladas por clonagem por diluição para gerar clones de células que produzem todos o mesmo anticorpo, os chamados anticorpos monoclonais.

É possível isolar de tais hibridomas ou de células B imunes os genes Ig variáveis para produzir proteínas de fusão Fv de cadeia única (scFv) com especificidade de ligação a anticorpos. Utilizámos esta tecnologia para produzir proteínas scFv que se ligam à proteína HN do vírus da doença de Newcastle (NDV) e também proteínas de fusão scFv que se ligam a CD3, CD28 ou CD25 de células T. A engenharia genética posterior permitiu construir, a partir destes reagentes, proteínas de fusão biespecíficas e triespecíficas (ver capítulo V, G).

Na investigação, os mabs purificados são utilizados para muitas aplicações, por exemplo, para identificar e localizar proteínas intracelulares e extracelulares. Os mabs são também utilizados em citometria de fluxo para diferenciar tipos de células pelas proteínas que expressam. Diferentes tipos de células expressam diferentes antigénios de superfície celular que são definidos por moléculas de agrupamento de diferenciação (CD).

Os mabs são também utilizados na imunoprecipitação para separar as proteínas e tudo o que a elas se liga (co-imunoprecipitação) num lisado celular. Nos Western blots, os mabs são utilizados para identificar proteínas separadas por eletroforese. Na imunohistoquímica ou imunofluorescência, os mabs são utilizados para examinar a expressão de proteínas em secções de tecidos ou para localizar proteínas no interior das células com a ajuda de microscopia de fluorescência.

De grande valor diagnóstico são também as técnicas ELISA e ELISPOT, nas quais as proteínas podem ser detectadas e quantificadas com a ajuda de mabs marcados de forma diferente.

E. CÉLULAS T E Células DC

A Tabela 29 enumera os marcos da investigação imunológica relacionados com as células T e as células dendríticas (DC).

i) IMUNIDADE HUMORAL VERSUS IMUNIDADE CELULAR ANTI-TUMORAL

Como os anticorpos não penetram eficazmente nos tecidos, incluindo o tecido tumoral, a sua capacidade de impedir o crescimento do tumor continua a ser limitada. O mab herceptin, que é dirigido contra o cancro da mama, e que provou ser bem sucedido em doentes, é provavelmente um caso bastante excecional. No caso dos tumores unicelulares, como os linfomas, a situação é diferente. Estes tumores são mais acessíveis aos anticorpos do que os tumores sólidos. Isto explica a eficácia clínica de uma variedade de mabs, como o Rituximab (anti-CD20), que elimina o linfoma de células B e as células B - de uma forma dependente do recetor Fc.

As células T, pelo contrário, têm a capacidade de migrar através dos tecidos e de se infiltrar no tecido tumoral sólido. As principais células efectoras anti-tumorais são os linfócitos T citotóxicos (CTL), que podem induzir a lise direta das células tumorais. Além disso, as células T helper (Th) produzem localmente citocinas na massa tumoral, criando um meio pró-inflamatório que facilita a eliminação das células tumorais através do recrutamento e ativação de CTL e de células inespecíficas como os macrófagos ou os eosinófilos.

A polarização da resposta imunitária mediada por células T para Th *1* (cooperação T-T) ou Th2 (cooperação T-B) constitui a base da dicotomia entre imunidade humoral e celular. Verificou-se que o CD28, um importante coreceptor de células T para co-estimulação, medeia a adesão às células B através da interação com o antigénio de ativação B7 (CD80/CD86)(38).

Os pormenores celulares e moleculares desta polarização das respostas imunitárias foram elucidados nas últimas décadas. A este respeito, são importantes os sinais que as CD e outras células imunes inatas recebem dos receptores do tipo Toll (TLR) associados à membrana e dos receptores citoplasmáticos do tipo RIG-I (RLR). Os agonistas de tais receptores representam frequentemente ácidos nucleicos ou oligonucleótidos virais ou bacterianos estranhos. Tais agentes conduzem à imunoestimulação e são, por conseguinte, desenvolvidos para a polarização de DCs para DC1 (induzindo respostas imunes Thl) e geralmente úteis para a terapia do cancro (39).

Um subconjunto específico de CD, caracterizado pela expressão de CD103, desempenha um papel importante na imunovigilância anticancerígena. Depende dos factores de transcrição Batf3 e Irf8 e produz interleucina-12 (40).

ii) NATUREZA MOLECULAR DO RECEPTOR DE CÉLULAS T

Tal como acontece com as células B e os seus receptores específicos de antigénios (BCR), que se baseiam em anticorpos, é interessante seguir a história da descoberta das células T e dos seus receptores específicos de antigénios (TCR).

Os efeitos diferenciais da bursectomia neonatal e da timectomia na galinha sobre as respostas humorais e celulares subsequentes abriram caminho para o reconhecimento de duas linhagens de linfócitos separadas no sistema de imunidade adaptativa, a linhagem de células B e a linhagem de células T. O aparecimento de um timo nos teleósteos (peixes ósseos), anfíbios, répteis, aves e mamíferos foi associado às principais moléculas de histocompatibilidade (MHC), à imunidade mediada por células, às células T citotóxicas e à rejeição de aloenxertos.

Nos anos 70, a natureza do TCR foi durante muito tempo um enigma. Enquanto se sabia que o BCR era uma molécula Ig associada à membrana com variabilidade nos locais de ligação devido à sua natureza de anticorpo, sabia-se que as células T apenas reconheciam o antigénio de uma forma diferente.

Como resultado da minha tese de doutoramento, a especificidade do portador da resposta imunitária secundária a um complexo portador de hapteno podia ser explicada pela interação de células T específicas da proteína portadora e de células B específicas do hapteno. Isto significava, em geral, que era necessário mais do que um determinante antigénico para a imunogenicidade de um antigénio (41). A interação e a comunicação entre células eram, nessa altura, desconhecidas nos círculos médicos e, por conseguinte, duvidosas.

Uma função específica dos linfócitos derivados do timo (células T) na resposta imunitária humoral secundária em ratos foi descrita em 1969 por R B Taylor (42) e em 1970 por M Raff (43). Gradualmente, verificou-se que as células T reconhecem troços lineares de aminoácidos, enquanto os anticorpos reconhecem estruturas tridimensionais de proteínas. No entanto, falharam várias abordagens para identificar o TCR através de estudos imunoquímicos da proteína precipitada.

Ao contrário das células B, as células T não conseguem reconhecer diretamente o antigénio. Os antigénios que as células T reconhecem são pequenos péptidos de proteínas que se ligam a moléculas de histocompatibilidade principal (MHC). As moléculas MHC actuam como receptores para os antigénios das células T e funcionam em particular nas células profissionais de apresentação de antigénios (APC), como as células dendríticas (DC). Todas as espécies de vertebrados expressam moléculas MHC. Estas foram inicialmente identificadas pela sua capacidade de provocar uma rejeição de transplante muito forte. Foi a importante descoberta de R Zinkernagel e P Doherty que, em 1974, descreveram o fenómeno de restrição do MHC pelos CTL (44).

Finalmente, foi o grupo de T Mak que resolveu o problema através da tecnologia genética. Após uma busca longa e muitas vezes frustrante, a descoberta dos genes que codificam o TCR do rato e o TCR humano foi publicada em 1984 na revista Nature (45). Era ainda necessária muita investigação estrutural molecular para desvendar os segredos da forma como o TCR vê o antigénio peptídico e as moléculas MHC em três dimensões (46-52).

O recetor de antigénio das células T auxiliares CD4+ e das CTL CD8+ restritas ao MHC é um heterodímero constituído por duas cadeias polipeptídicas transmembranares, designadas TCR α e TCR β, ligadas covalentemente entre si por uma ponte dissulfureto. As regiões V das cadeias α e β do TCR contêm pequenos troços de aminoácidos nos quais se concentra a variabilidade entre os diferentes TCR. Estas formam as regiões hipervariáveis ou regiões determinantes da complementaridade (CDR). Três CDRs na cadeia a são justapostas a três regiões semelhantes na cadeia β para formar a parte do TCR que reconhece especificamente complexos peptídeo-MHC (pMHC): o domínio V. As cadeias polipeptídicas A e β contêm, cada uma, um domínio variável (V) e um domínio constante (C).

Cada cadeia de TCR, tal como as cadeias pesadas e leves de Ig, é codificada por múltiplos segmentos de genes que sofrem rearranjos somáticos durante a maturação dos linfócitos T no timo. As moléculas de sinalização associadas são CD3 e ξ. A afinidade para o antigénio (Kd) é da ordem de 10^{-5} a 10^{-7}. Para comparação, a afinidade dos anticorpos pelo antigénio situa-se entre 10^{-7} e 10^{-11} .

As cadeias TCR a e β podem ser isoladas de um clone de células T com especificidade peptídica e de MHC definida. Após transfecção para outras células T, estes genes conferem tanto a especificidade peptídica como a restrição MHC do clone original. Nenhuma das cadeias de TCR, por si só, é adequada para o reconhecimento específico de complexos p-MHC.

A baixa afinidade da ligação de antigénios específicos ao TCR é provavelmente a razão pela qual as moléculas de adesão são necessárias para estabilizar a ligação das células T às APCs durante as interações cognatas, permitindo assim o início de respostas biológicas. As células T e as APCs interagem através de pares de moléculas acessórias: MHC II-CD4, MHC I-CD8, VCAM-1 - VLA-4, ICAM-1 - LFA-1, LFA-3 - CD2, B7-CD28, B7-CTLA-4. As interações de B7-CD28 são estimulantes, enquanto as interações de B7-CTLA-4 são inibitórias.

A ativação das células T requer dois sinais. Apenas um sinal (sinal 1) pode produzir falta de resposta (anergia) ou morte por apoptose. O sinal 1 é fornecido pela interação TCR-pMHC cognata de baixa afinidade entre células T e APCs. O sinal 2 é mediado pela ligação das moléculas de adesão CD28 e B7 (CD80/CD86) entre as células T e as APCs.

iii)A INTERACÇÃO COGNITIVA ENTRE CÉLULAS T E APCs E A SINALIZAÇÃO ATRAVÉS DO TCR EXIGEM A FORMAÇÃO DE UM SINAPSE IMUNOLÓGICO

A sinalização através do complexo TCR parece exigir um envolvimento prolongado ou repetido dos complexos p-MHC. Isto é promovido pela adesão estável entre as células T e as APCs. O TCR e as moléculas acessórias na membrana plasmática das células T movem-se em coordenação com os seus ligandos na membrana da APC para formar uma estrutura supramolecular transitória denominada sinapse imunológica (47). A formação desta sinapse regula a transdução de sinal mediada por TCR. As moléculas CD4 e CD8 são proteínas das células T que se ligam a regiões não polimórficas das moléculas MHC e facilitam a sinalização pelo complexo TCR durante a ativação das células T CD4+ ou CD8+, respetivamente.

As sinapses foram detectadas pela primeira vez no sistema nervoso. Aí servem para a transmissão de sinais eléctricos entre células do sistema nervoso ou entre neurónios e células musculares. Aparentemente, o sistema imunitário adaptativo utilizou sinapses para a transmissão de sinais químicos para a transferência de informação entre as suas células. Em contraste com o sistema neuronal, o sistema imunitário é caracterizado por células que se deslocam por todos os tecidos e órgãos do corpo para vigilância imunitária.

CAIXA 4 1973 Investigação sobre superantigénios virais em Londres, Inglaterra

BOX5 1973 Restrição MHC deCTL

iv)COMPARAÇÃO ENTRE AS RESPOSTAS ESPECÍFICAS DAS CÉLULAS B E DAS CÉLULAS T AO ANTIGÉNIO

Tanto os linfócitos B como os T utilizam receptores de membrana gerados aleatoriamente (BCRs e TCRs) para o reconhecimento específico de antigénios. Os receptores são constituídos por domínios genéticos constantes e variáveis. A elevada variabilidade dos locais de ligação aos antigénios é gerada pelo rearranjo somático dos genes que codificam os domínios variáveis. Durante a maturação das células B na medula óssea, uma recombinase V(D)J torna-se ativa para produzir recombinações homólogas nos *genes* da imunoglobulina v. Durante a maturação das células T no timo, os genes activadores da recombinase RAG-1 e RAG-2 (52) tornam-se activos para produzir recombinações homólogas nos *segmentos do gene v das* cadeias α e β *do TCR*. Estas enzimas de recombinase e os genes de ativação nos linfócitos das linhagens de células B e T permitem a criação de um enorme repertório de clones de células B ou T maduras com diferentes especificidades de receptores de antigénios. Mecanismos sofisticados de seleção positiva e negativa na medula óssea (para as células B) e no timo (para as células T) asseguram que apenas os clones com um recetor correto e funcional possam sair do respetivo tecido linfoide para a periferia. As células que reagem a antigénios próprios (todos os antigénios de tecidos saudáveis autólogos) são eliminadas na medula óssea ou no timo por seleção negativa.

O contacto de uma célula B ou T madura com um antigénio adequado num órgão linfoide secundário, como o nódulo linfático ou o baço, leva à sua seleção e expansão clonais.

BOX6 1976 Chefe da Divisão de Imunologia Celular do DKFZ, Heidelberg

CAIXA 7 1980 Música de câmara em Paris

v) NATUREZA MOLECULAR DE UM ANTIGÉNIO HUMANO ASSOCIADO A UM

TUMOR RECONHECIDO POR UM TCR DE UM CTL

A existência de antigénios associados a tumores (AAT) foi originalmente deduzida a partir de estudos de rejeição imunitária específica de linhas tumorais experimentais de ratinho transplantadas em ratinhos singénicos pré-imunizados. Enquanto os tumores induzidos por vírus expressam antigénios de rejeição tumoral específicos do grupo (vírus), os tumores induzidos quimicamente expressam TAAs que são únicos para cada linha tumoral. Na altura, não se sabia se os tumores animais de ocorrência natural também exprimiam TAAs e se este era também o caso dos tumores humanos, pelo que foi objeto de grande controvérsia nas décadas de 1970 e 1980.

Para identificar a natureza molecular de um TAA foram necessárias as novas técnicas da tecnologia genética, tal como no caso do TCR. Foi o grupo de T Boon em Bruxelas (Bélgica) que, em 1991, descreveu pela primeira vez a natureza molecular de um TAA. O antigénio era expresso numa linha celular de melanoma humano e podia ser reconhecido *in vitro* por CTLs específicos. A nova e sofisticada tecnologia envolvia múltiplas transferências de genes. Além disso, foi necessário estabelecer vários ensaios CTL antes de este grupo conseguir identificar um gene que codifica um péptido restrito HLA-A1 que não era expresso num painel de tecidos normais (53). Nas décadas seguintes, foram descobertos muitos outros TAAs humanos. Estes são também constituídos por complexos péptido-MHC.

O complexo principal de histocompatibilidade (MHC) representa uma região genética que codifica moléculas envolvidas na apresentação de antigénios às células T. As moléculas MHC de classe I estão presentes em praticamente todas as células nucleadas. São codificadas pelos loci H-2K, -D e -L nos ratinhos e pelos HLA-A, -B e -C no homem. As moléculas MHC de classe II são expressas nas células apresentadoras de antigénios (principalmente células dendríticas, macrófagos e células B). São codificadas por H-2A e -E nos ratinhos e por HLA-DR, -DQ e -DP no homem.

O MHC é altamente polimórfico. Cada locus genético apresenta-se numa variedade de formas alélicas. As diferenças alélicas no MHC estão associadas à rejeição mais intensa do enxerto numa espécie.

vi)ANTIGÉNIOS HUMANOS ASSOCIADOS A TUMORES

Entretanto, já foram caracterizados mais de 100 antigénios de células T associados a tumores. No que diz respeito à sua identificação, caraterização e aplicações clínicas, remetemos para um livro recente (54) e para os capítulos 53 e 54 do livro de texto "The Molecular Basis of Cancer" (55).

Apenas um breve resumo pode ser apresentado aqui: Cada tumor pode conter algumas centenas de mutações em regiões codificantes do genoma. Além disso, as deleções, amplificações e rearranjos cromossómicos podem resultar em novas sequências genéticas. A grande maioria destas mutações ocorre em proteínas intracelulares. Por conseguinte, esses "neoantigénios" não seriam facilmente reconhecidos e visados pelos anticorpos. No entanto, graças ao sistema de apresentação do MHC para o reconhecimento das células T, os péptidos derivados de todas as proteínas celulares e que se encaixam nas respectivas ranhuras de ligação aos péptidos do MHC são transportados para a superfície celular. Aí podem ser reconhecidos por células T com especificidade TCR para esses complexos p-MHC. Estima-se que cerca de um terço das mutações identificadas na sequenciação do genoma dos cancros da mama e do cólon são capazes de se ligar a alelos HLA comuns.

1. Uma categoria de AAT humanos resulta da mutação comum de um oncogene ou de um gene supressor de tumores. Essas mutações podem ser específicas de cada doente ou podem ser partilhadas. As imunoterapias específicas de antigénios que visam esses AAT devem, por conseguinte, ser específicas para cada doente ou centrar-se nessas mutações comuns. Exemplos deste último caso são as mutações Kras G12A (cancro do cólon e do pâncreas), BrafV599E (melanoma) e P53 G249T (hepatoma).

2. Os antigénios cancro-testis representam exemplos de antigénios tumorais amplamente partilhados cuja expressão é restrita aos tumores. Muitos destes genes epigeneticamente alterados são expressos seletivamente nos testículos dos homens. Os antigénios mais frequentemente explorados em ensaios de vacinas humanas são o Mage3 e o NY-ESO-1. Estes demonstram uma ampla distribuição tumoral. Uma grande desvantagem destes alvos antigénicos é que nenhum deles parece ser necessário para o crescimento ou sobrevivência do tumor.

3. Outros AAT humanos são também regulados positivamente através de mecanismos epigenéticos, por exemplo, CEA (cancros gastrointestinais), WT-1 (tumor de Wilm, leucemias, linfomas), Mesotelina (cancro do pâncreas, do ovário ou mesotelioma) e Her2/Neu (cancro da mama e do ovário).

4. Os antigénios específicos dos tecidos expressos pelos tumores representam outra categoria de AAT partilhados. Têm sido alvos populares da vacinação contra o cancro. Exemplos: tirosinase (melanoma), MARTl/Melan A (melanoma), gplOO (melanoma), PSA (próstata), PAP (próstata).

5. Outra categoria importante de antigénios tumorais engloba os antigénios virais para cancros associados a vírus ou lesões pré-cancerosas. Exemplos disso são o HPV E6,E7 (cancro do colo do útero) e o EBV EBNA-1, LMP1,2 (linfoma de Hodgkins, cancro da nasofaringe).

vii) CO-ESTIMULAÇÃO DAS CÉLULAS T E TOLERÂNCIA ÀS CÉLULAS T

O CD28 é o principal recetor coestimulador que fornece segundos sinais para a ativação das células T. O CD28 é um recetor das células T que se liga a moléculas coestimuladoras B7 expressas em APCs profissionais. A ligação cruzada das cadeias de CD28 na membrana das células T fornece sinais (sinal 2) que são necessários para a ativação total das células T, para além dos sinais gerados pelas cadeias de TCR ligadas cruzadamente (sinal 1). O fornecimento do sinal *1* apenas a uma célula T naïve após a interação cognata com uma APC, por exemplo uma célula tumoral que exprime TAA, não só é insuficiente para a ativação das células T, como induz a tolerância das células T.

Um segundo recetor para B7, denominado CTLA-4, é induzido após a ativação das células T e funciona para inibir a resposta das células T. Alguns membros da família CD28, como o próprio CD28 e o ICOS (inducible costimulatory), fornecem sinais de ativação às células T. A família de receptores CD2 inclui proteínas como CD2 e SLAM que fornecem sinais adicionais de ativação às células T. Outros receptores de células T, como o CTLA-4 e o PD-1, fornecem sinais inibitórios.

As proteínas CD3 e ζ estão associadas de forma não covalente ao heterodímero TCR α,β. Quando o TCR reconhece o antigénio, estas proteínas associadas ligam o reconhecimento do antigénio pelo TCR aos eventos bioquímicos que conduzem à ativação das células T. Estes eventos envolvem os motivos de ativação baseados na tirosina do imunorreceptor (ITAMs) das proteínas CD3 γ, δ e ε e da cadeia ζ. Estas ITAMS são fosforiladas pouco depois do reconhecimento do antigénio por cinases da família Src, como a Lek ou a Fyn. Lek associa-se à cauda citoplasmática de CD4 e CD8, e Fyn está fisicamente ligada a CD3. As tirosinas fosforiladas nos

ITAMs tornam-se locais de acoplamento para uma tirosina quinase com domínios Src homologia 2 (SH2) em tandem. Esta quinase, denominada ZAP-70, é recrutada para a cadeia ζ e desencadeia vias de transdução de sinal que, em última análise, conduzem a alterações na expressão genética das células T.

Existem também nas células do sistema imunitário motivos de inibição baseados na tirosina dos imunorreceptores (ITIMs). Estes são motivos de seis aminoácidos que se encontram nas caudas citoplasmáticas de vários receptores inibitórios, incluindo o FcɽRIIB nas células B e os Killer cell Ig-like Receptors (KIR) nas células NK.

A ajuda das células T mediada por CD4 na ativação das células T CD8+ e das células B, através do reconhecimento associado de determinantes antigénicos, é um conceito de longa data fundamental para a nossa compreensão da imunidade (presença de ajuda) versus tolerância (falta de ajuda). A questão importante é como ultrapassar a tolerância imunitária às células tumorais (com TAAs partilhados como antigénios próprios) sem causar patologia autoimune indesejada. A resposta exige uma compreensão pormenorizada dos mecanismos de tolerância central e periférica.

Nas últimas duas décadas, registaram-se progressos no domínio da tolerância às células T, entre outros, por B Kyewsky e L Klein. Em 2006, descreveram um papel central para a tolerância central (57). Verificou-se que o *gene regulador autoimune aire* regula a expressão de antigénios específicos dos tecidos (TSAs) nas células epiteliais tímicas medulares (mTECs). Estes desempenham um papel fundamental na seleção negativa de células T auto-reactivas e na geração de células T reguladoras. *O Aire* foi inicialmente identificado como o gene que causa a autoimunidade de múltiplos órgãos em humanos. A deleção deste gene em ratos também resultou em autoimunidade específica de órgãos.

As células T reguladoras (Tregs) são mediadores cruciais da auto-tolerância na periferia. Diferenciam-se no timo, onde as interações com células apresentadoras de antigénios residentes no timo, um meio instrutivo de citocinas e a estimulação do TCR levam à seleção para a linhagem Treg e à indução da expressão do gene Foxp3. Uma vez maduras, as células Treg deixam o timo e migram para a periferia (58).

Para além da tolerância central, existem também mecanismos de tolerância na periferia. Por exemplo, foi identificada a tolerância das células T CD4+ para corromper a imunoterapia contra o cancro (59). Além disso, foi descrito como ajudar as células T auxiliares (e as células B) a tornarem-se intolerantes aos tumores: Os autores demonstram que o fornecimento de epítopos auxiliares estrangeiros ligados, como a hemaglutinina da gripe, aumenta substancialmente as respostas das células T CD8+ e das células B aos auto-antigénios tumorais sem causar qualquer patologia autoimune evidente (60).

Em 20H, RM Steinman, B Beutler e J Hoffmann receberam o Prémio Nobel da Fisiologia ou Medicina pela sua descoberta das CD, dos receptores do tipo Toll (TLR) e da imunidade inata, respetivamente. A importância destes três temas para a compreensão dos mecanismos imunitários e para a conceção de novos conceitos imunoterapêuticos de luta contra o cancro ficará clara nos capítulos seguintes. O seu trabalho fornece uma base racional para o conceito de imunoterapia multimodal desenvolvido no IOZK em Colónia (Alemanha) (ver abaixo).

Para terminar com o Quadro 29, a introdução bem sucedida da terapia do ponto de controlo imunitário na clínica nos últimos anos por J. Allison e colegas já foi abordada no capítulo sobre os mabs.

F. MARCOS DA IMUNOTERAPIA CONTRA O CANCRO

A Tabela 30 enumera os marcos da imunoterapia contra o cancro, começando em 1890 com a Toxina de Coley e terminando em 2016 com a aprovação da T-VEC pela FDA. Mostra períodos de quiescência, bem como períodos de atividade rápida. A lista envolve descobertas da imunidade inata e da imunidade adaptativa, da imunidade das células B e das células T.

Uma vez que nos centramos aqui nas células T, iremos resumir os primeiros desenvolvimentos na terapia adotiva com células T. Estes serão divididos em terapias com células T nativas e aquelas que envolvem células modificadas geneticamente, como as células T CAR.

i) TERAPIA ADOPTIVA COM CÉLULAS T

O campo da terapia adotiva com células T (ACT) emergiu dos princípios da imunologia básica para uma imunoterapia clínica que mudou o paradigma. Várias estratégias de terapia adotiva com células T proporcionaram benefícios clínicos aos doentes com cancro (61,62,63). A terapia com células T pode basear-se em linfócitos T colhidos diretamente do doente (abordagem autóloga) ou de dadores saudáveis (abordagem alogénica).

a) GvL alogénico

Nos tumores malignos hematológicos, as células T alogénicas, infundidas com o transplante alogénico de células estaminais hematopoiéticas (HSCT), representam o tratamento de eleição. Uma fração consistente de células T derivadas de dadores pode reconhecer moléculas HLA específicas do doente (no caso de transplante haploidêntico ou meio-sangue) ou os chamados antigénios de histocompatibilidade menores específicos do doente (no caso de dadores totalmente compatíveis com HLA). A infusão de linfócitos do dador (DLI) após o TCTH pode promover os efeitos do enxerto contra a leucemia (GvL) e a sobrevivência sem doença. Estes efeitos devem-se em grande parte ao reconhecimento imunológico do tumor pelas células T alogénicas (64).

No que diz respeito aos tumores sólidos, a utilidade do TCTH alogénico ainda não foi totalmente explorada. Os primeiros estudos tiveram de ser interrompidos devido a uma toxicidade evidente para o recetor e a efeitos antitumorais limitados. Para além de provocarem uma potente atividade enxerto versus tumor (GvT), as células T aloreactivas criam o risco de precipitar a doença enxerto versus hospedeiro (GvH), que ameaça a vida. Regimes de pré-condicionamento menos intensos, profilaxia farmacológica da GvHD com fármacos imunossupressores, depleção das células T do dador e/ou imunização com vacinas dirigidas ao tumor podem favorecer a GvT e limitar a GVHD (65,66).

A especificidade e a eficácia da GvT alogénica podem ser aumentadas através da utilização de células T de memória reactivas ao tumor (MTC) em vez de células T naïve. No entanto, existe o problema de como as gerar a partir do dador. No homem, a pré-imunização do dador contra o tumor do hospedeiro não é tão viável. Este método funcionou perfeitamente bem em animais experimentais com estirpes geneticamente definidas. A estimulação *ex vivo* das células T do dador com DCs lisadas pelo tumor do hospedeiro como APCs seria uma alternativa. A seguir, apresentamos exemplos de atividade GvL alogénica de CTMs da medula óssea de ratinhos dadores pré-imunizados. Além disso, referimos experiências com CTM da medula óssea de doentes com cancro.

As CTM têm muitas propriedades que são superiores às células T naïve para fins terapêuticos. A família do fator de transcrição forkhead box O (FOXO) - que é fundamental para a integração da sinalização do fator de crescimento, do stress oxidativo e da inflamação - estabelece ligações entre o bem-estar físico e a forma e magnitude de uma resposta imunitária (67). O FOXO1 tem um papel intrínseco no estabelecimento do programa de memória pós-efetivo nas células T, que é essencial para a formação de células de memória de longa duração capazes de reativação imunitária (68).

b) TILs autólogos

Estratégias recentes centram-se nas células T autólogas para tratar tumores não hematológicos. O grupo de S Rosenberg foi pioneiro no isolamento e expansão de TIL. As células T derivadas de doentes foram cultivadas e selecionadas em cultura e depois infundidas de novo para o tratamento de melanoma avançado (69). Estudos posteriores melhoraram o potencial terapêutico das TIL através de condições de cultura definidas, de estratégias de pré-condicionamento dos doentes e da administração de IL-2 exógena. Foi possível observar regressões objectivas do tumor em 50-70% dos doentes com melanoma metastático, tendo alguns doentes conseguido regressões completas duradouras para além de 10 anos (70). Foi possível recuperar TILs de vários tumores, incluindo carcinoma renal, cancro do ovário, colorrectal e da mama. Contudo, as dificuldades técnicas na obtenção de um número suficiente de células limitaram até à data a exploração desta estratégia.

c) Terapia de células T adotiva com genes suicidas

A engenharia genética de células T com "genes suicidas" representa uma das primeiras aplicações clínicas da tecnologia de transferência de genes em seres humanos. A terapia genética suicida no TCTH tem como objetivo proporcionar uma atividade terapêutica de GvT das células T do dador, gerindo simultaneamente a GVHD indesejada. Isto é conseguido através da eliminação das células alorreativas que expressam um gene suicida com um pró-fármaco específico (ganciclovir). O pró-fármaco é ativado apenas pelo produto do gene suicida (por exemplo, HSV-TK) e mata seletivamente as células T dadoras. Em diferentes ensaios clínicos, a terapia genética suicida com TK provou ser segura e viável, permitindo controlar a GVHD aguda e crónica, mesmo no campo difícil do transplante HLA-mismatched (71).

d) Células T transgénicas TCR

Uma nova janela de oportunidade para a imunoterapia do cancro surgiu nos últimos anos graças aos avanços na tecnologia de transferência de genes e na imunologia celular. Podem ser encontrados pormenores numa excelente revisão (72).

Estas técnicas permitem selecionar o antigénio-alvo mais adequado e/ou o TCR específico do antigénio (73). Além disso, as células T podem ser transfectadas com receptores quiméricos específicos do antigénio (CAR). Estes CAR são constituídos por um sítio extracelular de ligação de anticorpos fundido com uma cadeia intracelular de transdução de sinal TCR (74). Os TCR e os CAR conferem às células T a capacidade de reconhecer as células que exprimem um determinado AAT ou antigénio estromal e de matar essas células através de mecanismos TCR dependentes de HLA ou CAR independentes de HLA.

Um estudo clínico envolveu a orientação, por transferência de TCR, do antigénio da linha germinal do cancro NY-ESO-1. Em 38 doentes, esta abordagem demonstrou ter efeitos clínicos claros sem toxicidade demonstrável (75). Demonstrou-se que as células T humanas de memória central orientadas por TCR possuem uma capacidade superior para a imunoterapia de adoção do que as células T CD8+ (76). Os estudos de fase I com células T CAR derivadas da memória central demonstraram segurança e viabilidade após HSCT autólogo em doentes com LNH de células B (77).

Estão constantemente a ser desenvolvidas novas técnicas neste domínio em rápida evolução. Uma nova técnica permite a identificação de alto rendimento de TCR específicos de antigénios através da captura do gene TCR (78). Isto poderá abrir a possibilidade de explorar um vasto repertório de TCRs reactivos a tumores. Outra técnica permite que variantes de CDR3 de maior afinidade se liguem a dímeros de pMHC com uma cinética de equilíbrio melhorada.

As nucleases artificiais de dedo de zinco foram exploradas para gerar células T humanas com genes TCR endógenos interrompidos. Estas células podem então ser transduzidas com um TCR específico para um TAA humano sem o risco de produção de dímeros de TCR mistos. Estas células T editadas com TCR com especificidade para o antigénio do tumor de Wilms *1* (WT1) foram superiores na expressão do TCR transgénico, devido à falta de competição com o TCR endógeno. Apresentaram também uma maior reatividade anti-tumoral (79).

A eliminação do TCR α, β endógeno pode ser introduzida para evitar a reatividade GvH sem comprometer as funções efectoras dependentes do CAR. Esta tecnologia poderá estabelecer uma plataforma de imunoterapia mais universalmente aplicável para o tratamento de doenças malignas da linhagem B (80). Ferramentas recentes de edição de genes, tais como nucleases efectoras semelhantes a activadores de transcrição e repetições palindrómicas agrupadas regularmente espaçadas, fornecem uma plataforma para eliminar genes TCR e HLA endógenos. Esta abordagem interessante visa eliminar a aloreactividade e diminuir a imunogenicidade das células T de terceiros (81,82).

e) Células T transgénicas CAR

O fabrico automatizado de células T transgénicas para aplicação clínica foi possibilitado pelo CliniMACS Prodigy (Miltenyi Biotec) (83).

Um recetor quimérico específico de antigénio (CAR) é constituído por vários módulos: i) um domínio de ligação Fv de cadeia única (scFv), ii) um domínio ponte e iii) um domínio transmembranar e transmissor de sinal (CD3 zeta). Um CAR de segunda geração utiliza um domínio coestimulador adicional (por exemplo, CD28) fundido com o domínio iii). Um CAR de terceira geração utiliza dois domínios coestimuladores (por exemplo, CD28 e 0X40) ligados ao CD3 zeta. Um CAR da geração 4th é designado por TRUCK porque liberta uma proteína transgénica (por exemplo, uma citocina) após o contacto do CAR com o seu alvo (84).

A vantagem dos CAR em relação aos TCR recombinantes reside no facto de os CAR reconhecerem moléculas de superfície celular independentemente da expressão de HLA. Os CAR são receptores monoméricos e não devem apresentar o risco de especificidades inesperadas.

A promessa desta abordagem é realçada pelo recente sucesso das células CAR T específicas para o antigénio CD19, expresso, por exemplo, por LLA, LLC e LNH (85). Foram observadas remissões completas em doentes com doenças malignas linfóides refractárias para as quais várias linhas de terapia tinham falhado anteriormente (86).

No entanto, foi frequentemente observada toxicidade: uma grande proporção de doentes sofreu uma síndrome aguda de libertação de citocinas (CRS), provavelmente devido à libertação aguda de IL-6 e IFN-y, na maioria dos casos controlável por um anticorpo bloqueador do recetor 11-6 (Tocilizumab) (87).

A principal desvantagem das células CAR T redireccionadas para CD19 é que estas células não conseguem discriminar entre células CD19+ saudáveis e transformadas. Uma abordagem de gene/medicamento suicida, tal como referido anteriormente, poderá resolver esta complicação. Esta abordagem pode ser combinada com a imagiologia das células T por PET (88).

Outro exemplo de inovação são as células T geneticamente modificadas que exprimem moléculas de envolvimento de células T (ENG) (BITES). As células T CD19-ENG exprimem BITES segregáveis específicas de CD19, redireccionando e activando as células T espectadoras para as células tumorais (89).

A técnica CRISPR/Cas9, introduzida em 2012, é um método mais simples e mais eficiente de edição de genes do que os métodos anteriores. O acrónimo significa "Clustered Regularly Interspaced Short Palindromic Repeats" (9092).

A terapia com células T CAR para tumores sólidos é um desafio (93). As células T CAR concebidas para exprimir heparanase (Hpa) são uma tentativa nesta direção. Demonstrou-se que estas células T modificadas promovem a infiltração tumoral e a atividade antitumoral (94). Uma outra enzima, a catalase, co-expressa pelas células T CAR, protegeu as células T, bem como as células espectadoras, da perda de atividade antitumoral induzida pelo stress oxidativo (95). Num modelo tumoral murino, foi demonstrado que a eficácia da terapia com células T CAR em tumores de grandes dimensões se baseia numa combinação de destruição do estroma independente do antigénio e de focalização nas células tumorais específicas do antigénio (96). A utilização de biopolímeros que codistribuem células T modificadas e agonistas do gene estimulador do IFN (STING) pode eliminar tumores heterogéneos em modelos ortotópicos de ratinhos com cancro do pâncreas e melanoma (97).

Foi comunicada alguma eficácia da terapia com células CEA CAR-T em cancros colorrectais metastáticos (98). Além disso, foi registada a regressão do glioblastoma após a terapia com células T CAR (99).

As células CAR T estão também a ser desenvolvidas para atacar produtos genéticos que conduzem ao cancro. Exemplos de tais produtos genéticos diretores são

i) variante III do recetor do fator de crescimento epidérmico (EGFRvIII) (100),

ii) CD44v6, a variante do recetor de hialuronato CD44 expressa em LMA e MM e

iii)gene do recetor da tirosina quinase ROR1 (101).

Para além das células T α, β, também outros tipos de células, como as células T γ, δ, as células assassinas induzidas por citocinas (CIK) e as células NK, estão a ser exploradas como transportadoras para a terapia mediada por CAR (102,103).

G. OS MEUS PRINCIPAIS TEMAS DE INVESTIGAÇÃO 1976 - 2000

É de cortar a respiração observar os recentes avanços na imunologia das células T e na investigação clínica translacional. É claro que, tal como acontece com o desenvolvimento dos mabs, isto é impulsionado não só por cientistas investigadores, mas também pela concorrência entre as grandes empresas farmacêuticas. De qualquer modo, é reconfortante para alguém, como eu. Desde o início que estou convencido de que a imunidade anti-cancro mediada por células T é de grande importância para a melhoria da terapia do cancro.

Recuemos agora no tempo apenas algumas décadas. Quando comecei a trabalhar em Heidelberg, em 1976, a investigação sobre a metástase do cancro ou sobre a imunoterapia do cancro simplesmente não existia. Estes temas eram considerados como uma caixa negra. A biologia celular estava a tornar-se uma ciência "hard-core", enquanto a imunologia tumoral era considerada uma ciência "fraca". Muitas vezes, só em retrospetiva é possível avaliar se um tema de investigação, para o qual se é levado pela intuição, pode ou não vir a ser importante. Isto é particularmente verdade em áreas tão complexas como a investigação aplicada ao cancro.

Nos novos domínios de investigação, é importante começar com conceitos ou hipóteses. A sua validade pode muitas vezes ser determinada não ao fim de anos (um período de tempo importante para os investidores públicos ou privados), mas apenas ao fim de décadas. A revisão por pares é um procedimento bem estabelecido na ciência. No entanto, os prazos de avaliação são cada vez mais curtos. Neste ponto, apelo aos avaliadores para que tenham uma visão mais histórica: quem acertou nas previsões ao longo do tempo e quem não acertou?

O quadro 31 enumera os meus principais temas de investigação de 1976 a 2017. No presente capítulo, abordaremos os tópicos de 1976 a 2000. O capítulo seguinte (V), dedicado à viroterapia oncolítica, tratará dos meus temas de investigação a partir de 2000.

i) RESPOSTAS IMUNES CONTRA A METÁSTASE

Em 1976, uma das principais questões de investigação da minha Divisão de "Imunologia Celular" no Centro Alemão de Investigação do Cancro em Heidelberg era a seguinte:

É possível gerar respostas imunitárias contra células tumorais com metástases altamente agressivas? Ou será que essas células tumorais já estão selecionadas para a resistência imunitária?

Foi relatado um caso de linfoma murino singénico em que a resposta à imunoterapia dependia da antigenicidade do tumor. Após a injeção de um número conhecido de células tumorais, os ratinhos foram tratados com a administração de células tumorais irradiadas, vacina viva *de Bacillus Calmette-Guerin* (BCG) ou ambas (104).

A BCG é uma vacina contra a *tuberculose* destinada a reduzir as complicações *associadas à tuberculose* em crianças. Um pequeno estudo clínico realizado em 1976 demonstrou que a instilação intravesical (transuretral) de BCG pode ser bem sucedida no carcinoma superficial da bexiga. O tratamento do cancro superficial da bexiga é talvez a primeira imunoterapia aprovada. O tratamento deste cancro tem três objectivos: a) erradicação da doença existente, b) profilaxia contra a recorrência do tumor e c) prevenção da progressão do tumor (invasão muscular, disseminação metastática ou ambas). Quando utilizado com intenção profiláctica após a ressecção transuretral, as taxas de recorrência foram inferiores às obtidas com outros agentes. Para além disso, o BCG emergiu como o medicamento de escolha consensual para o tratamento do carcinoma *in situ* da bexiga.

Em resumo, no estudo murino acima referido, a resposta ao BCG isolado foi reduzida, as células irradiadas foram mais eficazes e os melhores resultados foram obtidos com uma combinação dos dois componentes. A linha de linfoma menos reactiva era a menos antigénica e a mais agressiva.

Obtivemos duas destas linhas de linfoma do Prof. P Alexander em Londres (Reino Unido) e designámos a linha parental pouco metastática como Eb e uma variante espontânea altamente metastática como ESb.

Estudos comparativos com estas linhas de linfoma relacionadas de baixa e alta capacidade metastática permitiram descrever em grande pormenor as suas diferenças na invasividade tumoral in vitro e na formação de metástases in vivo (105).

CAIXA 8 1982 Heparanase

De grande importância foi a descoberta de que a variante metastática ESb não era geralmente imunorresistente. Ao testar uma variedade de procedimentos de imunização, descobrimos uma maneira de gerar CTLs de forma reprodutível. Estas eram capazes de reconhecer especificamente a linha ESb. O que foi surpreendente foi o facto de estas CTLs não reconhecerem a linha parental Eb. Assim, a variante metastática tinha alterado a expressão do seu TAA original (o das células Eb). As diferenças de antigenicidade das duas linhagens de linfoma puderam também ser observadas *in vivo*. A imunidade tumor-protetora gerada contra uma linha só protegeu contra esta linha e não contra a outra. No entanto, foi importante termos sido capazes de gerar imunidade protetora *in vivo* mesmo contra a variante altamente metastática (106).

Uma forma invulgar, mas muito eficaz, de induzir imunidade protetora contra a variante agressiva ESb foi a inoculação de células tumorais vivas, com capacidade de proliferação, no pavilhão auricular do rato (107). Neste local, a indução da resposta das células T foi tão rápida que as células tumorais foram impedidas de crescer.

A resposta imunitária protetora, mensurável pela rejeição de enxertos tumorais subsequentes na periferia, foi duradoura (> 6 meses) e correlacionada com a indução de um estado de dormência tumoral na medula óssea (BM) (107). Investigações posteriores revelaram que este estado de dormência tumoral se devia a um equilíbrio - a um nível de baixa frequência - entre células tumorais em proliferação e células T de memória CD8+ controladoras específicas do tumor. A persistência de células tumorais dormentes na BM de ratinhos vacinados com células tumorais deveu-se aparentemente ao controlo pelo sistema imunitário e correlacionou-se com a proteção imunológica a longo prazo (107).

ii) CÉLULAS T DA MEDULA ÓSSEA NA FASE CENTRAL DA MEMÓRIA IMUNOLÓGICA

a) investigação fundamental em ratos

Pensava-se, nessa altura, que as células T efectoras, como as CTL e as células T auxiliares secretoras de citocinas, tinham uma importância decisiva na luta do sistema imunitário contra os tumores. Mais tarde, as células T de memória específicas do tumor (MTC) passaram a ser consideradas como sendo talvez de maior importância para a indução e manutenção de uma imunidade antitumoral protetora a longo prazo.

Uma caraterística dos MTCs é a sua sobrevivência a longo prazo na ausência de reexposição ao antigénio. Após o desaparecimento da fonte de antigénio, a grande maioria dos linfócitos T efectores é eliminada por apoptose. No entanto, uma fração de células responsivas ao antigénio é retida e pertence ao compartimento de memória.

A preparação das células T naïve leva à associação da tirosina quinase Lek com o co-recetor CD8, aumentando assim a sinalização do TCR (108). A Lek fosforila os motivos de ativação CD3 (ITAMs). Foi importante descobrir que a associação entre Lek e CD8 se mantém nos MTC. Isto explica a sua maior sensibilidade à reexposição de antigénios. Um pré-requisito para esta alteração parece consistir na estimulação sustentada das células T através da sinapse imunológica (109).

Desde a descoberta acima referida da dormência tumoral na MO, em 1994, intensificámos os nossos esforços para compreender o fenómeno, pelo menos a nível celular. Em 1998, foi descrito o controlo ativo das células tumorais em proliferação na MO por células T imunes CD8+ (110).

Em 2003, fornecemos provas, pela primeira vez, de que a BM é um local de preparação para as respostas das células T CD8+ a antigénios transmitidos pelo sangue (111). Dez anos mais tarde, a imagiologia dinâmica de 2 fotões revelou, de facto, a apresentação cruzada de antigénios de origem sanguínea a células T CD8+ naïve na MO (112). Alargámos os nossos estudos sobre o microambiente da BM também às respostas das células T CD4+.

Verificou-se que o microambiente BM também facilita as interações entre as células T CD4+ e as células T CD8+: CD4+ e a manutenção da memória CD4 (113).

Em seguida, investigámos a longevidade dos CTMs do BM. A longevidade da imunidade protetora anti-tumoral pode ser estabelecida em ratinhos nude deficientes em células T *(nu/nu)* após uma única transferência de células T CD8+ específicas da β-galactosidase (Gal) de ratinhos DBA/2 imunocompetentes. Após o desafio de ratinhos nus naïve (para controlo) com células tumorais ESb (ESblacZ) transfectadas com *o gene lacZ* vivo (que codifica Gal), as células tumorais cresceram rapidamente e mataram os ratinhos. As células ESblacZ expressam o epítopo dominante de Gal nas células T. A co-transferência de células T específicas de Gal com as células tumorais impediu o crescimento do tumor nos ratinhos nus. Como resultado, documentámos a persistência a longo prazo, com uma elevada frequência, de células T específicas de Gal na BM e no baço destes ratinhos protegidos contra o tumor (114,115).

As CTM Gal-específicas da MO podem ser recrutadas para a cavidade peritoneal e aí reactivadas através de um desafio i.p. com células ESblacZ irradiadas, transformando-se em células T de memória efectoras (EMT) (114). Estas EMT derivadas de *nu/nu* podem ser facilmente colhidas e transferidas, juntamente com células ESblacZ vivas, para hospedeiros secundários *nu/nu*, onde voltam a proteger contra o crescimento do tumor. A memória imunitária a longo prazo e a proteção do tumor podiam ser mantidas desta forma ao longo de quatro transferências sucessivas durante um longo período de tempo (> 8 meses). Outros estudos revelaram que a presença de células tumorais dormentes que expressam Gal era indispensável para aumentar as frequências de células T específicas para níveis detectáveis por multímeros de peptídeos-MHC. Aparentemente, existia no BM um equilíbrio entre as células tumorais dormentes que expressavam Gal e as células T específicas de Gal. Isto proporcionou possivelmente uma vantagem selectiva das células T específicas de Gal em relação a clones irrelevantes para se deslocarem e sobreviverem em nichos do BM (115).

Foram também efectuados estudos de transferência imunológica de CTM em ratinhos imunocompetentes. Para testar o potencial terapêutico enxerto-versus-leucemia (GvL) dos CTM de diferentes compartimentos (baço, cavidade peritoneal e BM), selecionámos um modelo animal GvL de cancro avançado com metástases que tínhamos estabelecido em 1995 (116). Em 2005, relatámos que as células T de memória imune a tumores do BM eram superiores às CTM dos outros compartimentos e exerciam GvL sem reatividade enxerto-versus-hospedeiro (GvH) em cancro avançado com metástases (117). Os mecanismos desta remissão completa do cancro em fase avançada da doença através da radiação e da transferência de células T imunes alogénicas compatíveis com o MHC foram elucidados ao longo de dez anos de investigação e resumidos recentemente (118).

Mais pormenores sobre estes resultados e a reversão completa da desregulação associada ao cancro pelo sistema imunitário serão apresentados e discutidos no Capítulo VII.

b) resultados clinicamente relevantes

No ano 2000, um estudante de medicina muito brilhante, M Feuerer, começou a investigar, sob a minha supervisão, o BM no homem como um compartimento de resposta imunológica das células T. Tivemos a sorte de conseguir, com o Hospital Universitário de Ginecologia de Heidelberg (Diretor: Prof. G. Bastert) e com a ajuda do médico I. Diel, obter amostras de aspirados de MO de doentes com cancro da mama. Estas foram recolhidas no hospital para testar a presença de células tumorais, enquanto as células mononucleares não tumorais não tinham interesse. Assim, pudemos obter parte das amostras para estudar as células mononucleares. As células mononucleares derivadas de BM de doentes com cancro da mama operadas primariamente (n = 90) foram comparadas por análise de citometria de fluxo multicolor com as de dadores saudáveis (n = 10) e também com células das respectivas amostras de sangue. O resultado mais surpreendente de todas as alterações imunológicas observadas no MO de doentes com cancro foi o aumento significativo de células T de memória (MTC) entre as células T CD4+ e CD8+ (p<0,001) (119).

Em 2001, Feuerer et al. descreveram, num artigo publicado na Nature Medicine (120), a terapia de tumores humanos em ratinhos NOD/SCID com CTM reactivados da medula óssea derivados de doentes. Numa análise de 84 doentes com cancro da mama operados primariamente e de *11* dadores saudáveis, verificou-se que a BM da maioria dos doentes continha MTCs com especificidade para TAAs. Em cultura de curta duração com DCs autólogas pré-pulsadas com lisados de cancro da mama, as MTCs de doentes da BM (mas não do sangue periférico) puderam ser especificamente reactivadas para células produtoras de interferão-γ (IFN-γ) e células efectoras citotóxicas. Uma única transferência intraperitoneal (i.p.) de células T derivadas de BM reestimuladas em ratinhos NOD/SCID provocou a regressão de xenotransplantes de tumores subcutâneos autólogos (s.c.). A regressão do tumor foi associada à infiltração de células T e DC humanas e à apoptose e necrose das células tumorais. As células T reactivadas do sangue periférico dos mesmos doentes apresentaram uma reatividade antitumoral muito inferior.

Verificou-se que a BM de doentes com cancro da mama contém, entre outras, células T CD8+ específicas para péptidos derivados de proteínas associadas ao cancro da mama, como a MUC1 e a HER2/neu. A maior parte destas células tinha um fenótipo de memória central ou efector de células T. Para testar a sua função *in vivo*, as células T de memória CD45RA+ naïve ou CD45RA-CD45R0+ derivadas de BM foram separadas, estimuladas como anteriormente e depois transferidas i.p. para ratinhos NOD/SCID com tumores da mama autólogos e transplantes de pele normal. Após a transferência, as células T de memória CD45RA-, mas não as células T naïve CD45RA+, infiltraram-se no tumor autólogo, mas não no tecido cutâneo. A infiltração do tumor incluiu a formação de aglomerados no tecido tumoral por CTMs com CDs co-transferidas. Os resultados demonstraram o homing seletivo das CTM reactivas ao cancro para o tumor humano in vivo e sugeriram que a rejeição do tumor se baseava no reconhecimento de AAT em células tumorais e CD por CTM centrais e efectoras autólogas especificamente activadas (121,122).

A co-cultura de MTCs de BM de doentes com cancro da mama com DCs que não apresentam TAAs (ou seja, sistema de co-cultura não reconhecido para controlo da especificidade) provocou a apoptose das células T. Além disso, a transferência de células T BM reactivadas sem as DCs das co-culturas foi insuficiente para provocar a regressão do tumor in vivo. Em co-culturas que permitem interações cognatas específicas de antigénios, a expressão nas DCs das moléculas CD83, MHC classe II, CD40 e CD86 foi aumentada e as citocinas IL-12 e IFN-α foram produzidas em quantidades significativamente elevadas. Estes resultados sugerem que as interações cognatas entre as células T derivadas de BM do doente e as CD derivadas de BM que apresentam antigénios tumorais são importantes para a estimulação celular recíproca, a sobrevivência e a atividade terapêutica (123).

c) Influência da terapia hormonal adjuvante e da quimioterapia no sistema imunitário da medula óssea de doentes com cancro da mama

O objetivo deste estudo foi analisar o efeito da terapia sistémica adjuvante no cancro da mama sobre o sistema imunitário no compartimento BM. Em 34 doentes com cancro da mama, o BM foi aspirado 2 anos após a cirurgia primária e a terapia sistémica adjuvante. O sistema imunitário destas doentes foi comparado com o das doentes na altura da cirurgia (n = 90). Verificou-se que a proporção de todas as células T estava significativamente reduzida. Aparentemente, a quimioterapia teve um efeito supressor particularmente nas células T CD4 naïve e, em menor grau, nas células T CD4 de memória. A terapia hormonal teve um efeito supressor significativo tanto nas células T CD8 naïve como nas de memória. Estas descobertas sugerem efeitos negativos profundos e duradouros no sistema imunitário BM pela atual terapia adjuvante padrão no cancro da mama (124).

d) Estudo clínico piloto de terapia adotiva de células T com CTM reactivadas derivadas de BM reactivas ao cancro

O objetivo do estudo foi investigar se a reativação *ex vivo* de MTCs reactivas ao cancro a partir do MO e a sua transferência por adoção para doentes autólogos é viável e aumenta a frequência de células T reactivas ao cancro no sangue. Foram incluídas doze doentes com cancro da mama em fase avançada de metastização, com um pré-teste positivo para a presença de MTCs reactivas ao cancro no seu MO. Tinham recebido uma terapêutica padrão e, por conseguinte, tinham reduzido a reatividade das células T, tal como referido anteriormente. Em todos os casos, o tratamento foi exequível e bem tolerado.

7 dias após a transferência de células das culturas de reestimulação, 6 doentes (respondedores imunológicos) mostraram, por análise ELISPOT, células T secretoras *de* IFN-γ específicas de TAA *de novo* na sua amostra de sangue. Em contrapartida, 6 outros doentes (não respondedores imunológicos) apresentaram na sua amostra de sangue respostas de IL-4 induzidas por TAA (125). Os doentes que responderam tinham recebido $6,5 \times 10^3$ células, enquanto os que não responderam tinham recebido números ligeiramente inferiores das suas culturas de estimulação. Isto deveu-se à redução da ativação dos CTM, ao aumento das quantidades de

células Treg CD4+CD25^{hi} na sua BM e ao aumento da secreção de IL-10 induzida pelo TAA.

Os 6 a 10 milhões de CTM reactivados da MO que tinham sido transferidos adotivamente para doentes que responderam devem ter-se expandido extensivamente *in vivo* para atingir os números que foram detectados por ELISPOT 7 dias mais tarde no sangue periférico. Todos estes doentes tinham sido negativos neste ensaio antes da transferência de células.

Uma análise de seguimento revelou mais tarde que os doentes com resposta imunológica tinham uma sobrevivência global significativamente mais elevada em comparação com os doentes sem resposta (58,6 versus 13,6 meses) (126).

ill) HIPÓTESE: ENVOLVIMENTO DAS CÉLULAS-TRONCO DA MEMÓRIA

Várias das observações registadas merecem uma explicação:

i) Os MTCs controlam a dormência do tumor a longo prazo e de forma selectiva no BM,

ii) flexibilidade e dinâmica dos CTM,

iii)longevidade e

iv)capacidade de expansão.

Gostaríamos de apresentar a hipótese de que as CTM da MO contêm uma fração de CTM semelhantes a células estaminais que, tal como as células estaminais hematopoiéticas (HSC) residentes na MO, se dividem assimetricamente para proporcionar capacidade de auto-renovação e diferenciação. A BM pode ser considerada como um órgão central para a manutenção da memória imunológica das células B e das células T.

As HSC, as células B de memória e as células T de memória são as únicas células do sistema hematopoiético que se auto-renovam durante toda a vida do organismo. Foi demonstrado que estes 3 tipos de células partilham um programa transcricional de auto-renovação. Esta assinatura de transcrições reguladas para cima e para baixo não foi consistentemente enriquecida em populações de células estaminais neuronais ou embrionárias e, por conseguinte, parece restringir-se ao sistema hematopoiético (127). A sinalização Wnt (128) e a sinalização mTOR (129) parecem estar envolvidas na formação de CTMs semelhantes a células estaminais.

Sugere-se que a BM contém não só nichos para as HSC, mas também nichos para as CTM de células B e T. Os nichos de células T, ricos em IL-7 e IL-15, permitem uma manutenção óptima das células T, uma vez que estas podem sobreviver na ausência de antigénio, num ambiente rico nestas duas citocinas (130). Os nichos de células T, ricos em IL-7 e IL-15, permitem uma manutenção óptima das células T, uma vez que estas podem sobreviver na ausência de antigénio, num ambiente rico nestas duas citocinas (130). Verificou-se que as células T CD8+ de memória se co-localizam com células estromais IL-7(+) no BM (131). Os ligandos da família do TNF definem os nichos da BM para a memória das células T (132). Vários grupos descreveram que a BM é um importante reservatório e local de recrutamento de células T CD8+ de memória central (133). Assim, a BM fornece ninhos para as células T de memória migratória (134). F Di Rosa descreveu a interação dos linfócitos T com células estromais, ósseas e hematopoiéticas na MO (135) e TC Becker et al. referiram que a MO é um local preferencial para a proliferação homeostática de células T CD8+ de memória (136).

Foi descrito um subconjunto de células T de memória humanas com propriedades semelhantes às das células estaminais, que é uma população de células T de longa duração com maior capacidade de auto-renovação. Estas células tinham uma capacidade multipotente para derivar células T de memória central, de memória efectora e efectoras. Estas células de memória continham especificidades para múltiplos antigénios virais e autotumorais. O seu fenótipo era CD45R0(-), CCR7(+), CD45RA(+), CD62L(+), CD27(+), CD28(+) e IL-7Rα(+), semelhante ao das células T naïve. No entanto, expressavam grandes quantidades de CD95, IL-2R8, CXCR3 e LFA-1, e apresentavam numerosos atributos funcionais caraterísticos das células de memória (137).

A sequenciação de alto rendimento de locais de integração de vectores retrovirais (ISs) permitiu traçar o destino de mais de 1700 clones de células T individuais em doentes com terapia genética. Estes tinham recebido infusões de células estaminais hematopoiéticas com correção genética ou de linfócitos maduros. Este rastreio in vivo das células T revelou a sobrevivência e a atividade de células estaminais de memória T geneticamente modificadas ao longo de décadas (138).

É óbvio que as células T de memória semelhantes às células estaminais são de grande importância para as imunoterapias de adoção baseadas em células T. Representam um veículo celular estável com potencial de precursor de memória.

LEITURA COMPLEMENTAR

A imunoterapia contra o cancro tornou-se tão importante do ponto de vista clínico que gostaríamos de acrescentar algumas revisões recentes para o leitor interessado.

A. Uma vez que a memória imunológica distingue a imunoterapia de todas as outras terapias contra o cancro, começamos com revisões sobre a memória imunológica (2004-2016).

1. Sallusto F, Geginat J, Lanzavecchia A. Subconjuntos de células T de memória central e de memória efectora: função, geração e manutenção. Annu Rev Immunol 22:745-63 (2004).

2. Taichman RS. Blood and bone: two tissues whose fates are intertwined to create the hematopoietic stem-cell niche. Blood 105(7):2631-9 (2005).

3. Luckey CJ, Bhattacharya D, Goldrath AW, et al. Memory T and memory B cells share a transcriptional program of self-renewal with long-term hematopoietic stem cells. Proc Natl Acad Sci USA 103(9):3304-9 (2006).

4. Bannard O, Kraman M, Fearon D. Pathways of memory CD8+ T-cell development (Vias de desenvolvimento das células T CD8+ de memória). Eur J Immunol 39(8):2083-7 (2009).

5. Xu L, Zhang Y, Luo G, Li Y. Os papéis das células T de memória de células estaminais em malignidades hematológicas. J Hematol Oncol 8:113 (2015)

6. Garg AD, Vandenberk L, Koks C, et al. As vacinas de células dendríticas baseadas na morte celular imunogénica provocam sinais de perigo e rejeição de glioma de alto grau conduzida por células T. Sci Transl Med 8(328):328ra27 (2016).

7. Murata K, Tsukahara T, Torigoe T. Imunoterapia do cancro e memória imunológica. Nihon Ronsho Meneki Gakkai Kaishi 39(l):18-22 (2016).

B. Comentários sobre imunoterapia (2013-2017)

8. Alatrash G, Jakher H, Stafford PD, Mittendorf EA. Imunoterapias contra o cancro, sua segurança e toxicidade. Expert Opin Drug Saf 12(5):631-45

(2013).

9. Wang M, Yin B, Wang HY, Wang RF. Avanços actuais na imunoterapia contra o cancro baseada em células T. Immunotherapy 6(12):1265-78 (2014).

10. Mondino A, Dardalhon V, Hess Michelini R, Loisel-Meyer S, Taylor N. Redirecionar a resposta imunitária: papel da terapia adotiva com células T. Hum Gene Ther 21(5):533-41 (2010).

11. Coulie PG, Van den Eynde BJ, van der Bruggen P, Boon T. Antigénios tumorais reconhecidos pelos linfócitos T: no centro da imunoterapia contra o cancro. Nat Rev Cancer 14(2):135-46 (2014).

12. Fremd C, Stefanovic S, Beckhove P, et al. Respostas imunitárias das células B específicas da mucina 1 e o seu impacto na sobrevivência global em doentes com cancro da mama. Oncoimunology 5(I):el057387 (2015).

13. Rosenberg SA. CCR 20th Comentário do Aniversário: Células T autólogas - O medicamento personalizado definitivo para a imunoterapia do cancro humano. Clin Cancer Res 21(24):5409-ll (2015).

14. Schirrmacher V. Células T de memória reactivas ao cancro da medula óssea: Spontaneous induction and therapeutic potential (Review), Int J Oncol 47(6):2005-16 (2015).

15. Shore ND. Avanços na compreensão da imunoterapia do cancro. BJU Int 116:321-329 (2015).

16. Liu X, Zhou Q, Xu Y, et al. Aproveitar a sinergia entre a terapia direcionada e a imunoterapia: o que aprendemos e para onde vamos? Oncotarget 8(49):86969-86984 (2017).

17. Oiseth S, Aziz MS. Imunoterapia do cancro: uma breve revisão da história, possibilidades e desafios futuros. J Cancer Metastasis Treat 3:250-61 (2017).

C. Revisões de imunoterapias em diferentes tipos de cancro (2015-16)

18. Schirrmacher V, Fournier P, Schlag P. Autologous tumor cell vaccines for post-operative active-specific immunotherapy in colorectal carcinoma. Sobrevivência do paciente a longo prazo e mecanismo de função. Expert Rev Vaccines 13:117130 (2014).

19. Carosella ED, Ploussard G, LeMaoult J, Desgranschamps F. Uma revisão sistemática da imunoterapia no cancro urológico: Papéis em evolução para o direcionamento do CTLA-4, PD-1/PD-L1 e HLA-G. Eur Urol 68(2):267-79 (2015).

20. Niccolai E, Taddei A, Prisco D, Amedei A. O cancro gástrico e a época das abordagens de imunoterapia. World J Gastroenterol 21(19):5778-93 (2015).

21. Smith SG, Zaharoff DA. Direcções futuras na imunoterapia do cancro da bexiga: rumo à imunidade adaptativa. Immunotherapy 8(3):351-65 (2016).

22. Desai R, Suryadevara CM, Batich KA, et al. Imunoterapias emergentes para o glioblastoma. Opinião de peritos sobre medicamentos emergentes 21(2):133-145 (2016).

Capítulo IV

Pontos principais:

1. Foram necessários mais de cem anos de desenvolvimento para que a imunoterapia contra o cancro se tornasse uma opção de tratamento padrão para os doentes.

2. Os anticorpos monoclonais terapêuticos, produtos dos linfócitos B, podem ser dirigidos contra moléculas definidas nas células tumorais (por exemplo, HER2, CD20, VEGFR2). De particular interesse são atualmente os anticorpos inibidores do ponto de controlo imunitário dirigidos contra moléculas presentes nas células imunitárias (por exemplo, CTLA-4, PD-1).

3. A imunoterapia baseada na imunidade mediada por células T inclui a imunização ativa com vacinas contra o cancro (Capítulo V) e a terapia celular adotiva com células T dirigidas ao tumor.

4. As células dendríticas são necessárias para a apresentação de antigénios às células T. Processam antigénios associados a tumores (AAT) e apresentam às células T pequenos péptidos dos mesmos em associação com moléculas MHC (complexos pMHC). Os complexos pMHC

associam-se como uma chave e uma fechadura a receptores específicos de antigénio (TCR) em células T citotóxicas CD8+ ou células T auxiliares CD4+.

5. A terapia celular adotiva com células T envolve a transferência semi-

alogénica de células de dadores para obter efeitos de enxerto contra leucemia (GvL) ou células imunitárias autólogas, como os linfócitos infiltrantes de tumores (TIL). As modernas tecnologias de transferência de genes permitem produzir células T com TCRs específicos de TAA transfectados ou com receptores quiméricos específicos de TAA (CARs).

6. Este capítulo inclui notas auto-biográficas e exemplos da investigação do autor sobre imunoterapia celular adotiva.

7. De particular interesse são as células T de memória reactivas ao cancro provenientes da medula óssea de doentes com cancro. Estas incluem células T de memória de longa duração do tipo estaminal.

Referências ao capítulo IV

1) Abbas AK, Lichtman AH, Pillai S. Cellular and Molecular Immunology. 6th Edition. (2010), Saunders (ISBN: 978-0-8089-24H-1)

2) Janeway CA, Travers P, Walport M, Shlomchik MJ. Immunobiology. 6th Edition. (2005), Garland Science (ISBN: 0-8153-4101-6)

3) Delves PJ, Martin SJ, Burton DR, Roitt IM. Roitt's essential immunology. 12th Edition. (2011), Wiley-Blackwell (ISBN: 978-1-4051-9683-3)

4) Kindt TJ, Goldsby RA, Osborne BA. Immunology. 6th Edition. (2007), W.H. Freeman and Company, Nova Iorque (ISBN-13: 978-1-4292-0211-4

5) Mak TW, Saunders ME, Jett BD. Primer to the immune response. 2nd Edition. (2014), Elsevier (ISBN: 978-0-12-385245-8)

6) Coico R, Sunshine G. Immunology. Um curso breve. 6th Edition. (2009), Wiley-Blackwell, (ISBN: 978-0-470-08158-7)

7) Burstein HJ, Krilov L, Aragon-Ching JB, et al. Avanços clínicos do cancro 2017: Relatório anual sobre o progresso contra o cancro da Sociedade Americana de Oncologia Clínica. J Clin Oncol 35(12):1341-1367 (2017). PMID: 28148207

CÉLULAS B E ANTICORPOS

8) Hozumi N, Tonegawa S. Evidence for somatic rearrangement of immunoglobulin genes coding for variable and constant regions. Proc Natl Acad Sci USA 73(10):3628-32 (1976). PMID: 824647

9) Giaccone G e Soria JC, Targeted Therapies in Oncology, 2nd Ed, CRC Press, Taylor & Francis Group, 2014.

10) Mochizuki N, Yamashita S, Kurokawa K, et al. Imagens espácio-temporais da ativação de Ras e Rapl induzida pelo fator de crescimento. Nature 411(6841):1065-8 (2001). PMID: 11429608

11) Schlessinger J. Ligand-induced, recetor-mediated dimerization and activation ofthe EGF recetor. Cell 110:669-72 (2002).

12) Laskin JJ, Sandler AB. Epidermal growth fator recetor: Um alvo promissor em tumores sólidos. Cancer Treat Rev 30:1-17 (2004).

13) Perez EA, Romond EH, Suman VJ et al. Seguimento de quatro anos de trastuzumab mais quimioterapia adjuvante para cancro da mama operável positivo para o recetor do fator de crescimento epidérmico humano 2: Análise conjunta de dados do NCCTG N9831 e do NSABP B-31. J Clin Oncol 29:3366-73 (2011).

14) Baselga J, Arteaga CL. Atualização crítica e tendências emergentes no direcionamento do recetor do fator de crescimento epidérmico no cancro, J Clin Oncol 23:2445-9 (2005).

15) Iwai Y et al. Envolvimento de PD-L1 em células tumorais na fuga do sistema imunitário do hospedeiro e na imunoterapia de tumores por bloqueio de PD-L1. Proc Natl Acad Sci USA 99:12293-12297 (2002).

16) Haanen JB, Robert C. Inibidores do ponto de controlo imunitário. Progr Tumor Res 42:55-66 (2015).

17)) Pico de Coana Y, Choudhury A, Kiessling R. Checkpoint blockade for cancer therapy: revitalizing a suppressed immune system. Trends Mol Med 21(8):482-91 (2015).

18) Ai M, Curran MA. Combinações de pontos de verificação imunológicos do mouse ao homem. Cancer Immunol Immunother 64(7):885-92 (2015).

19) Meng X, Huang Z, Teng F, Xing L, Yu J. Biomarcadores preditivos na imunoterapia de bloqueio do ponto de controlo PD-l/PD- L1. Cancer Treat Rev. 41(19):868-76 (2015).

20) Barbee MS, Ogunniyi A, Horvat TZ, Dang TO. Estado atual e direcções futuras dos inibidores do ponto de controlo imunitário ipilimumab, pembrolizumab e nivolumab em oncologia. Ann Pharmacother. 49(8):907-37 (2015).

21) Chen TT. Milestone Survival: A potential intermediate endpoint for

immune checkpoint inhibitors. J Natl Cancer Inst 107(9); DOI: 10.1093/jnci/djvl56. (2015)

22) Wolchok JD et al. Nivolumab plus ipilimumab in advanced melanoma. N Engl J Med 369:122-133 (2013).

23) Curran MA, Montalvo M, Yagita H, et al. O bloqueio da combinação de PD-1 e CTLA-4 expande as células T infiltrantes e reduz as células T reguladoras e mielóides nos tumores de melanoma B16. Proc Natl Acad Sci USA 107:4275-4280 (2010)

24) Fehrenbacher L, Spira A, Ballinger M, et al. Atezolizumab versus docetaxel para doentes com cancro do pulmão de células não pequenas previamente tratado (POPLAR): um ensaio aleatório controlado, multicêntrico, aberto, de fase 2. Lancet 387(10030):1837-46 (2016). PMID: 26970723

25) Rosenberg JE, Hoffman-Censits J, Powles T, et al. Atezolizumab em pacientes com carcinoma urotelial localmente avançado e metastático que progrediram após o tratamento com quimioterapia à base de platina: um ensaio de fase 2 de braço único, multicêntrico. Lancet 387(10031):1909-20 (2016). PMID: 26952546

26) Massard C, Gordon MS, Sharma S, et al. Segurança e eficácia de Durvalumab (MEDI4736), um inibidor do ponto de controlo imunitário anti-morte celular programada ligando-1, em doentes com cancro da bexiga urotelial avançado. J Clin Oncol 34(26):3119-25 (2016). PMID: 27269937

27) Hannani D, Vetizou M, Enot D, et al. Imunoterapia anticancerígena por bloqueio de CTLA-4: contribuição obrigatória dos receptores de IL-2 e impacto prognóstico negativo do CD25 solúvel. Cell Res 25(2):208-24 (2015). PMID: 25582080

28) Chabanon RM, Pedrero M, Lefebvre C, et al. Paisagem mutacional e sensibilidade aos bloqueadores do ponto de controlo imunitário. Clin Cancer Res 22(17):4309-21 (2016). PMID: 27390348

29) Le DT, Uram JN, Wang H, et al. Bloqueio de PD-1 em tumores com deficiência de reparo de incompatibilidade. N Engl J Med 372(26):2509-20 (2015). PMID: 26028255

30) Kroemer G, Galluzi L, Zitvogel L, Fridman WH. Cancro colorrectal: a primeira neoplasia que se encontra sob imunovigilância e a última a

responder à imunoterapia? Oncoimunologia 4(7):el058597 (2015). PMID: 26140250

31) Pfirschke C, Engblom C, Rickelt S, et al. A quimioterapia imunogénica sensibiliza os tumores para a terapia de bloqueio dos pontos de controlo. Immunity 44(2):343-54. (2016). PMID: 26872698

32) Vetizou M, Pitt JM, Dalliere R, et al. A imunoterapia anticancerígena por bloqueio de CTLA-4 depende da microbiota intestinal. Science 350(6264):1079-84 (2015). PMID: 26541610

33)) Collin M. Inibidores do ponto de controlo imunitário: uma revisão de patentes (2010-2015). Expert Opin Ther Pat 26(5):555-64 (2016).

34) Michot JM, Bigenwald C, Champiat S, et al. Eventos adversos relacionados com a imunidade com o bloqueio do ponto de controlo imunitário: uma revisão abrangente. Eur J Cancer 54:139-48 (2016).

35) Abdel-Rahman O, ElHalawani H, Fouad M. Risk of gastrointestinal complications in cancer patients treated with immune checkpoint inhibitors: a meta-analysis. Immunotherapy7(ll):1213-27 (2015).

36) Corsello SM, Barnabel A, Marchetti P, et al. Efeitos secundários endócrinos dos inibidores do ponto de controlo imunitário. J Clin Endocrinol Metab 98(4):1361-75 (2013).

37) Spain L, Diem S, Larkin J. Gestão das toxicidades dos inibidores do ponto de controlo imunitário. Cancer Treat Rev 44:51-60 (2016).

células t e dc

38) Linsley PS, Clark EA, Ledbetter JA. O antigénio CD28 das células T medeia a adesão às células B através da interação com o antigénio de ativação B7/BB-1. Proc Natl Acad Sci USA, 87:5031-35 (1990).

39) Iribarren K, Bloy N, Buqué A, et al. Trial Watch: Imunoestimulação com agonistas de receptores do tipo Toll na terapia do cancro. Oncoimunologia 5(3):el088631 (2015). PMID: 27141345

40) Zitvogel L, Kroemer G. CD103 + células dendríticas que produzem interleucina-12 em imunovigilância anticâncer. Célula cancerígena 26 (5): 591-3 (2014). PMID: 25517740

41) Rajewsky K, Schirrmacher V, Nase S, Jerne NK. The requirement of more than one antigenic determinant for immunogenicity. J Exp Med

126:1131 (1969).

42) Taylor RB. Cellular cooperation in the antibody response of mice to two serum albumins: Função específica das células do timo. Transplant Rev. 1:114 (1969).

43) Raff M. The role of thymus-derived lymphocytes in the secondary humoral immune response in mice. Nature (Londres) 224:378 (1970).

44) Zinkernagel RM, Doherty PC. Restrição da citotoxicidade in vitro mediada por células T na coriomeningite linfocítica num sistema singénico ou semialogénico. Nature 248(5450):701-2 (1974).

45) Toyonaga B, Yanagi Y, Sucio-Foca N, Minden M, Mak TW. Rearranjos do gene do recetor de células T YT35 no ADN humano de linhas de células T de leucemia tímica e clones de células T funcionais. Nature 311(5984):385-7 (1984).

46) Bjorkman PJ. MHC restriction in three dimensions: a view of T cell recetor/ligand interactions. Célula 89:167-70 (1997).

47) Lanzavecchia A, Sallusto F. From synapses to immunological memory: The role of sustained T cell stimulation. Curr Opin Immunol 2000,12:92-98 (2000).

48) Mak TW. The T cell antigen recetor: "The hunting of the snark" Eur J Immunol 37(Suppl l):S83-93 (2007).

49) Krangel MS. Mecânica do rearranjo do gene do recetor de células T. Opinião Atual em Imunologia 21:133-9 (2009).

50) Garcia KC, Adams WJ. Como o recetor de células T vê o antigénio - uma visão estrutural. Célula 122:333-36 (2005).

51) Rudolph MG, Stanfield RL, Wilson IA. Como os TCRs se ligam a MHCs, peptídeos e coreceptores. Revisão Anual de Imunologia 24:419-66 (2006).

52) Matthews AG, Oettinger MA. RAG: uma recombinase diversificada. Nature Immunology 10:817-21 (2009).

53) van der Bruggen P, Traversari C, Chômez P, et al. Um gene que codifica um antigénio reconhecido por linfócitos T citolíticos num melanoma humano. Science 254(5038):1643-7 (1991).

54) Gires O, Seliger B (Eds). Tumor-associated antigens. Wiley-Blackwell. ISBN: 978-3-527-32084-4 (2009).

55) Mendelson J, Howley PM, Israel, MA, Gray JW, Thompson CB. The Molecular Basis of Cancer, Sanders, uma marca da Elseviers Inc., Capítulos 53 e 54, (2008).

56) Kamradt T, Mitchison NA. Tolerance and autoimmunity. N Engl J Med 344:655-664 (2001).

57) Kyewski B, Feuerer M. Love is in the Aire: mTECs compartilham seus ativos. Immunity 41(3):343-5 (2014).

58) Richards DM, Detacher M, Goldfarb Y, et al. Diferenciação de células Treg: Do timo ao tecido periférico. Progr Mol Biol Transi Sci 136:175-205 (2015).

59) Snook AE, Magee MS, Schulz S, Waldman SA. A tolerância selectiva das células T CD4 (+) específicas do antigénio, mas não das células T ou B CD8 (+), corrompe a imunoterapia contra o cancro. Eur J Immunol 44(7):1956-66 (2014).

60) Anderson CC. Aplicação de conceitos imunológicos centrais ao cancro: ajudar as células T e as células B a tornarem-se intolerantes aos tumores. Eur J Immunol 44(7):1921-4(2014).

61) Dudley ME, Wunderlich JR, Robbins PF, et al. Regressão do cancro e autoimunidade em doentes após repovoamento clonal com linfócitos antitumorais. Science 298:850-854 (2002).

62) Yee C, Thompson JA, Byrd D, et al. Adoptive T cell therapy using antigenspecific CD8+ T cell clones for the treatment of patients with metastatic melanoma: in vivo persistence, migration, and antitumor effect of transferred T cells. Proc Natl Acad Sci USA 10:16168-16173 (2002).

63) Rooney CM, Aguilar LK, Huis MH, et al. Adoptive immunotherapy of EBV- associated malignancies with EBV-specific cytotoxic T-cell lines. Curr Top Microbiol Immunol 258:221 (2001).

64) Luznik L, Fuchs EJ. Infusões de linfócitos de dadores para tratar doenças hematológicas malignas em recaída após transplante alogénico de sangue ou medula. Cancer Control 9:123 (2002).

65) Filatenkov A, Müller AM, Tseng WW, et al. A vacinação ineficaz contra tumores sólidos pode ser reforçada pelo transplante de células hematopoiéticas. J Immunol 183(ll):7196-203 (2009). PMID: 19890041

66) Rezvanki K. Vacinação pós-transplante: conceitos actuais e no horizonte. Hematologia Am Soc Hematol Educ Program 2011:299-304 (2011). PMID: 22160049

67) Hedrick SM, Hess Michelini R, Doedens AL, et al. Factores de transcrição FOXO em toda a biologia das células T. Nat Rev Immunol 12(9):649-61 (2012). PMID: 22918467

68) Hess Michellini R, Doedens AL, Goldrath AW, Hedrick SM. A diferenciação de células T de memória CD8 depende de Foxol. J Exp Med 210 (6): 1189-200 (2013). PMID: 23712431

69) Hess Michelini R, Freschi M, Manzo T, et al. Tumor concomitante e imunidade específica do antigénio de histocompatibilidade menor iniciam a rejeição e mantêm a remissão de tumores sólidos espontâneos estabelecidos. Cancer Res. 70(9):3505-14 (2010). PMID: 20388780

70) Dudley ME, Wunderlich JR, Yang JC, et al. Adoptive cell transfer following non-myeloablative but lymphodepleting chemotherapy for the treatment of patients with refractory metastatic melanoma. J Clin Oncol 23(10):2346-57 (2005). PMID: 15800326

71) Rosenberg SA, Restifo NP. Transferência de células adotivas como imunoterapia personalizada para o cancro humano. Ciência 348(6230):62-8 (2015). PMID: 25838374

72) Vago L, Oliveira G, Bondanza A, et al. A terapia genética suicida de células T promove a renovação tímica em adultos após transplante de células estaminais hematopoiéticas. Blood 120(9):1820-30 (2012). PMID: 22709689

73) Bonini C, Mondino A. Adoptive T-cell therapy for cancer: A era das células T modificadas. Eur J Immunol 45:2457-69 (2015).

74) Barrett DM, Grupp SA, June CH. As células T modificadas com recetor de antígeno quimérico e TCR entram na rua principal e em Wall Street. J Immunol 195 (3): 755-61 (2015). PMID: 26188068

75) Eshhar Z, Waks T, Gross G, Schindler DG. Specific activation and targeting of cytotoxic lymphocytes through chimeric single chains consisting of antibody-binding domains and the gamma or zeta subunits of the immunoglobulin and T cell receptors. Proc Natl Acad Sci USA 90(2):720-4 (1993). PMID: 8421711

76) Robbins PF, Kassim SH, Tran TL, et al. Um ensaio piloto utilizando linfócitos geneticamente modificados com um recetor de células T reativo a NY-ESO-I: acompanhamento a longo prazo e correlações com a resposta. Clin Cancer Res 21(5):1019-27 (2015). PMID: 25538264

77) Wu F, Zhang W, Shao H, et al. As células T efectoras humanas derivadas de células de memória central em vez de células T CD8 (+) modificadas por transferência de genes TCR específicos de tumores possuem caraterísticas superiores para imunoterapia adotiva. Cancer Lett 339(2):195-207 (2013). PMID: 23791878

78) Wang X, Popplewell LL, Wagner JR, et al. Estudos de fase 1 da terapia com células T CD19 derivadas da memória central após HSCT autólogo em pacientes com NHL de células B. Sangue 127(24):2980-90 (2016). PMID: 27118452

79) Linnemann C, Heemskerk B, Kvistborg P, et al. Identificação de alto rendimento de TCRs específicos de antigénio por captura de genes TCR. Nat Med 19(11):1534-41 (2013). PMID: 24121928

80) Provasi E, Genovese P, Lombardo A, et al. Edição da especificidade das células T para a leucemia por nucleases de dedo de zinco e transferência de genes lentivirais. Nat Med 18(5):807-815 (2012). PMID: 22466705

81) Torikai H, Reik A, Liu PQ, et al. Uma base para a imunoterapia universal baseada em células T: Células T concebidas para expressar um recetor de antigénio quimérico específico de CD19 e eliminar a expressão de TCR endógeno. Blood 119(24):5697-705 (2012). PMID: 2253661

82) Morris EC, Stauss HJ. Otimização da terapia genética do recetor de células T para malignidades hematológicas. Sangue 127(26):3305-II (2016). PMID: 27207802

83) Poirot L, Philip B, Schiffer-Mannioui C, et al. Plataforma de fabrico de células T editadas por genoma multiplex para imunoterapias de células T adoptivas "prontas a usar". Cancer Res 75(18):3853-64 (2015). PMID: 26183927

84) Mock U, Nickolay L, Philip B, et al. Fabrico automatizado de células T com recetor de antigénio quimérico para imunoterapia adotiva utilizando o CliniMACS prodigy. Cytotherapy 18(8):1002-II (2016). PMID: 27378344

85) Chmielewski M, Hornbach AA, Abken H. De CARS e TRUCKs: células T

de recetor de antígeno quimérico (CAR) projetadas com uma citocina induzível para modular o estroma do tumor. Immunol Rev 257 (l): 83-90 (2014). PMID: 24329791

86) Holzinger A, Barden M, Abken H. O mundo crescente dos ensaios com células T CAR: uma revisão sistemática. Cancer Immunol Immunother 65(12):1433-50 (2016). PMID: 27613725

87) Pan J, Yang JF, Deng BP, et al. Alta eficácia e segurança da terapia celular CAR-T dirigida por CD19 em baixa dose em 51 pacientes com leucemia linfoblástica aguda B refratária ou recidivada. Leucemia, doi: 10.1038/leu.2017.145 (2017), PMID: 28490811

88) Xu XJ, Tang YM. Síndrome de libertação de citocinas na imunoterapia contra o cancro com células T quiméricas com recetor de antigénio. Cancer Lett 343(2):172-8 (2014). PMID: 24141191

89) Najjar AM, Manuri PR, Olivares S, et al. Imagiologia de células T específicas de CD19 modificadas pela bela adormecida que expressam HSVl-timidina quinase por tomografia por emissão de positrões. Mol Imaging Biol 18 (6): 838-48 (2016). PMID: 27246312

90) Jinek M, Chylinski K, Fonfara I, et al. Uma endonuclease de ADN programável com dupla orientação de ARN na imunidade bacteriana adaptativa. Science 337:816-21 (2012).

91) Cong L, Ran FA, Cox D, et al. Engenharia do genoma multiplex utilizando sistemas CRIPR/Cas. Science 339:819-23 (2013).

92) Cyranoski D. Edição de genes CRISPR testada numa pessoa pela primeira vez. Nature 539:479 (2016).

93) Velasquez MP, Torres D, Iwahori K, et al. T cells expressing CD19-specific Engager molecules for the immunotherapy of CD-19 positive malignancies. Sci Rep 6:27130. PMID: 27255991

94) Newick K, O'Brien S, Moon E, Albelda SM. Terapia com células T CAR de tumores sólidos. Annu Rev Med 68: 139-152 (2017). PMID: 27860544

95) Caruana I, Savoldo B, Hoyos V, et al. A heparanase promove a infiltração tumoral e a atividade antitumoral dos linfócitos T redireccionados para o CAR. Nat Med 21(5):524-9 (2015). PMID: 25849134

96) Ligtenberg MA, Mougiakakos D, Mukhopadhyay M, et al. A catalase

coexpressa protege as células T quiméricas redireccionadas para o recetor de antigénio, bem como as células espectadoras, da perda de atividade antitumoral induzida pelo stress oxidativo. J Immunol 196(2):759-66 (2016). PMID: 26673145

97) Textor A, Listopad JJ, Wuhrmann LL, et al. A eficácia da terapia com células T CAR em grandes tumores depende do direcionamento estromal por IFN-g. Cancer Res 74(23):6796- 805 (2014). PMID: 25297631

98) Smith TT, Moffett HF, Stephan SB, et al. Os biopolímeros que fornecem células T modificadas e o agonista STING podem eliminar tumores heterogéneos. J Clin Invest 127 (6): 2176-91 (2017). PMID: 28436934

99) Zhang C, Wang Z, Yang Z, et al. Ensaio de dose escalonada de fase I da terapia CAR-T visando os cancros colorrectais metastáticos CEA+. Mol Ther 25 (5): 1248-58 (2017). PMID: 28366766

100) Brown CE, Alizadeh D, Starr R, et al. Regressão do glioblastoma após terapia com recetor de antígeno quimérico. N Engl J Med 375(26):2561-9 (2016). PMID: 28029927

101) Morgan RA, Johnson LA, Davis JL, et al. Reconhecimento de células estaminais do glioma por células T geneticamente modificadas que visam o EGFRvIII e desenvolvimento de uma terapia celular adotiva para o glioma. Human Gene Ther 23(10):1043-53 (2012). PMID: 22780919

102) Berger C, Sommermeyer D, Hudecek M, et al. Segurança da segmentação de ROR1 em primatas com células T modificadas por receptores de antigénio quiméricos. Cancer Immunol Res 3(2):206-16 (2015). PMID: 25355068

103) Du SH, Li Z, Chen C, et al. Co-expansão de células assassinas induzidas por citocinas e células T Vy9V82 para terapia com células T CAR. PLoS One ll(9):e0161820 (2016). PMID: 27598655

104) Han J, Chu J, Keung Chan W, et al. As células NK com engenharia CAR que visam o EGFR de tipo selvagem e o EGFRvIII aumentam a morte de glioblastoma e de células estaminais de glioblastoma derivadas de doentes. Sci Rep 5:11483 (2015). PMID: 26155832

105) Parr I. Response of syngeneic murine lymphomata to immunotherapy in relation to the antigenicity of the tumour. Br J Cancer 26(3):174-82 (1972).

106) Schirrmacher V, Shantz G, Clauer K, et al. Metástases tumorais e imunidade mediada por células num sistema modelo em ratinhos DBA/2. I. Invasividade tumoral in vitro e formação de metástases in vivo. Int J Cancer 23:233-44 (1979).

107) Schirrmacher V, Bosslet K, Shantz G, et al. Metástases tumorais e imunidade mediada por células num sistema modelo em ratinhos DBA/2. IV. Diferenças antigénicas entre uma variante metastática e a linha tumoral parental reveladas por linfócitos T citotóxicos. Int J Cancer 23(2):245-52 (1979).

108) Khazaie K, Prifti S, Beckhove P, et al. A persistência de células tumorais dormentes na medula óssea de ratinhos vacinados com células tumorais está correlacionada com a proteção imunológica a longo prazo. Proc Natl Acad Sci USA 91(16):7430-4 (1994).

109) Tewari K, Walent J, Svaren J, et al. Differential requirement for Lek during primary and memory CD8+ T cell responses. Proc Natl Acad Sci USA 103(44):16388-93 (2006). PMID: 17060632

110) Lanzavecchia A, Sallusto F. From synapses to immunological memory: the role of sustained T cell stimulation. Curr Opin Immunol 12:92-8 (2000).

111) Müller M, Gounari F, Prifti S, et al. EblacZ tumor dormancy in bone marrow and lymph nodes: active vontrol of proliferating tumor cells by CD8+ immune T cells. Cancer Res 58(23):5439-46 (1998). PMID: 9850077

112) Feuerer M, Beckhove P, Garbi N, et al. Bone marrow as a priming site for T-cell responses to blood-borne antigen. Nat Med 9(9):1151-7 (2003).

113) Milo I, Sapoznikov A, Kalchenkov V, et al. A imagiologia dinâmica revela a apresentação cruzada promíscua de antigénios transportados pelo sangue a células T CD8+ ingénuas na medula óssea. Blood 122(2):193-208 (2013).

114) Feuerer M, Beckhove P, Mahnke Y et al. Microambiente da medula óssea que facilita as interações entre células dendríticas e células T CD4: Interações entre células T CD4 e manutenção da memória CD4. Int J Oncol 25:867-76 (2004).

115) Mahnke YD, Schirrmacher V. Characteristics of a potent tumor vaccine- induced secondary anti-tumour response. Int J Oncol 24:1427-34 (2004).

116) Mahnke YD, Schwendemann J, Beckhove P, Schirrmacher V. Maintenance of long-term tumour-specific T-cell memory by residual dormant tumour cells. Immunol 115:325-36 (2005).

117) Schirrmacher V, Beckhove P, Krüger A, et al. Effective immune rejection of advanced metastasized cancer. Int J Oncol 6:505-21 (1995).

118) Schirrmacher V, Beckhove P, Choi C, et al. As células T de memória imune a tumores da medula óssea exercem GvL sem reatividade GvH no cancro com metástases avançadas. Int J Oncol 27:1141-49 (2005).

119) Schirrmacher V. Remissão completa do cancro em fase tardia da doença por radiação e transferência de células T imunes alogénicas compatíveis com MHC: lições de estudos GvL em animais. Cancer Immunol Immunother 63(6):535-43 (2014).

120) Feuerer M, Rocha M, Bai L, et al. Enriquecimento de células T de memória e outras alterações imunológicas profundas na medula óssea de doentes com cancro da mama não tratadas. Int J Cancer 92(l):96-105 (2001).

121) Feuerer M, Beckhove P, Bai L, et al. Therapy of human tumors in NOD/SCID mice with patient-derived reactivated memory T cells from bone marrow. Nat Med 7(4):452-8 (2001).

122) Schirrmacher V, Feuerer M, Fournier P, et al. T-cell priming in bone marrow: the potential for long-lasting protective anti-tumor immunity. Trends Mol Med 9(12):526-34 (2003).

123) Beckhove P, Feuerer M, Dolenc M, et al. Specifically activated memory T cell subsets from cancer patients recognize and reject xenotransplanted autologous tumors. J Clin Invest 114(l):67-76 (2004).

124) Bai L, Beckhove P, Feuerer M, et al. Cognate interactions between memory T cells and tumor antigen-presenting dendritic cells from bone marrow of breast cancer patients: bidirectional cell stimulation, survival and antitumor activity in vivo. Int J Cancer 103(l):73-83 (2003).

125) Solomayer EF, Feuerer M, Bai L, et al. Influência da terapia hormonal adjuvante e da quimioterapia no sistema imunitário analisado na medula óssea de doentes com cancro da mama. Clin Cancer Res 9(l):174-80 (2003).

126) Schuetz F, Ehlert K, Ge Y, et al. Tratamento do cancro da mama com metástases avançadas com células T de memória reactivas a tumores

derivadas da medula óssea: Um estudo clínico piloto. Caner Immunol Immunother 58:887-900 (2009).

127) Domschke C, Ge Y, Bernhardt I, et al. Sobrevivência a longo prazo após a terapia adotiva com células T da medula óssea no cancro da mama com metástases avançadas: Análise de acompanhamento de um ensaio clínico piloto. Cancer Immunol Immunother 62:1053-60 (2013).

128) Luckey CJ, Bhattacharya D, Goldrath AW, et al. As células T e B de memória partilham um programa transcricional de auto-renovação com células estaminais hematopoiéticas de longa duração. Proc Natl Acad Sci USA 2006,103(9):3304-9.

129) Gattioni L, Zhong XS, Palmer DC, et al. A sinalização Wnt impede a diferenciação de células T efectoras e gera células estaminais de memória CD8+. Nat Med 2009, 15(7):808-13.

130) Scholz G, Jandus C, Zhang L, et al. A modulação da sinalização mTOR desencadeia a formação de células T de memória semelhantes a células estaminais. EBioMedicine 4: 50-61 (2016). PMID: 26981571

131) Cieri N, Camisa B, Cocchiarella F, et al. IL-7 e IL-15 instruem a geração de células T estaminais de memória humana a partir de precursores ingénuos. Blood 121(4):573-84 (2013).

132) Sercan Alp O, Durlanik S, Schulz D, et al. As células T CD8 (+) Memorys colocalizam com células estromais IL-7 (+) na medula óssea e descansam em termos de proliferação e transcrição. Eur J Immunol 45:975-87 (2015).

133) Sabbagh L, Snell LM, Watts TH. Os ligandos da família TNF definem nichos para a memória das células T. Trends Immunol 28:333-9 (2007).

134) Mazo IB, Honczarenko M, Leung H, et al. A medula óssea é um importante reservatório e local de recrutamento de células T CD8+ de memória central. Immunity 22:259 (2005).

135) Di Rosa F, Pabst R. The bone marrow: a nest for migratory memory T cells. Trends Immunol 26:360-6 (2005).

136) Di Rosa F. Interação dos linfócitos T com células estromais, ósseas e hematopoiéticas na medula óssea. Immunol Cell Biol 87:20-9 (2009).

137) Becker TC, Coley SM, Wherry EJ, Ahmed R. A medula óssea é um local preferido para a proliferação homeostática de células T CD8 de memória. J

Immunol 174:1269-73 (2005).

138) Gattioni L, Lugli E, Ji Y, et al. Um subconjunto de células T de memória humana com propriedades semelhantes às das células estaminais. Nat Med 17(10):1290-7 (2011).

139) Biasco L, Scala S, Basso Ricci L, et al. O rastreio in vivo de células T em humanos revela a sobrevivência e a atividade de uma década de células estaminais de memória T geneticamente modificadas. Sci Transl Med 7(273):273ral3 (2015). PMID: 25653219

Quadro 23 CurriculumVitae ProfVSchirrmacher

1962-1967	Diploma de Estudos de Bioquímica, Universidade de Tübingen, Alemanha
1967-1970	Tese de doutoramento em Imunologia, Universidade de Colónia, Alemanha
1971-1973	Pós-doutoramento no Instituto Karolinska, Estocolmo, Suécia
1973-1976	Investigador sénior, The London Hospital Medical Colégio, Londres, Inglaterra
1976-2008	Chefe de Divisão no DKFZ, Heidelberg, Alemanha
2009-presente	Chefe do departamento de "Imunologia dos tumores" no IOZK, Colónia, Alemanha

Quadro 24 Marcos da imunologia

Parte I Células B e anticorpos

1908 P Ehrlich* e II Metschnikow* Teoria das cadeias antibodyside e estudos sobre células fagocíticas

1960 FM Burnet* e PB Medawar* Tolerância imunológica adquirida

1972 GM Edelman* e RR Porter* Estrutura química dos anticorpos

1984 NKJerne*,GJFKöhler*e CMilstein* Princípios para a produção de anticorpos monoclonais

1987 T Susumo* Genética molecular da variabilidade dos anticorpos

* Nobel Lauréats

Quadro 25 Caraterísticas dos anticorpos anti-receptores (em comparação com os SMI)

Objetivo: Ectodomínio do recetor (vs domínio TK)

Especificidade: Muito elevada (vs menos elevada)

Ligação: Recetor internalizado, apenas lentamente regenerado (vs rapidamente reversível)

Dosagem: intravenosa, semanal (vs oral diária)

Distribuição nos tecidos: menos completa do que as pequenas moléculas

Toxicidade : erupção cutânea, alergia (vs erupção cutânea, diarreia, pulmonar)

ADCC: possivelmente (ou não)

Quadro 26 Anticorpos monoclonais terapêuticos I: alvos celulares tumorais

Agente	Objetivo	Indicação(ões) aprovada(s) pela FDA
Trastuzumab (Herceptin)	HER2	Cancro da mama Her2+ e cancro gástrico
Pertuzumab (Perjeta)	HER2	Cancro da mama Her2+
Cetuximab (Erbitux)	HER1	CRC (k-ras wt); HNSCC

Bevacizumab (Avastin)	Ligando VEGF	CRC; Ca Renal; NSCLL; GBM; Ca Ovário
Ramucirumab (Cyramza)	VEGFR2	CRC; Ca gástrico; NSCLL
Alemtuzumab (Campath)	CD52	LLC de células B
Daratumumab (Darzalex)	CD38	Mieloma múltiplo
Rituximab (Rituxan, Mabthera)	CD20	Linfoma não-Hodgkin, CLL
Elutuzumab (Empliciti)	SLAM7	Mieloma múltiplo
Denosumab (Xgeva)	RANKL	Tumor de células gigantes do osso
Dinutuximab (Unituxin)	GD2	Neuroblastoma pediátrico
Olaratumab (Lartruvo)	PDGFRa	Sarcoma dos tecidos moles

Quadro 27 Anticorpos monoclonais terapêuticos II: alvos no sistema imunitário (inibidores do ponto de controlo)

Agente	Objetivo	Indicação(ões) aprovada(s) pela FDA
Ipilimumab (Yervoy)	CTLA-4	Melanoma
Nivolumab (Opdivo)	PD-1	HNSCC, Cancro do pulmão de células não pequenas (NSCLC), Carcinoma de células renais, Melanoma, Linfoma de Hodgkin.
Atezolizumab (Tecentriq)	PD-L1	Ca urotelial, cancro do pulmão de células não pequenas (NSCLC)
Durvalumab (Imfinzi)	PD-L1	Carcinoma urotelial

Quadro 28 Efeitos secundários dos mabs inibidores do ponto de controlo

imunitário

EVENTOS ADVERSOS RELACIONADOS COM A IMUNIDADE (irAEs)

Pele: erupção cutânea, raramente penfigoide bolhoso (PB)

Fígado: hepatite

Gastrointestinal: diarreia, vómitos, colite (todos os graus e grau elevado)

Rim: nefrite intersticial aguda

Endócrino: hipofisite, mais raramente doença da tiroide, ocasionalmente insuficiência suprarrenal

Fadiga: Menos eventos de alto grau com anti-PD-1 do que com mabs anti-CTLA-4

Quadro 29 Marcos da Imunologia

Parte II Células T e CD

1973 R Zinkernagel* e P Doherty*: Descoberta da restrição de CTLs pelo MHC; Prémio Nobel em 1996

1984 T Mak*: Clonagem dos genes que codificam o recetor de antigénio de células T humanas (TCR)

1991 T Boon: Primeira identificação molecular de um TAA humano reconhecido como epítopo pMHC I por um linfócito T citolítico (CTL)

2001 M Feuerer: células T de memória reactivas ao cancro da medula óssea

2006 B Kyewski e L Klein: Um papel central para a tolerância central

2011 RM Steinman*, B Beutler* e J Hoffmann*: Prémio Nobel pela descoberta das células dendríticas (DCs), dos receptores do tipo Toll (TLRs) e da imunidade inata;

2015 JP Allison: Terapia do ponto de controlo imunitário

* Prémios Nobel

Quadro 30 Marcos da imunoterapia contra o cancro

1890 WColey Descoberta da Toxina de Coley

1909 P Ehrlich Hipótese do controlo imunitário

I960 BCG com atividade no cancro da bexiga

1967 Burnet &Thomas Vigilância imunitária do cancro

1986 HMGolomb Interferão-a para a imunoterapia do cancro

1991   P Vander Bruggen Clonagem do primeiro ATA humano (MAGE-I)

1992   Descoberta da interleucina-2

1996 Descoberta do efeito anti-tumoral do bloqueio do CTLA-4

1998 Introdução do Rituximab e do Trastuzumab

1998 S Rosenberg Imunoterapia adotiva por células T

2010   Primeira vacina anti-tumoral aprovada pela FDA (Sipuleucel-T)

2011   Aplicação clínica das célulasCART

2011 Aplicação clínica do estirpe anti-CTLA-4

2014   Introdução do anticorpo ativador de células T biespecífico BITE

2015   Aplicação clínica de anti-PDI

2016 Aplicação clínica de anti-PD-LI

2016   Aprovação clínica do vírus oncolítico T-VEC

2016 Primeira aplicação em seres humanos da técnica de edição de genes

CRISPR para a terapia com células T CAR

Quadro 31 Principais temas de investigação do Prof. V. Schirrmacher

1976 -2008	Respostas imunitárias contra metástases: CTL, Th, células T de memória (MTC) da medula óssea (BM), estudos ADI e GvL em metástases em fase inicial e tardia
1980-2000	Investigação da metástase do cancro (modelo de tumor do rato Eb/ESb)
1985-2000	Imunoterapia ativa específica: experimental: Vacina ATV-NDV, vacinação pós-operatória, vírus oncolítico, vacinação de ADN através do pavilhão auricular;
1990-2008	Imunoterapia ativa específica: estudos clínicos múltiplos: investigação translacional com a vacina ATV-NDV em cooperação com as Clínicas Universitárias de Heidelberg
2010-2017	Desenvolvimento e aplicação individual da vacina VOL-DC e imunoterapia multimodal no IOZK

ADI Imunoterapia de adoção; ATV-NDV Vacina autóloga contra o tumor modificada por vírus; CTL Linfócito T citotóxico; GvL Enxerto contra leucemia; VOL-DC Vacina de células dendríticas pulsada com oncolisado viral

CAPÍTULO 5. VIROTERAPIA ONCOLÍTICA E VACINAS ANTI-CANCRO MODIFICADAS POR VÍRUS

Este capítulo baseia-se em dois excelentes livros de texto, nomeadamente "Viral Oncology. Basis Science and Clinical Application" (1) e "Viral Therapy of Cancer" (2). Os vírus oncolíticos e as vacinas anti-cancro deles derivadas são o principal foco. Isto inclui a modificação molecular de vírus com transgenes terapêuticos, proteínas adaptadoras e anticorpos biespecíficos. Para mais pormenores, recomendamos dois outros livros de texto: "Gene Therapy of cancer. Methods and Protocols" (3) e "Molecular Vaccines" (4).

Uma vez que este capítulo não apresentará uma visão geral das vacinas contra o cancro em geral, recomendamos o livro "Cancer Vaccines. From Research to Clinical Practice" (5). Uma vez que vários vírus oncolíticos promissores em desenvolvimento clínico são vírus ARN pertencentes à família dos paramixovírus, recomenda-se também o excelente livro "The Biology of Paramyxoviruses" (6).

A. MARCOS DA VIROLOGIA COM RELEVÂNCIA PARA O CANCRO

O quadro 32 enumera os marcos da virologia com relevância para o cancro.

A investigação sobre os vírus desempenhou um papel importante na biologia molecular, na descoberta dos oncogenes e na identificação dos vírus oncogénicos que são agentes etiológicos de 15% a 20% dos cancros humanos. Existem seis vírus do cancro humano bem estabelecidos: *Vírus da hepatite B* (HBV), *vírus da hepatite C* (HCV), *vírus do papiloma humano* (HPV), *vírus da leucemia de células T humanas tipo 1* (HTLV-1), *vírus Epstein-Barr* (EBV) e *herpesvírus do sarcoma de Kaposi* (KSHV).

Foram atribuídos vários prémios Nobel de Fisiologia ou Medicina a trabalhos de investigação no domínio da virologia. Em 1966, o prémio foi atribuído a FP Rouse que, já em 19H, tinha descoberto que um tumor maligno que crescia numa galinha podia ser transferido para outra ave simplesmente expondo-a a um filtrado sem células. O seu estudo ao longo de toda a vida sobre o agente responsável levou à descoberta do retrovírus *Rous Sarcoma Virus* (RSV). M Delbrück, AD Hershey e SE Luria obtiveram o Prémio Nobel em 1969 por terem elucidado o ciclo de replicação dos vírus e a sua estrutura genética. D Baltimore, R Dulbecco e HM Temin obtiveram o Prémio Nobel em 1975 pela descoberta da interação de vírus tumorais com o ADN da célula hospedeira, o que levou à descrição dos proto-oncogenes celulares. Em 2008, o Prémio Nobel da Fisiologia ou Medicina foi atribuído, em parte, a H zur Hausen pelos seus estudos sobre os *papilomavírus* humanos (HPV) e o seu papel no desenvolvimento do cancro do colo do útero. A outra parte foi atribuída a dois cientistas franceses, FB Sinoussi e L Montagnier, pela sua descoberta do *vírus da imunodeficiência humana* (VIH) causador da SIDA.

i) VACINAS PREVENTIVAS CONTRA O CANCRO

É óbvio que prevenir uma doença é mais desejável do que ficar doente e merecer tratamento. As vacinas virais que têm um efeito de prevenção em certos tipos de cancro são uma história de sucesso.

O vírus da hepatite B (VHB) foi descoberto em 1967 pelo laboratório de BS Blumberg. Em 1969, foi postulada uma associação com o cancro primário do fígado (carcinoma hepatocelular (CHC)). Existem cerca de 400 milhões de pessoas em todo o mundo que são portadoras do VHB. Algumas delas correm o risco de desenvolver doença hepática crónica e CHC. O CHC é a terceira causa mais comum de morte por cancro nos homens e a sétima nas mulheres. Para a OMS, a prevenção vacinal do CHC era um dos dois programas mais importantes de controlo do cancro, juntamente com os projectos de cessação do tabagismo. Em menos de duas décadas após a aprovação da vacina contra o VHB, esta passou a ser utilizada em todo o mundo e a incidência de um cancro comum e mortal diminuiu.

Existem outros cancros relacionados com agentes infecciosos: EBV associado ao linfoma de Burkitt endémico e ao carcinoma nasofaríngeo, HTLV-1 associado à leucemia/linfoma de células T do adulto (ATL), Helicobacter pylori associado ao linfoma do tecido linfoide associado à mucosa (MALTOMA) e ao cancro gástrico, HPV associado ao cancro do colo do útero e a outros cancros anogenitais.

Em 2006, a FDA aprovou uma vacina *(Gardasil)* contra o HPV. Outra vacina *(Cervarix)* contra o HPV foi aprovada em 2007. Ambas as vacinas consistem em partículas semelhantes a vírus (VLPs) que contêm proteínas LI recombinantes derivadas do HPV. A *Gardasil* tetravalente contém proteínas LI do HPV 6,11,16 e 18, enquanto a *Cervarix* bivalente contém proteínas LI do HPV 16 e 18.

A utilização generalizada de vacinas profilácticas contra o VHB e o VPH resultará numa clara diminuição da prevalência destes dois vírus na população humana.

iiVÍRUS JONCOLÍTICOS

A terapia com vírus oncolíticos (OVT) é uma modalidade emergente de tratamento biológico do cancro que utiliza vírus com capacidade de replicação para destruir as células cancerígenas. A boa notícia é que esses vírus se replicam seletivamente nas células cancerosas e danificam o tecido canceroso sem causar danos aos tecidos normais (7). Os vírus oncolíticos (VO) e os seus efeitos em doentes com cancro têm sido observados ao longo do último século. Nas décadas de 1950 e 1960, houve uma atenção crescente a este tipo de vírus e uma procura de agentes mais adequados para aplicação clínica (8).

Na altura, dois pioneiros neste domínio eram WA Cassel de Atlanta (EUA) e J Lindenman de Zurique (Suíça) (quadro 31). Cassel tinha descoberto as propriedades anti-neoplásicas e imuno-estimulantes específicas do vírus *da doença de Newcastle* (NDV) das aves (9), enquanto Lindenman tinha trabalhado sobretudo com o *vírus da gripe* humana. Ambos descreveram o fenómeno da oncólise viral *in vitro* e *in vivo* e descobriram a importância da imunidade antitumoral pós-oncólise. Cassel dedicou-se posteriormente ao desenvolvimento e aplicação de vacinas oncolisadas baseadas em NDV para o tratamento de doentes com melanoma em fase inicial (8). Lindenman descobriu o interferão de tipo I como agente antiviral (10). Os marcos do quadro 32 terminam com S van Gool, de Lovaina (Bélgica), que em 2015 descreveu em pormenor, num modelo ortotópico de glioma de ratinho, a morte celular imunogénica induzida por NDV (ICD) e as suas consequências para a indução de uma poderosa resposta imunitária protetora antitumoral (11). S Van Gool juntou-se à nossa instituição IOZK em Colónia (Alemanha) em 2016.

No quadro 33 são apresentados exemplos de vírus oncolíticos. Alguns vírus, como o *HI parvovírus, o reovírus, o NDV, o vírus da papeira* e *o vírus da leucemia de Moloney* (MLV) têm uma preferência natural pelas células cancerosas. Outros, como o *vírus do sarampo* (MeV), *o adenovírus* (HAdV), *o vírus da estomatite vesicular* (VSV), *o Vaccinia* (VV) e *o vírus do herpes simples* (HSV), podem ser modificados para se tornarem específicos do cancro.

Para mais pormenores sobre as diferentes famílias de OVs e sobre aspectos de segurança, recomendamos uma excelente revisão (12). SJ Russel fez uma revisão sobre os vírus RNA oncolíticos (13) e sobre a história dos vírus oncolíticos (14).

Mais recentemente, o conceito de terapia com OV passou da atividade oncolítica dos vírus como sendo importante para o efeito terapêutico para a resposta imunitária pós-oncolítica induzida. Assim, existe uma sobreposição entre a terapia com OV e a imunoterapia (15,16). Por último, uma revisão recente aborda o T-VEC e outros vírus oncolíticos que estão prestes a ser aprovados como medicamentos (17).

B. A IMPORTÂNCIA DOS INTERFERÕES DE TIPO I

A importância do IFN de tipo I, descoberto por J Lindenman (1974, quadro 31) e os seus efeitos no sistema imunitário não podem ser subestimados. A introdução e a utilização clínica dos IFN constituem um dos principais avanços da oncologia nas últimas três décadas. Nos anos 80, assistiu-se à introdução clínica destes fármacos altamente purificados como os primeiros produtos da biotecnologia para o tratamento do cancro. Os anos 90 foram marcados por uma expansão da utilização clínica e por uma melhor compreensão dos acontecimentos moleculares que influenciam as acções biológicas.

i) TUMORES QUE RESPONDEM À TERAPÊUTICA COM IFN

Os IFN estão atualmente autorizados em mais de 50 países para o tratamento de várias doenças virais, malignas e imunitárias. Na LMC, melanoma, carcinoma de células renais, carcinoma da bexiga, sarcoma de Kaposi, leucemia de células pilosas, linfomas, mieloma, policitemia vera, carcinoma basocelular localmente avançado e trombocitemia essencial, os interferões têm valor terapêutico. Por exemplo, a sobrevivência média de todos os doentes com LMC tratados com IFN-a2 foi de aproximadamente 6 anos, mas mais de 90% dos doentes com resposta citogenética completa estavam em remissão aos 10 anos (18).

ii) TUMORES QUE NÃO RESPONDEM À TERAPIA IFN

A maioria dos tumores humanos, em particular os carcinomas, não responde à terapia com IFN. De seguida, discutiremos os mecanismos de fuga das células tumorais e também dos vírus. Para compreender melhor os mecanismos subjacentes, é necessário compreender os aspectos moleculares dos receptores e da sinalização do interferão, dos genes estimulados pelo interferão (ISGs) e das proteínas reguladas pelo interferão e os seus efeitos celulares (apoptose, imunoregulação, inibição da angiogénese).

Os IFN ligam-se a receptores de superfície celular, que são proteínas transmembranares, e desencadeiam a sinalização através dos seus domínios citoplasmáticos. As células de todas as linhagens, exceto os eritrócitos maduros, expressam receptores para IFN de tipo I e de tipo II. Os receptores de IFN de tipo I têm duas subunidades. Ambas são necessárias para ligar o ligando IFN-a ou -B com elevada afinidade. O evento crítico no desencadeamento do processo de sinalização para os IFN de tipo I e de tipo II é a dimerização dos receptores, que resulta em cascatas de fosforilação da tirosina.

Existem mais de 300 proteínas ISG induzidas e reguladas por transcrição através das vias de sinalização do IFN. Estas determinam acções antitumorais e imunoreguladoras e têm efeitos antivirais. A supressão dos IFN e dos seus produtos genéticos estimulados nas e pelas células malignas está a emergir como um importante contributo para o desenvolvimento do cancro humano. Por exemplo, a mutação de um gene da via de resposta ao IFN, RNAse L, aumenta o risco de cancro da próstata (19). O silenciamento epigenético e genético da sinalização do IFN ou da expressão de ISG também influencia provavelmente o desenvolvimento do tumor (20).

iii)VÍRUS ONCOLÍTICOS E OUTROS AGENTES COMO INDUTORES DE IFN

As células do sistema imunitário inato expressam receptores de reconhecimento de padrões (PRRs) que detectam ácidos nucleicos virais e iniciam respostas antivirais do hospedeiro. Os receptores do tipo Toll (TLRs) estão ligados à membrana, enquanto os receptores do tipo RIG-I (RLRs) estão presentes no citoplasma da célula.

O NDV, um potente indutor de IFN de tipo I, é um agonista do RIG-1 (no homem) e do MDA-5 (nas aves) (21). O RGT100 (Rigontec) é um oligonucleótido sintético e um ligando do RIG-1 que está a ser avaliado em estudos clínicos de fase 1/II (22). Exemplos de agonistas dos TLR em desenvolvimento clínico são o Poly-ICLC (Oncovir) (TLR3), o Imiquimod (3M Pharmaceuticals) (aprovado) (TLR7) (17) e o oligonucleótido MGN-1703 (Mologen) (TLR9) (23).

As células dendríticas podem funcionar como uma ligação entre os sistemas de imunidade inata e adaptativa (24). São uma fonte primária de produção de IFNs. A sua maturação é também influenciada pelos IFNs (24). A infeção viral ou os oligonucleótidos virais (22), como o ARN ou o ADN de cadeia dupla (ds) ou de cadeia simples (ss) ou as proteínas do envelope viral (25), podem desencadear a resposta de IFN de tipo I. A indução do gene do interferão de tipo I envolve a família de factores de transcrição do fator regulador do interferão (26). A proteína HN do NDV também ativa a expressão de TRAIL nas células e desencadeia a ativação das células NK através de NKp46 (25,27).

As proteínas reguladas pelo interferão exercem múltiplas funções: Algumas contribuem para a apoptose, por exemplo, TRAIL, FasL, IRF-1, RNAse L, OAS, PKR (28,29). Outras contribuem para a resposta imunitária, por exemplo, MHC de classe I e II, LMP-2, LMP-7, TAP, CEA, TAG-72, quimiocinas CCL, quimiocinas CXC e CXCL (30, 31). Outras proteínas induzidas contribuem para a inibição da angiogénese, por exemplo, a diminuição de bFGF, VEGF e IL-8, CXCL-9, CXCL-10 e CXCL-10 (32,33).

Estes factos demonstram a ligação íntima entre a resposta do interferão de tipo I e os mecanismos de regulação fisiológica em organismos multicelulares.

C. MECANISMOS DE EVASÃO IMUNITÁRIA

As células tumorais evoluem porque conseguem evitar a deteção ou destruição imunitária. Conseguem também resistir à apoptose e à supressão da tradução. Estas são respostas chave utilizadas pelas células normais para limitar a infeção por vírus. A Tabela 34 enumera alguns mecanismos de evasão imunitária exercidos pelas células tumorais. O simples facto de as células tumorais serem selecionadas para tais mecanismos de fuga é um forte argumento a favor de um papel da vigilância imunitária no desenvolvimento do tumor. Este facto foi contestado durante décadas, não só na instituição DKFZ, na qual estive envolvido no desenvolvimento de estratégias de imunoterapia, mas também noutros locais.

Entretanto, são famosos os três Es de imunoedição do cancro propostos por GP Dunn, LJ Old e RD Schreiber (34). Estes caracterizam três situações básicas na batalha entre o sistema imunitário e o cancro:

i) eliminação,

ii) equilíbrio, e

iii) fuga.

Para evitar o ataque do sistema imunitário, os tumores produzem citocinas imunossupressoras (frequentemente observadas no glioblastoma), recrutam células inibidoras, como as células T reguladoras (Tregs) ou as células supressoras derivadas de mielóides (MDSCs), regulam positivamente o PD-L1, regulam negativamente a expressão de AAT e/ou moléculas MHC ou expressam a enzima indolamina-2,3-dioxigenase (IDO).

Esta enzima leva à escassez de triptofano no ambiente tumoral e à paragem da proliferação de células T (35).

Para sobreviver num ambiente talvez hostil, as células tumorais também desenvolvem mecanismos de fuga contra os efeitos inibidores do crescimento dos interferões de tipo I (36), contra a sinalização indutora da apoptose (37) e contra outros mecanismos de controlo (38). Este é o calcanhar de Aquiles através do qual os OV têm a oportunidade de entrar, desenvolver-se, replicar-se e matar as suas células hospedeiras (39).

Os vírus também desenvolvem mecanismos de evasão imunitária. Para poderem sobreviver num hospedeiro permissivo, por exemplo, a espécie da qual o vírus derivou, os OVs tiveram de desenvolver mecanismos de evasão imunitária. Muitas das proteínas desenvolvidas pelos VCO nos seus respectivos hospedeiros para combater o seu sistema imunitário foram entretanto identificadas. Algumas delas são apresentadas no Quadro 33.

Os vírus naturais humanos com mecanismos imunossupressores não são adequados para induzir mecanismos imunogénicos de morte celular. Por conseguinte, é necessário produzir estirpes de vírus recombinantes sem os respectivos genes imunossupressores. Muitas vezes, são necessárias técnicas sofisticadas de engenharia genética para desenvolver um vetor viral recombinante com todas as propriedades necessárias: seletividade tumoral, competência de replicação, expressão de genes terapêuticos, antigenicidade, imunogenicidade, etc.

As células do sistema imunitário inato do sistema nervoso central (SNC) também expressam PRRs (por exemplo, TLRs, RIG-1, MDA-5) que detectam ácidos nucleicos virais e iniciam respostas antivirais do hospedeiro. No entanto, vários vírus emergentes (*Febre do Nilo* Ocidental, *Gripe A, Enterovírus 71, Ébola)* são reconhecidos e internalizados por receptores das células hospedeiras (TLR, MMR, DC-SIGN, CD62 e recetor Scavenger B) e escapam à vigilância imunitária (7). Muitos vírus ARN expressam proteínas virais que inibem a resposta do interferão antivírus de tipo I da célula hospedeira, promovendo assim a replicação do vírus e a encefalite. São exemplos a NS1 *(gripe A),* a VP 24 e a VP 35 *(ébola)* e a glicoproteína *(raiva) (7)* (quadro 33) (7).

O vírus aviário NDV tem a vantagem de, em hospedeiros não permissivos como os humanos, certas estirpes nativas terem

i) um perfil de segurança elevado (39,40),

ii) competência de replicação selectiva do tumor,

iii)capacidade oncolítica, e

iv)nenhum mecanismo de escape imunitário (38).

Em contrapartida, nos hospedeiros permissivos (aves), o vírus desenvolveu mecanismos de evasão imunitária. Estes mecanismos estão relacionados com a proteína V do vírus: Esta possui a capacidade de inibir o IFN-a e esta função inibitória está localizada no seu domínio carboxiterminal (41). A proteína V desempenha um papel importante na restrição da gama de hospedeiros (42). Nas aves, mas não no homem, tem como alvo o STAT1 fosforilado para bloquear a sinalização de IFN-I (43). É particularmente importante que a evasão imunitária pelo vírus Ébola dos primatas utilize exatamente as mesmas vias de sinalização através de RIG-1 e do recetor de interferão de tipo I (IFNRa) que o NDV nas aves (44). No homem, no caso do NDV, estes circuitos de sinalização conduzem à ativação imunitária, ao passo que no caso do *Ébola* a sua inibição através de duas glicoproteínas definidas (VP 24 e VP 35) tem efeitos devastadores (44).

D.CONCEITOS DE APLICAÇÃO DE VÍRUS ONCOLÍTICOS

A Tabela 35 enumera vários conceitos de aplicação in vivo de OVs. Como agentes únicos, podem ser aplicados por via intratumoral (se o tumor não for operável e puder ser direcionado), sistémica ou locorregional. Existem vários obstáculos a uma entrega eficaz do vírus oncolítico através da corrente sanguínea:

i) neutralização do vírus por factores séricos, como os componentes do complemento (46),

ii) sequestro pelo sistema fagocítico mononuclear ou extravasamento insuficiente.

A combinação de OV com células portadoras, como as células estaminais mesenquimais (47) ou as células T activadas (48), pode ser uma solução para determinadas aplicações de vírus. Outra possibilidade é combinar OVs com proteínas adaptadoras, como anticorpos biespecíficos ou imunocitocinas triespecíficas (ver abaixo, quadros 38,39).

O NDV (H) e vários outros OV induzem a morte celular imunogénica (ICD). Muitos componentes libertados pela CID têm um efeito pró-inflamatório e apoiam uma resposta imunitária contra os AAT libertados. Por conseguinte, é lógico tentar gerar a DCI em condições definidas ex *vivo* e, assim, criar uma vacina antitumoral.

WA Cassel, J Sinkovicz e outros realizaram, nas décadas de 1960 e 1970, estudos clínicos com vacinas oncolisadas em doentes com melanoma e outros tipos de cancro. Os seus resultados foram resumidos (8). Para todos estes pioneiros, não foi fácil efetuar tais estudos. A base científica era bastante fraca e o ceticismo ou mesmo a oposição dos clínicos era omnipresente.

Os OVs podem ser combinados com células tumorais ou TAAs para efeitos de vacinação antitumoral. A Tabela 34 enumera 3 possibilidades:

i) vacinas oncolisadas (8),

ii) vacina viva de células tumorais (ATV-NDV) (49),

iii)vacina DC pulsada com oncolisado (VOL-DC) (50).

As vacinas de oncolisado foram desenvolvidas na década de 1960, a vacina ATV-NDV na década de 1990 e a vacina VOL-DC em 2010. Cada etapa do desenvolvimento baseou-se num conceito diferente de aumento da imunogenicidade da vacina. Primeiro, foi a combinação de um vírus com um lisado de tumor. A segunda etapa seguiu o conceito de que uma vacina de células vivas é superior a um lisado de células. Por fim, a célula tumoral viva foi substituída por uma CD profissional como APC que apresenta os AAT do oncolisado processado.

E. TERAPIA DIRECCIONADA COM NDV ONCOLÍTICO

O NDV oncolítico tem sido aplicado no tratamento do glioblastoma multiforme (GBM). O GBM ou glioma de grau IV é uma das formas mais letais de cancro do cérebro humano. As vias de sinalização responsáveis pela iniciação, migração e invasão do glioma de alto grau estão a ser elucidadas. A proliferação anormal e o comportamento agressivo de invasão do GBM estão associados a uma sinalização aberrante da proteína Rael.

A este respeito, é de particular interesse o facto de se ter demonstrado que o NDV interage com o Rael (51). Utiliza a Rael na entrada viral, na indução de sincícios e na reorganização da actina da célula infetada como parte do processo de replicação. Em última análise, o stress intracelular na célula de glioma infetada conduz à morte celular (52).

O quadro 36 enumera as diferentes vias que o NDV pode atingir nas células tumorais de GBM humano:

i) vias de apoptose,

ii) vias de paragem do ciclo celular,

iii)Vias de sinalização Rael e

iv)vias de sinalização RIG-1 e IFNRa.

O NDV medeia o seu efeito oncolítico através de vias de morte celular intrínsecas e extrínsecas dependentes da caspase (53). A apoptose induzida pelo NDV depende da regulação positiva do TRAIL e da ativação da caspase, especialmente em células resistentes à apoptose (54). Isto provoca a abertura dos poros de transição da permeabilidade mitocondrial e a perda do potencial da membrana mitocondrial, levando à ativação do processo de apoptose (55). As vias de stress MAPK e ER também desempenham um papel importante na oncólise mediada pelo NDV (37,53).

Curiosamente, o NDV pode exercer atividade oncolítica também contra células cancerígenas hipóxicas, o que é de relevância clínica (56). Além disso, a seletividade tumoral da replicação do NDV foi atribuída a defeitos das células tumorais na defesa antiviral (57,58). Esses defeitos envolviam a resposta intracelular precoce iniciada por RIG-1, bem como a resposta tardia em circuito de feedback ao IFN de tipo I segregado, iniciada pelo recetor de membrana IIFNR de tipo I (36).

Importante foi também a descoberta em 2000 (59) de que a infeção por VDN induz uma atividade coestimuladora independente de B7-I/B7-2 em células de melanoma humano. Este facto permitiu quebrar a tolerância de uma linha de células T helper específicas do melanoma.

A soma de todas estas propriedades faz do NDV um agente biológico interessante para ultrapassar o escape imunitário e quebrar as resistências à terapêutica (38).

F. MARCOS NO DESENVOLVIMENTO MODERNO DA OVOTERAPIA

Em 2014, a revista "Frontiers in Immunology" dedicou um livro eletrónico ao tema oportuno: "Harnessing oncolytic virus-mediated antitumor immunity" (60). Os editores do tópico foram P Fournier e V Schirrmacher. Doze artigos de peritos do Canadá, Alemanha e EUA abordaram os seguintes aspectos:

i) A oncólise viral e a resposta imunitária,

ii) respostas imunitárias anti-tumorais pós-oncolíticas,

iii)aproveitar os OVs com outros agentes,

iv)entrega de OVs,

v) combinação de OVs com moduladores farmacológicos e/ou quimioterapia.

Concluímos que foi notável a forma como os peritos na matéria estavam de acordo ao sublinharem a importância potencial dos OVs para a imunidade anti-tumoral mediada por células T sistémicas.

O Quadro 37 enumera os marcos do desenvolvimento moderno da viroterapia oncolítica. Foram necessários cerca de 25 anos para desenvolver o primeiro VCO T-VEC aprovado. Em 1991, *o vírus Herpes Simplex* (HSV) foi geneticamente modificado pela primeira vez para gerar um mutante com neurotoxicidade reduzida. Em 1997, foi introduzido um promotor/capacitador de albumina num vetor de HSV para combater o hepatoma. Em 2001, o HSV foi modificado com transgenes que codificam IL-12 e GM-CSF para melhorar o recrutamento de células T e a estimulação imunitária. O primeiro estudo clínico com aplicação intralesional de T-VEC teve início em 2009. Em 2015, o T-VEC foi o primeiro OV aprovado para a imunoterapia do melanoma.

As barreiras que afectam a eficácia da terapêutica com OV podem existir não só no sangue, mas também no interior de uma massa tumoral sólida. Estas podem impedir a disseminação óptima do vírus. Essas barreiras são:

i) matriz extracelular (ECM),

ii) pressão do tecido intersticial,

iii)efeitos imunitários inatos ou adquiridos do hospedeiro.

Pode conseguir-se uma disseminação mais eficaz através de OV que codifiquem enzimas de degradação da MEC ou proteínas de combate ao sistema imunitário. Podem ser obtidos efeitos semelhantes com fármacos antifibróticos ou com fármacos imunossupressores, como a ciclofosfamida em doses baixas (61).

A lista do quadro 37 refere-se aos OV *do vírus do herpes simples* (HSV), *do adenovírus* (AdV), *do vírus do sarampo* (MeV) e *do vírus da vacina* (VV). Foram envidados muitos esforços para ultrapassar as barreiras mencionadas e melhorar a eficácia da terapêutica com VCO (7). Estes incluem:

1. Melhorias na especificidade e na seletividade tumoral através da orientação translacional (1991), da orientação transcricional (1997), da orientação transduccional (2005) ou da orientação por microRNA (2008).

2. Melhoria da potência através da ativação de pró-fármacos (1998), da estimulação imunitária (2001), da radioviroterapia (2004) ou da incorporação de proteínas de degradação da matriz (2006).

3. Melhoria da entrega e da propagação através da adição de fármacos imunossupressores (1999), da utilização de transportadores celulares (2006), da proteção com polímeros (2008) e da utilização de ácido nucleico

infecioso (2011).

Para mais pormenores, ver a excelente revisão de SJ Russel et al. (7).

O ano de 2015 foi marcado por dois marcos importantes:

i) aprovação pela FDA do primeiro OV (T-VEC) para aplicação clínica,

ii) aprovação pelas autoridades alemãs da vacina VOL-DC para aplicação pela IOZK, Colónia.

Este último inclui a produção de NDV de acordo com as diretrizes GMP. O IOZK é a primeira instituição que conseguiu produzir NDV oncolítico puro de alta qualidade.

O Quadro 38 enumera os progressos efectuados na última década para produzir novos vírus recombinantes de NDV com genes terapêuticos adicionais. As estratégias podem ser classificadas da forma acima descrita:

1. Melhorias em termos de especificidade: direcionamento para as AAT (2008, 2013, 2015).

2. Melhorias em termos de potência: introdução de citocinas imunoestimuladoras como GM-CSF (2007), IL-2 (2008) e IL-15 (2017) ou do ligando coestimulador ICOSL (2017), combinação da oncólise com a supressão da angiogénese (2008), orientação para as vias da apoptose através de TRAIL (2014), Fas (2015), apoptina (2012) ou p53 (2016), introdução do antagonista do interferão NS1 (2009).

3. Melhorias na entrega e disseminação: aumento da atividade da proteína de fusão (2010, 2013) e do direcionamento dos pró-fármacos (2013).

A tabela inclui os números de identificação da biblioteca PubMed (PMID) dos respectivos manuscritos originais.

G. VACINAS ANTI-CANCRO MODIFICADAS POR VÍRUS:

A MINHA CONTRIBUIÇÃO PARA A TERAPIA COM VÍRUS ONCOLÍTICOS

Nos nossos estudos, a replicação selectiva tumoral do NDV foi associada a defeitos das células tumorais na defesa antiviral (57). A resistência das células normais e a suscetibilidade das células tumorais à infeção por NDV correlacionaram-se com a expressão celular de RIG-1, IRF3, IFN-8 e IRF7 (62). Além disso, verificou-se um papel importante do recetor de superfície celular para a resposta de interferão de tipo I, IFNRa (36).

i) A VACINA AUTÓLOGA CONTRA TUMORES DE CÉLULAS VIVAS MODIFICADA POR VÍRUS ATV-NDV

O nosso trabalho sobre a vacina contra tumores modificada por NDV, ATV-NDV, começou em 1986 (63). No modelo de tumor ESb acima mencionado, que estabelecemos para estudar as metástases do cancro, observámos que a vacinação pós-operatória com células tumorais modificadas por vírus, mas não com células tumorais não modificadas, tinha um efeito profilático contra o crescimento de metástases. Este efeito deveu-se ao estabelecimento de uma imunidade anti-tumoral sistémica específica (64).

Verificou-se que a modificação de células tumorais com uma dose baixa de NDV provoca um aumento da resposta CTL específica do tumor (65). Este efeito resultou da cooperação das células T imunes CD4+ e CD8+ (66). Finalmente, em 1990, pudemos demonstrar que a potenciação da resposta CTL específica do tumor era mediada pela indução de interferão-α/β (67).

CAIXA 10 1988 Os cirurgiões confrontados com a imunoterapia

Melhorias desde 1978

Foi mais ou menos nesta altura que iniciámos os estudos de translação, primeiro com células tumorais humanas e células imunitárias humanas *ex vivo*. Mais tarde, desenvolvemos protocolos para a conceção de uma vacina autóloga de células tumorais vivas, inactivada por irradiação, semelhante à vacina ATV-NDV do rato (68). Verificou-se que a modificação de células tumorais humanas através da infeção por vírus é uma forma eficiente e segura de produzir uma vacina contra o cancro com propriedades imunoestimuladoras pleiotrópicas quando se utiliza o NDV (69).

Por isso, tentámos convencer os parceiros clínicos a realizar estudos de aplicação clínica. Um dos primeiros colegas interessados foi o cirurgião Prof. P. Schlag. Os comités de ética autorizaram a realização desses estudos. Tínhamos insistido em realizar a imunização ativa específica (ASI) apenas na situação de adjuvante pós-operatório, com base na nossa convicção de que o sistema imunitário do doente tinha de estar tão intacto quanto possível para reagir à vacinação antitumoral específica.

CAIXA 11 1990 - 2008 Estudos clínicos

Foram também realizados estudos ASI pós-operatórios em doentes com cancro da mama operadas primariamente, com a ajuda do Prof. G Bastert e do Dr. T Ahlert. Utilizámos uma janela pós-operatória de 4 semanas para iniciar a vacinação antes do início da quimioterapia padrão. Os resultados, publicados em 1997 (70), revelaram que a ATV-NDV parecia ser eficaz, desde que o número de células tumorais e a viabilidade das células tumorais da vacina produzida individualmente cumprissem os parâmetros definidos.

Outro estudo clínico que merece ser mencionado é o estudo ASI pós-operatório efectuado em doentes com glioblastoma multiforme (GBM). O estudo foi iniciado pelo meu colega Dr. C Herold-Mende em 1995. Muitos clínicos pensaram que seria ridículo tentar este procedimento em doentes com GBM devido ao problema da barreira hemato-encefálica. C Herold-

Mende tinha melhorado o procedimento para produzir a vacina ATV-NDV. Em vez de utilizar células de amostras de cancro recém-operadas com depleção de linfócitos infiltrados - o procedimento padrão até essa altura - , utilizou células tumorais de culturas de células autólogas, um procedimento difícil que conseguiu aperfeiçoar.

O objetivo do estudo era avaliar a exequibilidade, a segurança e o benefício clínico. Os resultados foram os seguintes: A mediana da sobrevivência livre de progressão dos doentes vacinados (n = 23) foi de 40 semanas versus 26 semanas em 87 doentes de controlo não vacinados do mesmo período de tempo e da mesma clínica. A mediana da sobrevivência global (OS) foi de 100 semanas (versus 49 semanas no grupo de doentes de controlo, p < 0,001). No grupo vacinado, a monitorização imunitária revelou aumentos significativos da reatividade cutânea de hipersensibilidade de tipo retardado (DTH), do número de células T de memória reactivas ao tumor no sangue e do número de linfócitos T CD8+ infiltrantes do tumor (TILs) em cortes de tecido congelado de recorrências de GBM. Além disso, registou-se uma remissão completa de um tumor cerebral remanescente não ressecável (71).

CAIXA 12 2006 Um caso único invulgar de imunoterapia para GBM

Finalmente, conseguimos, juntamente com P Schlag, realizar um ensaio clínico prospetivo e aleatório. O estudo foi iniciado no princípio da década de 1990. Investigou a eficácia da vacinação ATV-NDV após a ressecção hepática para metástases hepáticas de CRC como um método de prevenção terciária. Foram vacinados 25 destes doentes com CRC de estádio IV e comparados com um número semelhante de doentes de controlo não vacinados.

Após um período de seguimento excecionalmente longo de 9-10 anos, não se verificou qualquer diferença significativa entre o grupo vacinado e o grupo de controlo. No entanto, quando se estratificou a localização do tumor, verificaram-se diferenças significativas entre os doentes vacinados com carcinoma do cólon e do reto. Apenas se observou um benefício significativo da vacinação nos doentes com cancro do cólon. No grupo de controlo, 78,6% dos doentes tinham morrido, enquanto no grupo vacinado apenas 30,8% dos doentes tinham morrido. Os resultados do ensaio, publicados em 2009, fornecem provas clínicas do valor e do potencial de melhoria da sobrevivência global (OS) a longo prazo da vacina autóloga contra o cancro ATV-NDV (72).

Em 2014, foi apresentada uma explicação para o mecanismo básico subjacente a este resultado notável (49). Sugere que a vacina foi capaz de reativar MTCs reactivos ao cancro pré-existentes e que a sua persistência ao longo de muitos anos impediu o crescimento de metástases.

CAIXA 13 2008 Simpósio de aposentação e festa de despedida

---

ii) A VACINA DE CÉLULAS DENDRÍTICAS MODIFICADAS POR NDV VOL-DC

Após a minha reforma oficial no DKFZ (Heidelberg, Alemanha) em 2008, não estava preparado para a reforma geral. Queria continuar a trabalhar nos temas em que estava empenhado. Felizmente, encontrei um lugar adequado no Centro Imunológico e Oncológico (IOZK) em Colónia, na Alemanha. O Diretor Executivo, Dr. W. Stuecker, e os seus colegas clínicos criaram esta instituição única em 1985. Desde 2005, trabalham com NDV, células tumorais autólogas e DCs derivadas de doentes.

A medicina personalizada é um conceito básico no IOZK. Inclui combinações de vacinação anti-cancro com outras modalidades de tratamento, em particular com hipertermia local e com inibidores do ponto de controlo imunitário. O certificado GMP obtido em 2015 inclui o NDV. Este vírus foi produzido em todo o mundo pela primeira vez sob as diretrizes rigorosas dos bons procedimentos de fabrico (BPF).

A vacina VOL-DC que desenvolvemos no IOZK pode ser considerada uma vacina de segunda geração após a vacina de primeira geração ATV-NDV. A utilização de um oncolisado de ATV-NDV e a sua pulverização em DCs tem duas vantagens:

1. já não é necessário qualquer passo de irradiação para inativar as células tumorais vivas e

2. a substituição de células tumorais vivas irradiadas mas viáveis por DCs produz outro tipo de vacina de células vivas que tem a capacidade de gerar de novo células específicas de AAT a partir de células T naïve.

iii)IMUNOTERAPIA INDIVIDUAL MULTIMODAL CONTRA O CANCRO

A imunoterapia individual multimodal contra o cancro realizada no IOZK consiste basicamente em duas etapas:

a) Primeiro passo: monitorização imunitária e modulação/condicionamento imunitário

A imunização específica ativa de doentes com cancro requer um sistema imunitário competente e não desregulado. Por conseguinte, antes de os doentes do IOZK receberem vacinas específicas, o seu sistema imunitário é avaliado em profundidade e modulado, se necessário. A modulação/condicionamento imunitário é feita por electro-hipertermia modulada (mEHT) combinada com a aplicação sistémica (i.v.) de NDV (73).

A mEHT é utilizada de forma a que a temperatura do tecido se eleve para 38,5 a 40,5° C. A mEHT é aplicada local ou sistemicamente, dependendo da situação clínica. A mEHT é combinada com a viroterapia oncolítica sistémica com base nas observações de que a mEHT pode melhorar o direcionamento do vírus para o tumor (74) e a replicação do vírus (75). A infeção viral das células tumorais e a hipertermia com uma radiofrequência de 13 MHz provocam uma resposta de stress do retículo endoplasmático (RE), modificam as propriedades de superfície das células tumorais e induzem mecanismos de morte celular tumoral imunogénica (DCI) (76).

A aplicação sistémica de NDV pode ter os seguintes efeitos positivos

i) indução de IFN-α/β; isto inibe a secreção de citocinas Th2 (IL-4 e IL-5), estimula as células Thl e neutraliza as células Treg (77),

ii) indução de CID (76), e

iii)preparação de células T helper reactivas ao oncolisado viral (VOL), que podem ser

monitorizada por um ensaio ELISPOT in vitro (78).

b) Segunda etapa: Imunização ativa específica com VOL-DC

O segundo passo deste tratamento multimodal consiste na vacinação autóloga ativa específica anti-tumoral. A vacina VOL-DC consiste em DCs derivadas do doente combinadas com um oncolisado viral. O oncolisado viral (VOL) serve para a programação, polarização e transferência de informação TAA das DCs. Decidimos utilizar o tumorlysate em vez de TAAs definidos para produzir APCs profissionais com base numa série de estudos prévios. Estes revelaram

i) que o tumor-lisado pode servir como fonte de TAAs,

ii) que as DCs pulsadas com tumor como APCs não induzem reatividade autoimune

iii)que o lisado tumoral é fisiológico e torna desnecessária a purificação dos TAAs.

Para evitar uma polarização incorrecta das respostas das células T auxiliares, decidimos introduzir os chamados "sinais de perigo" na vacina de CD através da infeção por vírus. Após o carregamento de DCs com VOL, estas são infectadas pelo NDV. O ARN estranho não encapsulado no citoplasma da CD infetada é um Padrão Molecular Associado ao Agente Patogénico (PAMP) que estimula os receptores RIG-1, induz uma forte resposta IFN de tipo I e imunidade inata (79). Outras caraterísticas do NDV estão relacionadas com a resposta imunitária:

i) regulação positiva das moléculas MHC I (80),

ii) ativação das células NK (27),

iii)ativação de monócitos e macrófagos (81,82),

iv)reprogramação e polarização de DCs (83),

v) coestimulação de células T CD4+ (59) e CD8+ (84).

A IOZK dispõe de uma instalação de BPF na qual as células tumorais derivadas de espécimes operados pelo doente são propagadas em cultura celular. Após a infeção por NDV e a oncólise viral, o material é liofilizado para ficar desprovido de células tumorais viáveis e depois co-incubado com DCs imaturas de uma cultura de curta duração de uma amostra de glóbulos brancos do doente. Após uma nova etapa de maturação, a vacina está pronta para aplicação intradérmica no doente. O processo de diferenciação de monócitos aderentes (CD14++,CD86+,CD209-,CD83-) através de DCs imaturas semi-aderentes (CD14+,CD86+,CD209++,CD83-) para DCs maduras flutuantes (CD14-,CD86++,CD209+,CD83++) é seguido por citometria de fluxo.

Testes funcionais: Um estudo com células T de memória de doentes com cancro da mama comparou a capacidade estimuladora das VOL-DCs com a das DCs pulsadas com tumor. A estimulação com VOL-DCs mostrou um aumento da expressão de moléculas coestimuladoras e respostas IFNyELISPOT mais elevadas. Os sobrenadantes de co-culturas de MTCs e VOL-DCs continham títulos aumentados de IFN-a e IL-15 (85). Assim, as VOL-DCs foram superiores às DCs pulsadas com tumor e estimularam potentemente os MTCs reactivos ao cancro de doentes com cancro.

c) Efeitos secundários da imunoterapia multimodal no IOZK

A maior parte dos efeitos secundários foram moderados (critérios comuns de citotoxicidade de grau 1-2) com eventuais sintomas gripais de curta duração (febre, dores de cabeça e arrepios). Não se registou qualquer impacto negativo na qualidade de vida.

d) Resultados clínicos de casos únicos ou estudos de séries de casos

Desde 2005, mais de 2000 doentes com cancro foram tratados com terapias biológicas. Entre estes, havia mais de 70 tipos diferentes de cancro. Nos últimos dois anos, registou-se um aumento constante de doentes com GBM e também de crianças com Glioma Pontino Intrínseco Difuso (DIPG). Este aumento de doentes com GBM e DIPG deve-se ao recrutamento do neuro-oncologista pediátrico S van Gool, da Universidade de Lovaina (Bélgica), que entrou para o IOZK em setembro de 2015.

As crianças com DIPG têm uma taxa de sobrevivência de 5 anos de <1%. A mediana da sobrevivência global das crianças diagnosticadas com DIPG é de aproximadamente 9 meses. É ainda muito cedo para fazer uma declaração geral sobre o efeito da imunoterapia exercida no IOZK nesta doença fatal, embora estejamos optimistas quanto a uma melhoria.

Podemos resumir os novos resultados de um estudo retrospetivo de séries de casos de doentes adultos com GBM tratados no IOZK entre 2006 e 2010. A OS mediana de 10 doentes operados recentemente diagnosticados foi de 30 meses em comparação com 14,6 meses após radio/quimioterapia padrão de acordo com o protocolo Stupp. A sobrevivência a 5 anos de GBM primário operado na série atual com imunoterapia combinatória é de quase 20% (73).

Além disso, publicámos recentemente dois casos únicos notáveis. Um descreve a remissão a longo prazo do cancro da próstata com metástases ósseas extensas (86), o outro relata a sobrevivência a longo prazo de um doente com cancro da mama com metástases hepáticas extensas (78).

iv)PROTEÍNAS ADAPTADORAS MULTIESPECÍFICAS ORIENTADAS PARA O NDV

O quadro 39 apresenta exemplos de proteínas adaptadoras.

a) Melhoria do direcionamento para o tumor

Para melhorar a especificidade da seleção de alvos tumorais e reduzir os efeitos secundários, desenvolvemos no passado proteínas de fusão recombinantes que se ligam com um braço à proteína hemaglutinina-neuraminidase (HN) do NDV. A engenharia genética permitiu clonar os genes vL e vH de um mab anti-HN neutralizante do NDV e produzir a partir destes, com a ajuda de um ligante, um local de ligação de Fv de cadeia única (scFv) (anti-HN). A fusão de um c-DNA que codifica a IL-2 humana permitiu a introdução de um novo segundo sítio de ligação específico. A IL-2 liga-se com elevada afinidade à cadeia a do recetor de IL-2 humano (IL-2Ra). Este é expresso numa variedade de linfomas humanos induzidos pelo HTLV. Com estas linhas celulares, realizámos estudos de prova de princípio *in vitro* e, posteriormente, *in vivo,* sobre o redireccionamento do NDV para o tumor. A ligação das células tumorais ocorreu através de IL-2R e IL-2 da proteína adaptadora ligada à HN neutralizada. Foi tranquilizador o facto de esta nova ponte entre o vírus e a célula tumoral ter permitido que a proteína F do VDN se fundisse com a membrana da célula tumoral, de modo a permitir a infeção e a replicação do vírus. As experiências de redireccionamento in vivo revelaram que esta abordagem reduziu os efeitos secundários tóxicos para o fígado do vírus após a aplicação de doses elevadas (87).

b) Proteínas adaptadoras ligadas à vacina ATV-NDV: entrega de 3 sinais de ativação das células T para produzir uma atividade antitumoral independente dos AAT

Produzimos também uma proteína de fusão tri-específica para a co-estimulação das células T. Continha um sítio de ligação anti-HN para se ligar a células vacinais infectadas com NDV (por exemplo, ATV-NDV) e dois outros sítios de ligação: anti-CD28 (para emitir o sinal coestimulatório 2a) e IL-2 para visar o recetor de IL-2 (CD25, para emitir um sinal coestimulatório 2b). Além disso, criámos as seguintes proteínas de fusão biespecíficas para a ativação de células T: anti-HN-anti-CD3 (para emitir o sinal 1) e anti-HN-anti-CD28 (para emitir o sinal coestimulador 2a). Cada sítio de ligação nas proteínas de fusão é monovalente e, como tal, não pode causar a ligação cruzada do recetor e a ativação celular. Isto só ocorre na presença de células da vacina ATV-NDV, onde múltiplas moléculas HN na membrana plasmática permitem a agregação das proteínas de fusão, a ligação cruzada com as células T e a agregação do recetor ou co-recetor de células T e a ativação das células T.

As novas proteínas de fusão foram primeiro testadas *in vitro*. Para tal, concebemos o chamado ensaio de neutralização tumoral. Este consiste numa monocamada de células tumorais. A esta cultura de células adicionámos células mononucleares do sangue periférico humano (PBMC) ou células T purificadas e a vacina tumoral como células estimuladoras. As células da vacina tumoral consistiam em células tumorais irradiadas infectadas com NDV com ou sem as proteínas de fusão acima referidas. As células T podiam assim ser activadas de forma não específica pelos sinais combinados exercidos pelo NDV, anti-CD3 (1), anti-CD28 (2a) e IL-2 (2b) (88-

90).

Foram necessários cerca de 3 dias de co-cultura para a ativação total das células T e 2 dias adicionais para a destruição da monocamada tumoral. Esta atividade antitumoral não específica induzida pelos sinais acima referidos foi mediada pelas próprias células T activadas e por factores solúveis segregados (91). Após a transferência das células T activadas para uma segunda monocamada tumoral, esta foi igualmente destruída. Este procedimento pode ser repetido durante um período de cerca de 10 dias. A resposta mais duradoura das células T neste ensaio exigia os três sinais de ativação (88).

Esta atividade antitumoral das células T independentes do TAA (91) pode ser muito útil em casos de fuga imunitária do tumor através da perda da expressão do TAA.

c) Proteína adaptadora anti-CD28 ligada ao ATV-NDV que provoca uma forte co-estimulação de células T anergizadas específicas do TAA em doentes com carcinoma colorrectal com metástases em fase avançada

Num estudo clínico piloto de fase I de escalonamento da dose, 14 doentes com CRC com doença de última geração, que já não podiam ser operados com intenção curativa, foram tratados com a vacina ATV-NDV à qual foram ligadas diferentes quantidades da proteína adaptadora anti-HN-anti-CD28. Não foram observados eventos adversos graves. Com a dose mais elevada de 1 gg de proteína adaptadora purificada, ocorreu uma forte co-estimulação das células T, o que permitiu a reativação de MTCs específicas de TAA possivelmente já anergizadas (92). O estudo sugere que a vacina de três componentes é segura e pode reativar células T específicas do TAA de doentes com cancro em fase avançada.

Aparentemente, somos o primeiro e, até à data, o único grupo a nível mundial que desenvolveu anticorpos biespecíficos e imunocitocinas triespecíficas para ligação a uma molécula de ancoragem universal de um vírus oncolítico. As vantagens deste conceito para o futuro foram resumidas (93). O resumo que se segue inclui novas ideias estratégicas para o futuro.

1. Uma molécula viral, como a HN do NDV, pode servir de âncora universal ou molécula de fixação de uma célula tumoral infetada.

2. Um anticorpo biespecífico de cadeia única (bsab), como o anti-HN-anti-CD28, pode ser adicionado a uma vacina contra tumores do tipo ATV-NDV numa dose definida (89) para aumentar os sinais co-estimuladores das células T; desta forma, as moléculas co-estimuladoras das células T podem ser ligadas a qualquer tipo de célula tumoral infetável pelo NDV.

3. Se as células da vacina expressarem AAT autólogos e o sistema imunitário do doente já for tolerante (anérgico) em relação a estes, a adição à vacina de anti-HN-anti-CD28 pode ultrapassar esta anergia (92). É possível que uma intensificação de ambos os sinais (1 e 2) possa quebrar a anergia das células T em relação aos AAT de forma ainda mais eficaz.

4. Uma célula tumoral sem AAT pode ser infetada por um OV e modificada com duas proteínas adaptadoras para emitir os sinais *1* e *2*. Isto é suficiente para ativar as células T naïve. O bsab anti-HN-anti-CD3 fornece o sinal *1* mediado pelo complexo TCR e a adição de anti-HN-anti-CD28 ou anti-HN-IL-2-anti-CD28 fornece os sinais coestimuladores 2a e 2b (89,90); a intensidade do sinal por esta abordagem modular mediada por CD3, CD25 ou CD28 pode ser adaptada à situação clínica, variando a quantidade da respectiva proteína adaptadora.

5. Uma vacina modificada de acordo com 4. pode induzir nas células T virgens uma forte atividade antitumoral que pode ser quantificada num ensaio de neutralização tumoral (TNA) in vitro (88).

6. Quando a IL-2 é incorporada numa construção bsab, como a anti-HN-anti-CD28, está a ser criada uma imunocitocina triespecífica (anti-HN-IL-2-anti-CD28). A IL-2 nesta construção confere sinais coestimulatórios (2b) através de CD25 (89,90). Esta imunocitocina trispecífica modificada ATV-NDV estimula as células T naïve a destruir monocamadas de células tumorais após transferências sucessivas durante cerca de 10 dias (89).

7. As células T de um doente, por exemplo, de PBMC, activadas *ex vivo* de acordo com 6. podem ser reinfundidas no doente para imunoterapia adotiva com células T.

8. Antes de serem transferidas para o doente, as células T activadas podem ainda ser carregadas com NDV oncolítico (48). O NDV, solto, andaria à boleia através do sangue do doente nas suas células T para ser transportado para o tecido tumoral. Ao chegar lá, uma parte do vírus poderia ser libertada e, em contacto com as células tumorais, seria capaz de as infetar. Isto intensificaria a atividade antitumoral exercida pelas próprias células T activadas. Este cenário de ataque ao tumor através de células T activadas carregadas com NDV oncolítico já foi observado e estudado *in vitro* (48).

9. Além disso, ou em alternativa, as células T de memória derivadas da medula óssea do doente poderiam ser estimuladas de uma forma específica para o TAA pela vacina ATV-NDV sem proteínas adaptadoras num ensaio de reestimulação da memória a curto prazo (2-3 dias). Essas CTM poderiam igualmente ser carregadas com NDV oncolítico antes da transferência adotiva para o doente. Estes MTCs reactivados visariam ainda melhor o tecido tumoral, libertariam o seu NDV para a infeção cruzada das células tumorais e atacariam o tumor através de uma atividade CTL específica. Outra vantagem desta estratégia seria a probabilidade de co-transferência de CTM semelhantes a células estaminais com a sua função de memória de longa duração (ver Capítulo IV).

v) TERAPIA MULTIMODAL DO CANCRO ENVOLVENDO NDV, CÉLULAS IMUNITÁRIAS AUTÓLOGAS E ANTICORPOS TRI-ESPECÍFICOS

a) Este novo conceito foi descrito recentemente (94).

A ideia de base é a pré-seleção do cancro por um vírus oncolítico, seguida da transferência de células imunitárias carregadas com anticorpos scFv tri-específicos. Estes ligam-se com dois sítios de ligação (segundo e terceiro) às células imunitárias e dirigem o primeiro sítio de ligação para um antigénio viral do OV utilizado para a pré-seleção.

O quadro 40 enumera exemplos da patente (ver abaixo) de potenciais alvos de futuras proteínas adaptadoras triespecíficas. As células imunitárias autólogas podem ser células T ou DC. As células T podem ser isoladas do sangue periférico ou da medula óssea e podem conter células T naïve e de memória. Estas células podem ser pré-activadas ou não. As DC podem também ser isoladas do sangue periférico ou da medula óssea (95) e podem igualmente ser préactivadas, carregadas com lisado tumoral ou com AAT definidos e polarizadas para DC1. As moléculas-alvo destas células imunitárias para as proteínas adaptadoras tri-específicas estão enumeradas no Quadro 39 e incluem antigénios de diferenciação de CD e receptores de factores de crescimento, receptores de citocinas e receptores de interferão.

Dois locais de ligação da molécula adaptadora devem ligar-se às moléculas de superfície celular das células imunitárias, a fim de obter uma afinidade e estabilidade suficientes para atingir o alvo do vírus durante a transferência de células por adoção.

b) "Terapia multimodal do cancro com recurso a boleias virais"

Este é o título da patente americana n.º US 8,142,791 B2 concedida em 27 de março de 2012. É também o título da patente europeia n.º EP 2091972, concedida a 13 de janeiro de 2016. As patentes pertencem a W Stücker e V

Schirrmacher.

A ideia subjacente à patente é um procedimento em várias etapas para direcionar as células T e/ou as DC para o local de um tumor: 1. Pré-condicionar o microambiente tumoral, por exemplo, através de hipertermia local, 2. Direcionar o tumor com NDV oncolítico através da aplicação local ou sistémica do vírus ou através de boleia do vírus, 3. Carregar as células T ou as CD do doente com proteínas adaptadoras tri-específicas, de modo a que dois locais de ligação sejam dirigidos para a célula T ou CD e que o terceiro local (anti-HN ou anti-F) permaneça livre. 4. Re-infundir as células carregadas sistemicamente no doente, de modo a que os locais de ligação específicos do vírus possam acoplar-se aos antigénios virais no local do tumor infetado pelo vírus.

Os OV, as células tumorais e as proteínas adaptadoras permitem uma multiplicidade de novas aplicações clínicas. O exemplo apresentado com o NDV e as proteínas adaptadoras específicas do NDV pode ser transferido para outros OVs. Seria vantajoso para uma empresa farmacêutica que desenvolve OVs desenvolver também proteínas adaptadoras específicas de OVs. Estas podem então ser utilizadas para melhorar a orientação do vírus para o tumor e a estimulação imunitária, em particular a estimulação de células T anergénicas anti-tumorais. Podem também servir para melhorar o recrutamento de células para o local da célula tumoral infetada com o vírus, por exemplo, as DC. O facto de o OV apanhar boleia noutras células poderia melhorar a eficácia da orientação para o tumor. A isto poderia seguir-se a orientação para células imunitárias activadas *ex vivo* através de proteínas adaptadoras trispecíficas.

vi)DNA PLASMÍDICO NDV HN E F PARA MELHORAR A VACINAÇÃO ANTI-TUMORAL

O quadro 41 enumera a utilização de vacinas plasmídicas com genes de um OV para melhorar a ativação da imunidade inata. Os plasmídeos que codificam HN ou F do NDV serviram não só para este objetivo, mas também para compreender melhor as relações estrutura-função.

A cristalização da proteína F em 2001 foi importante para estudos estruturais. As imagens de microscopia eletrónica mostraram que o produto FO'é constituído por partículas em forma de clube. O tratamento com tripsina produziu cadeias F2 e FI'ligadas por dissulfureto. Estas apresentaram uma agregação extensa em forma de roseta, indicativa de uma alteração conformacional (96).

Os estudos com células transfectadas com pHN ou pF permitiram compreender melhor a função destas duas proteínas de espículas virais. A HN mostrou uma atividade de promoção da fusão com a F, resultando na formação de sincícios (97). A HN, mas não a F, foi capaz de ativar de forma parácrina uma resposta de IFN-a em PBMC humanas e de induzir a regulação positiva de TRAIL (25). Verificou-se também que a HN determina o tropismo e a virulência virais (98).

Os plasmídeos pHN também foram testados quanto à sua capacidade de funcionar como adjuvante molecular numa vacina de ADN antitumoral. Combinámos estes estudos com a nossa experiência de vacinação do pavilhão auricular do rato. Uma vez que o pavilhão auricular é rico em CDs, tentámos ainda direcionar a vacina de ADN antitumoral para as CDs através da incorporação de uma sequência curta do promotor CDllc que tínhamos acabado de identificar (99).

Os estudos revelaram que o pHN pode, de facto, servir como um poderoso adjuvante molecular para desencadear o IFN-a e a imunidade inata anti-tumoral (100). Esta atividade imunoestimuladora no pavilhão auricular reduziu o crescimento tumoral e provocou alterações no compartimento de células imunitárias do microambiente de um carcinoma mamário transplantado por via intradérmica: um aumento significativo da infiltração de células NK e uma diminuição da infiltração de células supressoras MDSC (101). Os estudos destacam a potencial atividade adjuvante do gene HN do NDV.

Foi também utilizado um plasmídeo pHN para o tratamento terapêutico do cancro do fígado. Anualmente, cerca de 38,6 milhões de pessoas morrem devido ao cancro do fígado em todo o mundo. A terapia génica é considerada uma opção promissora. Um estudo recente investigou os efeitos sinérgicos das capacidades da proteína HN do NDV, do fator pró-apoptótico apoptina do *vírus da anemia das galinhas,* da VP3 e do indutor de interferão-y interleucina-18 (IL-18) no antagonismo do cancro do fígado num modelo murino. Os resultados revelaram que a vacina de ADN recombinante contendo os genes HN, VP3 e IL-18 inibiu a proliferação celular e induziu a autofagia através da via mitocondrial *in vivo* e *in vitro* no hepatoma H22 (102).

Capítulo V

Pontos principais:

1. Os marcos da investigação virológica com relevância para o cancro incluem a identificação de vírus causadores de tumores (por exemplo, RSV, HCV, HPV), bem como a descoberta de vírus com potencial oncolítico (destruidor de tumores) (por exemplo, HSV, HAdV, NDV).

2. Os tumores e os vírus partilham a capacidade de desenvolver mecanismos de fuga ao reconhecimento e controlo imunitários. Os estudos moleculares revelaram os mecanismos subjacentes a esses mecanismos de fuga e abriram caminho para o desenvolvimento de estratégias para

ultrapassar e quebrar esses mecanismos de resistência. A modificação genética dos vírus oncolíticos (OVs) é uma forma de atingir esse objetivo.

3. Foram desenvolvidas vacinas anticancerígenas modificadas com OV, começando com vacinas de oncolisado, seguidas posteriormente de células tumorais vivas infectadas (por exemplo, ATV-NDV) e continuando com células dendríticas pulsadas com oncolisado (por exemplo, VOL-DC). Os estudos clínicos com estas vacinas, efectuados há mais de 50 anos no caso do NDV, mostraram resultados promissores na ausência de efeitos secundários graves.

4. As proteínas adaptadoras bi-específicas orientadas para o OV podem ser utilizadas para melhorar a imunogenicidade das células tumorais infectadas com OV. Podem fazer a ponte entre as células imunitárias, enviar-lhes sinais e, assim, modular a sua atividade.

5. As proteínas adaptadoras tri-específicas, que se ligam com um braço a um vírus oncolítico (OV) e com os outros braços a alvos distintos em células T e/ou DCs, podem fornecer pontes entre o tumor e as células imunitárias do seu hospedeiro. Estes reagentes podem melhorar a orientação das células imunitárias para o tumor.

5. Os plasmídeos de ADN podem incorporar genes de OVs para melhorar a ativação da imunidade inata.

REFERÊNCIAS CAPÍTULO V

1) Khalili K, Jeang KT (Eds). Viral Oncology. Basis Science and Clinical Applications. Wiley-Blackwell (2010). ISBN 978-0-470-37991-2

2) Harrington KJ, Vile RG, Pandha HS (Eds). Viral Therapy of Cancer (Terapia Viral do Cancro). John Wiley & Sons, Ltd (2008). ISBN: 978-0-470-01922-1

3) Walther W, Stein US (Eds). Gene Therapy of Cancer (Terapia genética do

cancro). Humana Press (2009). ISBN 978-1-934115-85-5

4) Giese M (Ed). Molecular Vaccines. Da profilaxia à terapia - Volume 1. Springer (2013). ISBN 978-3-7091-1418-6

5) Bot A, Obrocea M, Marincola F (Eds). Cancer Vaccines. Da investigação à prática clínica. Informa healthcare (2011). ISBN-13: 978-1-84184-829-7

6) Samal SK (Ed). The Biology of Paramyxoviruses [A Biologia dos Paramixovírus]. Caister Academic Press (2011). ISBN 978-1-904455-85-1

7) Russel SJ, Peng KW, Bell JC. Oncolytic virotherapy. Nat Biotechnol 30(7):658-670 (2014). Doi:10.1038/nbt.2287

8) Schirrmacher V. Cinquenta anos de aplicação clínica do vírus da doença de Newcastle: É altura de celebrar! Biomedicinas 4, 16 (2016). Doi:10.3390/biomedicines4030016

9) Cassel WA, Garret RE. O vírus da doença de Newcastle como agente antineoplásico. Cancro 18:863-868 (1965).

10) Isaacs A, Lindenmann J. Interferência do vírus. I. O interferão. Proc R Soc London B Biol Sci 147:258-267 (1957).

11) Koks CA, Garg AD, Ehrhardt M, et al. A viroterapia da doença de Newcastle induz a sobrevivência a longo prazo e a memória imunitária específica do tumor no glioma ortotópico através da indução da morte celular imunogénica. Int J Cancer 136, E313-E325 (2015).

12) Buijs PRA, Verhagen JHE, van Eijck CHJ, van den Hoogen BG. Vírus oncolíticos: From bench to bedside with a focus on safety. Human Vaccines & Immunotherapeutics 11(7):1573-1584 (2015).

13) Russel SJ. Vírus RNA como agentes de viroterapia. Cancer Gene Therapy 9(12):961-966 (2002).

14) Kelly E, Russel SJ. History of oncolytic viruses: genesis to genetic

engineering (História dos vírus oncolíticos: da génese à engenharia genética). Mol Ther 15:651-659 (2009). PMID: 17299401

15) Bartlett DL, Liu Z, Sathaiah M, et al. Vírus oncolíticos como vacinas terapêuticas contra o cancro. Mol Cancer 12:103 (2013).

16) Lichty BD, Breitbach CJ, Srojdl DF, Bell JC. Tornando-se viral com imunoterapia contra o cancro. Nat Rev Cancer 14:559-567 (2014).

17) Fukuhara H, Ino Y, Todo T. Terapia com vírus oncolíticos: Uma nova era de tratamento do cancro ao amanhecer. Cancer Sci 107(10):1373-1379 (2016). PMID: 27486853

18) Bonifazi F, de Vivo A, Rosti G, et al. Chronic myeloid leukemia and interferon-a: a study of complete cytogenetic responders. Sangue 98:3074 (2001).

19) Casey G, Neville PJ, Plummer SJ, et al. A variante RNASEL Arg462Gln está implicada em até 13% dos casos de cancro da próstata. Nat Genet 32:581 (2002).

20) Reu FJ, Bae SI, Cherkassey L, et al. Superação da resistência à apoptose induzida por interferão do cancro renal e do melanoma através da desmetilação do ADN. Cancer Res 66:2785 (2006).

21) Schirrmacher V. Imunobiologia do vírus da doença de Newcastle e sua utilização para vacinação profilática em aves de capoeira e como adjuvante para vacinação terapêutica em doentes com cancro. Int J Mol Sci 18:1103 (2017). Doi:10.3390/ijmsl8051103

22) van den Boorn JG, Hartmann G. Transformar tumores em vacinas: cooptar o sistema imunitário inato. Immunity 39:27-37 (2013).

23) Prins RM, Craft N, Bruhn KW, et al. O agonista do TLR-7, imiquimod, aumenta a sobrevivência das células dendríticas e promove a preparação

das células T específicas do antigénio tumoral: relação com a imunidade antitumoral do sistema nervoso central. J Immunol 176:157 (2006).

24) Tough DF. O interferão de tipo I como elo de ligação entre a imunidade inata e adaptativa através da estimulação das células dendríticas. Leuk Lymphoma 45:257 (2004).

25) Zeng J, Fournier P, Schirrmacher V. Induction of interferon-alpha and tumor necrosis fator-related apoptosis-inducing ligand in human blood mononuclear cells by hemagglutinin-neuraminidase but not F protein of Newcastle disease virus. Virologia 297:19-30 (2002).

26) Honda K, Takkaoka A, Taniguchi T. Type I interferon gene induction by the interferon regulatory fator family of transcription factors. Immunity 25:349 (2006).

27) Jarahian M, Watzl C, Fournier P, et al. Ativação de células assassinas naturais pela hemaglutinina-neuraminidase do vírus da doença de Newcastle. J Virol 83:8108-21 (2009).

28) Chawla-Sarkar M, Lindner DJ, Liu YF, et al. Apoptosis and interferons: role of interferon-stimulated genes as mediators of apoptosis. Apoptosis 8:237 (2003).

29) Williams BR. PKR: a sentinel kinase for cellular stress. Oncogene 18:6112 (1998).

30) Chaperot L, Blum A, Manches O, et al. Vírus ou agonistas de TLR induzem a atividade citotóxica mediada por TRAIL das células dendríticas plasmocitóides. J Immunol 176:248 (2006).

31) Mikhak Z, Fleming CM, Medoff BD, et al. STAT1 in peripheral tissue differentially regulates homing of antigen-specific Thl and Th2 cells. J Immunol 176:4959 (2006).

32) Dinney CP, Bielenberg DR, Perrotte P, et al. Inibição da expressão do fator de crescimento dos fibroblastos básicos, da angiogénese e do crescimento do carcinoma da bexiga humano em ratos através da administração sistémica de interferão-alfa. Cancer Res. 58:808 (1998).

33) Lindner DJ. Interferões como agentes antiangiogénicos. Curr Oncol Rep 4:510 (2002). PMID: 12354364

34) Dunn GP, Old U, Schreiber RD. Os três Es da imunoedição do cancro. Annu Rev Immunol 22:329-60 (2004). PMID: 15032581

35) Munn DH, Mellor AL. IDO no microambiente tumoral: Inflamação, contra-regulação e tolerância. Trends Immunol 37 (3): 193-207 (2016). PMID: 26839260

36) Fournier P, Wilden H, Schirrmacher V. Importância do gene I induzível por ácido retinóico e do recetor para o interferão de tipo I para a resistência celular à infeção pelo vírus da doença de Newcastle. Int J Oncol 40:287-98 (2012)

37) Zamarin D, Palese P. Oncolytic Newcastle disease virus for cancer therapy: old challenges and new diretions. Future Microbiol 7(3):347-67 (2012)

38) Schirrmacher V. Oncolytic Newcastle disease virus as a prospective anticancer therapy. Um agente biológico com potencial para quebrar a resistência à terapia. Exp Opin Biol Ther 15(12):1-15 (2015).

39) Stojdl DF, Lichty B, Knowles S, et al. Exploiting tumor-specific defects in the interferon pathway with a previously unknown oncolytic virus. Nat Med 6:821-25 (2000). PMID: 10888934

40) Buijs PR, van Amerongen G, van Nieuwkoop S, et al. O vírus da doença de Newcastle injetado por via intravenosa em primatas não humanos é

seguro para utilização em viroterapia oncolítica. Cancer Gene Ther 21(11):463-71 (2014). PMID: 25257305

41) Huang Z, Krishnamurthy S, Panda A, Samal SK. A proteína V do vírus da doença de Newcastle está associada à patogénese viral e funciona como um antagonista do interferão alfa. J Virol 77(16):8676-85 (2003). PMID: 12885886

42) A proteína V do vírus da doença de Newcastle é um fator determinante da restrição da gama de hospedeiros. J Virol 77(17):9522-32 (2003). PMID: 12915566

43) Qiu X, Fu Q, Meng *C,* et al. A proteína V do vírus da doença de Newcastle tem como alvo o STAT1 fosforilado para bloquear a sinalização de IFN-I. PLoS One H(2):e0148560 (2016). PMID: 26859759

44) Schirrmacher V. Sinalização através de RIG-1 e recetor de interferão tipo I: ativação imunitária pelo vírus da doença de Newcastle no homem versus evasão imunitária pelo vírus Ébola (Revisão). Int J Mol Med 36 (I): 3-10 (2015). PMID: 25998621

45) Denizot M, Neal JW, Gasque P. Encefalite devida a vírus emergentes: Imunidade inata do SNC e potenciais alvos terapêuticos. J Infect 65(1):1-16 (2012). PMID: 22484271

46) Biswas M, Johnson JB, Kumar SR, et al. A incorporação de proteínas reguladoras do complemento do hospedeiro no vírus da doença de Newcastle aumenta a evasão do complemento. J Virol 86(23):12708-16 (2012).

47) Mader EK, Maeyama Y, Lin Y, et al. Os portadores de células estaminais mesenquimais protegem os vírus oncolíticos do sarampo da neutralização de anticorpos num modelo ortotópico de terapia do cancro do ovário. Clin Cancer Res 15:7246-55 (2009). PMID: 19934299

48) Pfirschke C, Schirrmacher V. Infeção cruzada de células tumorais por contacto com linfócitos T carregados com o vírus da doença de Newcastle. Int J Oncol 34(4):951-62 (2009).

49) Schirrmacher V, Fournier P, Schlag P. Autologous tumor cell vaccines for post-operative active-specific immunotherapy in colorectal carcinoma. Sobrevivência do paciente a longo prazo e mecanismo de função. Expert Rev Vaccines 13:117130 (2014).

50) Schirrmacher V, Lorenzen D, Van Gool SW, Stuecker W. Uma nova estratégia de imunoterapia contra o cancro que combina hipertermia/pré-tratamento com vírus oncolíticos com vacinação autóloga específica anti-tumoral - uma revisão. Austin Oncol Case Rep 2(1): 1006 (2017)

51) Puhlmann J, Puehler F, Mumberg D, et al. Rael é necessário para a replicação do NDV oncolítico em células cancerígenas humanas e estabelece uma ligação entre a tumorigénese e a sensibilidade ao vírus oncolítico. Oncogene 29(15):2205-2216 (2010).

52) Abdullah JM, Mustafa Z, Ideris A. Interação do vírus da doença de Newcastle na terapia direcionada contra as vias de proliferação e invasão do glioblastoma multiforme. Biomed Res Int 2014:386470 (2014). PMID: 25243137

53) Elankumaran S, Rockemann D, Samal SK. O vírus da doença de Newcastle exerce a oncólise por vias de morte celular intrínsecas e extrínsecas dependentes da caspase. J Virol 80:7522-34 (2006).

54) Mansour M, Palese P, Zamarin D. A especificidade oncolítica do vírus da doença de Newcastle é mediada pela seletividade para células resistentes à apoptose. J Virol 85(12):6015-6023 (2011).

55) Elmore S. Apoptosis: Uma revisão da morte celular programada. Toxicol Pathol 35:2005-22 (2007).

56) CHng WC, Stanbridge EJ, Yusoff K, Shafee N. A atividade oncolítica do vírus da doença de Newcastle em células de carcinoma de células claras em condições de normoxia e hipoxia: A interação entre a VHL e a sinalização do interferão-beta. J Interferon Res 33:346-54 (2013).

57) Fiola C, Peeters B, Fournier P, et al. Replicação selectiva do vírus da doença de Newcastle nos tumores: associação com defeitos das células tumorais na defesa antiviral. Int J Cancer 119(2):328-38 (2006).

58) Krishnamurthy S, Takimoto T, Scroggs RA, et al. Differentially regulated interferon response determines the outcome of Newcastle disease virus infection in normal and tumor cell lines. J Virol 80(II):5145-55 (2006).

59) Termeer CC, Schirrmacher V, Brocker EB, et al. A infeção pelo vírus da doença de Newcastle induz a atividade coestimuladora das células T independente de B7-I/B7-2 em células de melanoma humano. Cancer Gene Ther 7:316-23 (2000).

60) Fournier P, Schirrmacher V (Eds). Aproveitamento da imunidade antitumoral mediada por vírus oncolíticos. Fronteiras em Imunologia, Volume 4,1-110 (2014).

61) Stepkowski SM. Molecular targets for existing and novel immunosuppressive drugs. Expert Rev Mol Med 2:1-23 (2000). PMID: 14585137

62) Wilden H, Fournier P, Zawatzky R, et al. A expressão de RIG-1, IRF3, IFN-beta e IRF7 determina a resistência ou a suscetibilidade das células à infeção pelo vírus da doença de Newcastle. Int J Oncol 34(4):971-82 (2009).

63) Heicappell R, Schirrmacher V, von Hoegen P, Ahlert T, Appelhans B. Prevenção da disseminação metastática através de imunoterapia pós-operatória com células tumorais autólogas viralmente modificadas. I. Parâmetros para efeitos terapêuticos óptimos. Int J Cancer 37(4):569-77

(1986). PMID: 3957462

64) Schirrmacher V, Heicappell R. Prevention of metastatic spread by postperative immunotherapy with virally modified autologous tumor cells. II. Estabelecimento de imunidade anti-tumoral sistémica específica. Clin Exp Metastasis 5(2):147-56 (1987). PMID: 3594972

65) Von Hoegen P, Weber E, Schirrmacher V. Modificação de células tumorais por uma dose baixa do vírus da doença de Newcastle. Aumento da resposta das células T específicas do tumor na ausência de uma resposta anti-viral. Eur J Immunol 18(8):1159-66 (1988). PMID: 2970967

66) Schild H, von Hoegen P, Schirrmacher V. Modificação de células tumorais por uma dose baixa do vírus da doença de Newcastle. II. Aumento da resposta das células T específicas do tumor como resultado da cooperação das células T imunitárias CD4+ e CD8+. Cancer Immunol Immunother 28(I):22-8 (1989). PMID: 2462467

67) von Hoegen P, Zawatzky R, Schirrmacher V. Modificação de células tumorais por uma dose baixa do vírus da doença de Newcastle. III. Potenciação da atividade das células T citolíticas específicas do tumor através da indução de interferão-alfa/beta. Cell Immunol 126(I):80-90 (1990). PMID: 2302742

68) Liebrich W, Schlag P, Manasterski M, et al. In vitro and clinical characterization of a Newcastle disease virus-modified autologous tumor cell vaccine for treatment of colorectal cancer patients. Eir J Cancer 27(6):703- 10(1991). PMID: 1829908

69) Schirrmacher V, Haas C, Bonifer R, et al. Human tumor cell modification by virus infection: an efficient and safe way to produce cancer Vaccine with pleiotropic immune stimulatory properties when using Newcastle disease virus. Gene Ther 6(I):63-73 (1999). PMID: 10341877

70) Ahlert T, Sauerbrei W, Bastert G, et al. Tumor-cell number and viability as quality and efficacy parameters of autologous virus-modified cancer vaccines in patients with breast or ovarian cancer. J Clin Oncol 15(4):1354-66 (1997). PMID: 9193327

71) Steiner HH, Bonsanto MM, Beckhove P, et al. Antitumor vaccination of patients with glioblastoma multiforme: a pilot study to assess feasibility, safety, and clinical benefit (Vacinação antitumoral de pacientes com glioblastoma multiforme: um estudo piloto para avaliar a viabilidade, segurança e benefício clínico). J Clin Oncol 22(21):4272-81 (2004). PMID: 15452186

72) Schulze T, Kemmner W, Weitz J, et al. Eficiência da imunização específica ativa adjuvante com células tumorais modificadas pelo vírus da doença de Newcastle em doentes com cancro colorrectal após a ressecção de metástases hepáticas: resultados de um ensaio prospetivo aleatório. Cancer Immunol Immunother 58(l):61-9 (2009). PMID: 18488223

73) Schirrmacher V, Lorenzen D, Van Gool SW, Stuecker W. Uma nova estratégia de imunoterapia contra o cancro que combina hipertermia/pré-tratamento com vírus oncolítico com vacinação autóloga específica anti-tumoral - Uma revisão. Relatórios de Casos de Oncologia de Austin 2(l):1006 (2017).

74) Chang E, Chalikonda S, Friedl J, et al. Targeting vaccinia to solid tumors with local hyperthermia. Hum Gene Ther 16:435-444 (2005)

75) Eisenberg DP, Carpenter SG, Adusumilli PS, et al. A hipertermia potencia a morte do cancro pancreático pelo vírus do herpes oncolítico através de uma via da proteína de choque térmico. Surgery 148:325-334 (2010).

76) Kroemer G, Galuzzi I, Kepp O, Zitvogel L. Morte celular imunogénica na

terapia do cancro. Ann Rev Immunol 31:51-72 (2013).

77) Fournier P, Arnold A, Wilden H, Schirrmacher V. O vírus da doença de Newcastle induz condições pró-inflamatórias e interferão de tipo I para contrariar a atividade Treg. Int J Oncol 40(3):840-50 (2012). PMID: 22102168

78) Schirrmacher V, Stücker W, Lulei M, et al. Sobrevivência a longo prazo de uma doente com cancro da mama com metástases hepáticas extensas após imunoterapia e viroterapia: um relato de caso. Immunotherapy 7(8):855-60 (2015). PMID: 26020523

79) Hornung V, Ellegast J, Kim S, et al. 5'-Triphosphate RNA is the ligand for RIG-1. Science 314(5801):994-7 (2006). PMID: 17038590

80) Washburn B, Schirrmacher V. A infeção de células tumorais humanas pelo vírus da doença de Newcastle conduz à regulação positiva de HLA e de moléculas de adesão celular e à indução de interferões, quimiocinas e, finalmente, apoptose. Int J Oncol 21:8593 (2002).

81) Washburn B, Weigand MA, Grosse-Wilde A, et al. O ligando indutor de apoptose relacionado com o TNF medeia a atividade tumoricida dos monócitos humanos estimulados pelo vírus da doença de Newcastle. J Immunol 170.1814-21 (2003).

82) Umansky V, Beckhove P, Rocha M, et al. A indução da síntese de NO em macrófagos pelo vírus da doença de Newcastle está associada à ativação do fator nuclear-kappa B. Int Immunol 8:491-8 (1996).

83) Zaslavsky E, Hershberg U, Seto J, et al. Antiviral response dictated by choreographed cascade of transcription factors. J Immunol 184:2908-17 (2010).

8 4) Ertel C, Millar NS, Emmerson PT, et al. Viral hemagglutinin augments

peptide-specific cytotoxic T cell response. Eur J Immunol 23:2592-6(1993).

85) Bai L, Koopmann J, Fiola P, Schirrmacher V. Dendritic cells pulsed with viral oncolysate potently stimulate autologous T cells from cancer patients. Int JOncol 21(4):685-94 (2002). PMID: 12239606

86) Schirrmacher V, Bihari AS, Stücker W, Sprenger T. Remissão a longo prazo do cancro da próstata com metástases ósseas extensas após imunoterapia e viroterapia: Relato de um caso. Oncol Lett 8(6):2403-2406 (2014)

87) Bian H, Wilden H, Fournier P, et al. Eficácia in vivo do direcionamento sistémico para o tumor de um vetor de ARN viral com propriedades oncolíticas utilizando uma proteína adaptadora biespecífica. Int J Oncol 29:1359-1369 (2006).

88) Aigner M, Janke M, Lulei M, et al. Uma vacina eficaz contra o tumor optimizada para a co-estimulação através de proteínas de fusão biespecíficas e triespecíficas. Int J Oncol 32(4):777-89 (2008). PMID: 18360705

89) Fournier P, Aigner M, Schirrmacher V. Estudos de otimização para o acoplamento de anticorpos biespecíficos a moléculas de ancoragem viral de uma vacina contra o tumor. Int JOncol 37(5):1203-17 (2010). PMID: 20878068

90) Fournier P, Aigner M, Schirrmacher V. Análise do transcriptoma e perfil de citocinas de células T naïve estimuladas por uma vacina contra tumores através de CD3 e CD25. Int JOncol 37(6):1439-52 (2010). PMID: 21042712

91) Fournier P, Schirrmacher V. Ativação da atividade antitumoral em células T dependente do antigénio tumoral e independente do antigénio tumoral por uma vacina tumoral modificada por anticorpo biespecífico. Clin Dev Immunol 2010:423781 (2010). PMID: 21403859

92) Schirrmacher V, Schlude C, Weitz J, Beckhove P. A forte coestimulação das células T pode reativar as células T específicas do antigénio tumoral em doentes com carcinoma colorrectal metastizado em fase tardia: resultados de um estudo clínico de fase I. Int J Oncol 46(l):71-7 (2015). PMID: 25354198

93) Fournier P, Schirrmacher V. Anticorpos biespecíficos e imunocitocinas triespecíficas para a luta contra o cancro no sistema imunitário: preparação para o futuro. BioDrugs 27(l):35-53 (2013). PMID: 23329400

94) Schirrmacher V, Fournier P. Terapia multimodal do cancro envolvendo o vírus da doença de Newcastle, células imunitárias autólogas e anticorpos bi-específicos. Fronteiras em Oncologia 4:66-69 (2014).

95) Bai L, Feuerer M, Beckhove P, et al. Generation of dendritic cells from human bone marrow mononuclear cells: advantages for clinical application in comparison to peripheral blood monocyte derived cells. Int J Oncol 20(2):247- 53 (2002).

96) Chen L, Colman PM, Cosgrove LC, et al. Clonagem, expressão e cristalização da proteína de fusão do vírus da doença de Newcastle. Virologia 290(2):290-9 (2001). PMID: 11883193

97) Zeng J, Fournier P, Schirrmacher V. A elevada expressão na superfície celular das proteínas do vírus da doença de Newcastle através de vectores de replicação demonstra a atividade de formação de sincícios das moléculas F e de promoção da fusão das moléculas HN. Int J Oncol 25(2):293-302 (2004). PMID: 15254725

98) Huang Z, Panda A, Elankumaran S, et al. The hemagglutininneuraminidase protein of Newcastle disease virus determines tropism and virulence. J Virol 78(8):4176-84 (2004). PMID: 15047833

99) Ni J, Nolte B, Arnold A, et al. Targeting anti-tumor DNA vaccines to

dendritic cells via a short CDllc promoter sequence. Vaccine 27(40):5480-7 (2009). PMID: 19616491

100) Ni J, Schirrmacher V, Fournier P. O gene da hemaglutinina-neuraminidase do vírus da doença de Newcastle: um poderoso adjuvante molecular para a vacinação antitumoral de ADN. Vaccine 28(42):6891-900 (2010). PMID: 20709006

101) Ni J, Galani IE, Cerwenka A, et al. Vacinação antitumoral por aplicação de ADN plasmídeo de hemaglutinina-neuraminidase do vírus da doença de Newcastle: alterações no microambiente tumoral e ativação da imunidade inata anti-tumoral. Vaccine 29(6):1185-93 (2011). PMID: 21172381

102) Chen LG, Liu YS, Zheng TH, et al. Terapêutica dirigida ao cancro do fígado com uma vacina de ADN recombinante contendo o gene da hemaglutinina-neuraminidase do vírus da doença de Newcastle através de vias dependentes da apoptose. Oncol Lett 12(5):3344-3350 (2016). PMID: 27900002

Quadro 32 Marcos da virologia com relevância para o cancro

1965 WA Cassel: NDV como agente antineoplásico, oncólise viral e imunidade pós-oncolítica
1966 FP Rous*: *Vírus do Sarcoma de Rouse* (RSV), um vírus gerador de tumores
1967 BS Blumberg: Descoberta do *vírus da hepatite B* (VHB)
1969 M Delbrück*, AD Hershey* e SE Luria*: Ciclo de replicação dos vírus; Estrutura genética dos vírus
1974 J Lindenmann: Vírus como adjuvantes imunológicos no cancro; Interferão como agente antiviral

1974 D Baltimore*, R Dulbecco* e HM Temin*: Vírus tumorais e sua interação com o ADN da célula hospedeira

1991 RLMartuza: Genomas de vírus concebidos para aumentar a especificidade anti-tumoral

2008 H zur Hausen*: Identificação dos *Papilomavírus* Humanos (HPV) e o seu papel no cancro do colo do útero

F Barré-Sinoussi*, L Montagnier*: Identificação do *VIH* como agente causador da SIDA

2015 SW vanGool: Morte celular imunogénica (ICD) como mecanismo de oncólise induzido pelo NDV

* Nobel Lauréats

Quadro 33 Exemplos de vírus oncolíticos

Família de vírus	Vírus	Espécie de origem
Herpesviridae	HSV-1	humano
Adenoviridae	HAdV	humano
Paramixoviridae	MeV	humano
"	NDV	ave
Rhabdoviridae	VSV	gado
Picornaviridae	CVA	humano
"	PV	humano
"	SVV	vaca
Poxvírus	VV	vaca

Reoviridae   mORV   humano

Retroviridae   MuLV   rato

Quadro 34 Mecanismos de escape imunitário dos tumores e dos óvulos

<u>Tumores</u>

- Fuga ao interferão de tipo I, por exemplo, resposta reduzida e/ou atrasada induzida pela sinalização RIG-1, TLR ou IFNRα

- Produção de citocinas imunossupressoras, por exemplo, TGFβ, IL-10

- Recrutamento de células inibidoras, por exemplo, Treg ou MDSCs

- Regulação positiva ou secreção de PD-L1 para emitir um sinal negativo para PD-1$^+$ TILs

- Regulação negativa dos ATAA e/ou das moléculas MHC

- Expressão constitutiva de IDO, escassez de triptofano, paragem da proliferação de células T

<u>Vírus oncolíticos</u>   proteínas mediadoras do escape imunitário:

VSV   proteína de matriz

Vírus da gripe   Proteína NS1

Paramixovírus   Proteínas V e C

VHS   Proteína γ34.5

Adenovírus   Proteínas codificadas pelas regiões EI e E3

IDO indolamina-2,3-dioxigenase; IFNRα cadeia α do recetor de interferão de tipo I; IL-10 interleucina 10; MDSC célula supressora derivada de mieloide; MHC complexo principal de histocompatibilidade; RIG-1 gene I indutível pelo ácido retinóico; TAA antigénio associado ao tumor; TGFβ citocina que promove a reparação dos tecidos; TLR recetor semelhante ao tol; Treg célula T reguladora

Quadro 35 Conceitos de aplicação dos OV

Inoculação intratumoral

Tratamento locorregional: via intra-nasal, via intraportal, infusão arterial hepática, aplicação intraperitoneal

Aplicação intravenosa sistémica

Combinação de OVs com células portadoras para melhorar o direcionamento dos tumores

Combinação de OVs com anticorpos biespecíficos para melhorar a segmentação de tumores

Para vacinação anti-tumoral em combinação com TAAs:

- vacinas oncolisadas

- infeção por células tumorais vivas, vacina ATV-NDV

- DCs pulsadas com oncolisado, vacina VOL-DC

Tratamentos combinatórios:

- OV sistémica mais hipertermia local para condicionamento imunitário

Quadro 36 GBM - terapia orientada por NDV oncolítico

Vias de apoptose

Intrínseco

Extrínseco

Vias de paragem do ciclo celular

Stress de ER, inibição da transcrição

Interação com Rael para induzir a formação de sincícios

Reorganização da actina celular, desnaturação do citoesqueleto da actina

Sinalização Rael

Regulação da transcrição de genes e da progressão do ciclo celular G1

Contribui para a sobrevivência das células

Regulador-chave da migração e invasão celular

Ativação das metaloproteinases da matriz

Estado dinâmico do citoesqueleto de actina

Formação de lamelas

Vias de sinalização RIG-1 e IFNRa

Resposta anti-viral de fase inicial (IFN-R, IRF3, IRF7)

Resposta anti-viral de fase tardia (JAK1, Tyk2, STAT1, STAT2, IRF9, ISGF3)

Quadro 37 Marcos no desenvolvimento moderno da viroterapia oncolítica

---

1991 Mutante de HSV geneticamente modificado com neurotoxicidade reduzida

1997 Direcionar o HSV para o hepatoma utilizando o promotor/potenciador da albumina

1998 AdV com CD e HSV-Tk para ativação de pró-fármacos (5-FU+GCV)

1999 Adição de ciclofosfamida ao HSV para supressão imunitária

2001 HSV que codifica IL-12 e GM-CSF para o recrutamento de células T + imunitário

estímulo

2004 NIS com codificação MeV que concentra isótopos emissores beta (radioviroterapia) e isótopos emissores gama (imagiologia)

2005 MeV com anticorpo ScFv que visa a entrada do vírus e os efeitos citopáticos

2006 Utilização de transportadores celulares (células CIK) para administrar o VV ao tumor;

AdV com proteína relaxina para aumentar a propagação intratumoral do vírus

2008 Revestimento de polímeros e redireccionamento de AdV para o cancro do ovário para melhorar a farmacocinética viral;

Seleção de microRNA para controlar a toxicidade indesejada dos picornavírus

e VSV

2009 Ensaio clínico de fase II com HSV intralesional em doentes com melanoma

2011 Entrega de ácido nucleico infecioso através de picornavírus para obter viremia sustentada e regressão tumoral;

Limiar virémico: Administração intravenosa de VV em doentes metastáticos

Certificado GMP 2015 para IOZK: VOL-DC

T-VEC: Primeiro OV aprovado para imunoterapia do melanoma

2017 Revisão da eficácia e segurança doT-VEC

Quadro 38 Modificação genética do NDV oncolítico para a terapia do cancro

	PMID
2007 rNDV-GM-CSF	17914407
2008 rNDV-IL-2	18813797 and 18538434
rNDV-IL-2 + rNDV-TAA	18714310
rNDV-Ig(vL)-Ig(vH) (mab against angiogenesis)	18200068
2009 rNDV-NS1 (interferon antagonist)	19209145
2010 rNDV-F3aa	19809404
2012 rNDV-apoptin	21865658
2013 rNDV-cytosine deaminase	24460323
rNDV-F with PSA cleavable site (prostate Ca specific)	23345509
2014 rNDV-IL2-TRAIL	24971746
2015 rNDV-Fas	25761895
rNDV-anti-CD147(TAA)	26689432
2016 rNDV-p53	27465066
2017 rNDV-IL-15	28286036
rNDV-ICOSL	28194010

Quadro 39 Proteínas adaptadoras multiespecíficas relacionadas com o NDV

Proteínas adaptadoras		PMID
2005 anti-HN-IL2 para a transferência de genes dirigidos a tumores *in vitro*		16010418
" *in vivo*		15645128
anti-HN-anti-CD28 e anti-HN-anti-CD3	*in vitro*	1575830
2006 NDV-anti-HN-IL2 *in vivo,* toxicidade hepática reduzida		17088973

2011 Direcionar as imunocitocinas IL2 e GM-CSF para a vacina contra o tumor ATV-NDV

2142118

2013 Proteínas adaptadoras biespecíficas e triespecíficas para o tratamento do sistema imunitário contra o cancro: preparar o futuro

23329400

Quadro 40 Exemplos de alvos de proteínas adaptadoras tri-específicas

Primeiro sítio de ligação	Segundo sítio de ligação	Terceiro sítio de ligação	
		Células T	CDs
NDVHN	IL-2, IL-12, IL-15,	CD2, CD25,	CDIa, CDIIc
NDVF	GM-CSF, TNF, IFN-α	CD28, CD107a,	CD40, CD80
		CD122, CD132	CD83, CD86
		CD247, CD3	IFNAR1,
			CD197,
			CD205
			CD209

Para mais pormenores, consultar as patentes US 8,142,791 BI (2012) e EP 2 091 972 (2016)

Quadro 41 Vacinas de ADN de plasmídeos de genes virais oncolíticos ou adjuvantes de vacinas

<u>pHN and pF DNA plasmids and NDV subunit vaccines</u>	PMID
2001 Cloning, expression, and crystallization of F of NDV	11883193
2002 Induction of IFN-α and TRAIL in PBMC by NDV HN but not F	12083832
2004 Syncytia forming activity of F and fusion promoting activity	
of HN molecules at the cell surface;	15254725
HN of NDV determines tropism and virulence	15047833
2009 Targeting anti-tumor DNA vaccines to DCs via a short	
CD11c promoter sequence	19616491
2010 HN as a powerful molecular adjuvant	20709006
2011 Triggering innate anti-tumor immunity by pHN application	21172381
2016 Targeting liver cancer with pHN-apoptin-IL18	27900002

CAPÍTULO 6. COMBINAÇÃO DE TERAPÊUTICAS BIOLÓGICAS COM TERAPÊUTICAS PADRÃO

A. COMBINAÇÃO DE OVs COM MODULAÇÃO FARMACOLÓGICA E/OU QUIMIOTERAPIA

A administração de OVs isoladamente, como monoterapia, raramente induz a regressão bem-sucedida de tumores estabelecidos. Por conseguinte, têm sido utilizadas várias estratégias para melhorar os efeitos terapêuticos dos VO. No capítulo anterior, foram apresentados vários conceitos de combinação de OVs com imunoterapias: A utilização de OVs numa vacina contra tumores para aumentar a sua imunogenicidade ou a combinação de OVs com hipertermia para condicionamento imunitário.

Neste capítulo, discutimos as possibilidades de combinar OVs com fármacos que podem causar efeitos sistémicos imunomoduladores. Este estudo baseia-se em duas revisões recentes (1,2).

O Quadro 42 enumera os desafios das combinações de OVs com fármacos.

Os desafios a resolver são os seguintes: Os cancros e os OV utilizam vias semelhantes para se tornarem cada vez mais malignos ou para apoiar a replicação e a propagação do vírus: Trata-se, por exemplo, de defeitos na via do IFN, resistência à apoptose, imunossupressão e angiogénese ou propagação do vírus através da vasculatura tumoral com fugas. As estratégias de combinação têm de ter em conta os mecanismos contraditórios:

i) os medicamentos indutores de apoptose podem reduzir a replicação do vírus,

ii) os medicamentos anti-angiogénicos podem reduzir a propagação do vírus e

iii) os medicamentos imunossupressores podem aumentar a replicação viral mas diminuir

indução de mecanismos imunitários adaptativos anti-tumorais.

O desafio consiste, pois, em saber como manter um equilíbrio correto entre estes mecanismos contraditórios.

Tal como descrito no capítulo anterior, os OV são bioterapêuticos auto-amplificantes com seletividade tumoral da replicação e toxicidade do vírus. Os OV exploram os defeitos celulares associados ao cancro resultantes de alterações genéticas e da reprogramação epigenética (3). Esses defeitos celulares conduzem a respostas antivirais disfuncionais por parte das células tumorais e à evasão imunitária, ao aumento da proliferação e do metabolismo celulares e à fuga da vasculatura tumoral (4).

A maioria dos doentes incluídos em ensaios clínicos para testar a eficácia dos OV sofre de doença avançada e, por conseguinte, é submetida a alguma forma de quimioterapia. Embora a avaliação dos fármacos quimioterapêuticos no contexto da terapêutica com VO tenha sido bastante empírica, os seus efeitos imunossupressores podem apoiar inerentemente a atividade dos VO, aumentando a disseminação dos VO no interior do tumor e/ou aumentando as respostas imunitárias antitumorais.

O Quadro 43 enumera exemplos de combinações de OVs com Fármacos.

i) COMBINAR OVs COM INIBIDORES DE PONTO DE CONTROLO

O primeiro medicamento da lista é o ipilimumab, um anticorpo monoclonal que neutraliza os sinais negativos através do recetor inibidor de células T CTLA-4. Durante as respostas imunitárias normais, os inibidores do ponto de controlo das células T, como o CTLA-4 e o PD-1, evitam respostas demasiado reactivas das células T. Caso contrário, estas poderiam provocar danos nos tecidos. Caso contrário, estas poderiam provocar danos nocivos nos tecidos. No tecido tumoral, os linfócitos infiltrados no tumor (TIL) são frequentemente inibidos por sinais negativos mediados por CTLA-4/CD80(86) e/ou estimulação PD- 1/PD-1L. Consequentemente, a anergia das células T constitui uma barreira importante ao reconhecimento e rejeição do tumor mediado pelo sistema imunitário. A aplicação de ipilimumab interrompe esses sinais negativos e conduz a um aumento das respostas imunitárias das células T.

O primeiro OV que foi testado com êxito *in vivo* para terapia combinada foi o NDV. Os melanomas B16 de murino foram inicialmente tratados por inoculação intra-tumoral do vírus, seguida de tratamento com ipilimumab. A terapia combinada de NDV e anti-CTLA-4 levou a quase 70% de curas em comparação com 20% de curas para ipilimumab sozinho e nenhum efeito de OV por si só. A combinação do tratamento localizado com NDV com o bloqueio sistémico de CTLA-4 levou à rejeição de tumores distantes pré-estabelecidos e à proteção contra a reintrodução de tumores em modelos tumorais pouco imunogénicos. O efeito terapêutico foi associado a TILs CD8+ e CD4+ activados, mas não a Tregs, e dependeu de células T CD8+, células NK e IIFN de tipo (5).

O benefício clínico dos anticorpos de bloqueio do ponto de controlo parece estar limitado a subgrupos de doentes com infiltrações linfocíticas pré-existentes nos seus tumores. Uma combinação racional bem sucedida consistiria numa viroterapia oncolítica localizada seguida de uma imunoterapia sistémica de bloqueio dos pontos de controlo. A aplicação intratumoral de NDV ao melanoma B16 em ratinhos induziu infiltrações linfocíticas não só localmente, mas também em lesões distantes não injectadas.

Entretanto, estão a chegar os primeiros resultados de estudos clínicos com estas combinações. Num estudo de 2016, o vírus oncolítico T-VEC (Talimogene laherparepvec) foi combinado com ipilimumab num melanoma de estádio IIIB-IV não tratado previamente e não ressecável. Após 18 meses, a sobrevivência livre de progressão (PFS) foi de 50% e a OS de 67%. A combinação pareceu ter maior eficácia do que o T-VEC ou o ipilimumab em monoterapia. No entanto, foram observados acontecimentos adversos (EA) de grau 3/4 relacionados com o tratamento em 26,3% dos doentes. Ambos os agentes contribuíram para os EAs (6).

Os autores ficaram satisfeitos com o facto de não terem ocorrido toxicidades limitadoras da dose e concluíram que esta combinação apresentou "um perfil de segurança tolerável" (6).

É importante definir combinações eficazes de bloqueio do ponto de controlo imunitário e viroterapia oncolítica. Para obter os efeitos mais benéficos, foi necessário um período de replicação do vírus oncolítico e o direcionamento da resposta imunitária contra o tumor, sendo os efeitos mediados pelas células T CD8+ e NK, mas não pelas células T CD4+ (7).

ii) COMBINAÇÃO DE OVs COM DROGAS ALQUILANTES DE ADN

a) Ciclofosfamida (CPA): A CPA é um agente alquilante de mostarda azotada que provoca a ligação cruzada dos nucleótidos. O seu metabolito ativo, a mostarda fosforamida, interfere com a replicação do ADN através da formação de ligações cruzadas guanina-guanina intra-fita e inter-fita (8). A

CPA tem sido utilizada em combinação com vários OV, incluindo o HSV-1 (9), *o adenovírus* (10), *o vírus da vaccinia, o reovírus* (11), *o vírus do sarampo e o vírus da estomatite vesicular,* o que conduz a uma melhor atividade antitumoral *in vivo* (1).

Vários estudos sugerem que a CPA pode ser eficaz ao impedir a neutralização viral mediada pelo sistema imunitário. Outros estudos sugerem que a CPA pode também aumentar a geração de imunidade anti-tumoral através da inibição das Tregs (10,11). As melhores taxas de sobrevivência sem progressão e de OS foram observadas com uma combinação de CPA metronómica de baixa dose e infeção intratumoral por adenovírus modificado geneticamente Ad-GM-CSF (10).

b) Temozolomida (TMZ, temodal): A TMZ é um agente alquilante que provoca a alquilação/metilação do ADN. Demonstrou benefícios clínicos em doentes com GBM (12) e melanoma metastático avançado (13). Em doses mais elevadas, o TMZ pode ser mieloablativo. O HSV oncolítico (14,15) e o AdV (16) foram testados em combinação com TMZ. Num estudo, utilizando Ad5/3-D24-GM-CSF com ou sem CPA em dose baixa para reduzir as Tregs, o co-tratamento com TMZ aumentou a autofagia das células tumorais, a imunidade antitumoral e reduziu a carga tumoral (17).

iii) COMBINAÇÃO DE OVs COM A INIBIÇÃO DA REPLICAÇÃO DO ADN

A gemcitabina é um análogo fluorado do nucleósido desoxicitidina. A incorporação deste análogo no ADN impede a adição adicional de nucleósidos durante a polimerização do ADN, interrompendo assim a replicação do ADN e a divisão celular. Pensa-se que promove respostas imunitárias anti-tumorais através da eliminação de MDSCs que suprimem as respostas das células T.

Foi demonstrado que este medicamento aumenta a atividade antitumoral do *adenovírus, parvovírus, reovírus,* VSV, HSV (18), *vaccinia e vírus do mixoma.* Não se verificaram efeitos semelhantes em ratinhos imunocomprometidos, o que corrobora a hipótese de que o efeito combinado foi mediado por uma resposta imunitária antitumoral desencadeada por vírus.

Um estudo de fase I da combinação de reovírus intravenoso e gemcitabina em 16 pacientes com cancro avançado revelou

i) uma diminuição dos anticorpos neutralizantes anti-reovírus,

ii) em 80% dos doentes avaliáveis, uma resposta parcial ou doença estável, e

iii) uma potencial interação entre o reovírus e a gemcitabina na causa do fígado

a enzima aumenta (19).

iv) COMBINAÇÃO DE OVs COM MODULADORES EPIGENÉTICOS

Muitas enzimas que estão envolvidas na regulação epigenética estão desreguladas no cancro. As células transformadas têm frequentemente vias de sinalização IFN defeituosas. Estima-se que cerca de três quartos das linhas celulares tumorais do painel NCI60 apresentam respostas IFN deficientes (20). As vias IFN disfuncionais nos cancros devem-se frequentemente ao silenciamento epigenético, incluindo a hipermetilação do promotor do ADN e modificações das histonas que suprimem a transcrição (1). A manipulação do epigenoma do cancro através de pequenas moléculas tem sido explorada com êxito como modalidade de tratamento do cancro. A ativação transcricional de genes estimulados por interferão (ISGs), que são frequentemente silenciados epigeneticamente, requer a atividade da histona desacetilase (HDAC) (21).

Os inibidores da HDAC (HDIs) incluem, entre outros, o ácido valpróico (VPA) e a tricostatina A (TSA). Estes inibidores têm sido utilizados em combinação com OVs para "reprogramar" eficazmente os tumores sensíveis ao IFN, tornando-os permissivos à infeção por OV. Os HDIs aumentaram a oncólise do VHS em células de carcinoma escamoso oral (22) e em gliomas (23). Este facto foi atribuído a uma inibição da expressão de ISG induzida pelo vírus (24). A combinação de HSV com HDIs levou a uma sobrevivência prolongada em modelos tumorais murinos (23,24).

Os HDIs têm possivelmente propriedades imunomoduladoras adicionais. Foram observados efeitos impressionantes dos HDIs no contexto de uma estratégia de reforço primário oncolítico heterólogo (25). Foi relatado que os HDIs causaram a supressão das respostas imunitárias primárias, o aumento das respostas imunitárias secundárias e a anulação da autoimunidade durante a imunoterapia tumoral (25). Neste estudo, os ratinhos com tumores cerebrais de melanoma B16 singénicos foram primeiro preparados com um adenovírus oncolítico que exprime um TAA que foi sobre-expresso em B16 e depois tratados com VSV oncolítico que exprime o mesmo TAA. O HDI MS-275 foi administrado juntamente com o reforço de VSV.

A 5-AZA-2'-deoxicitidina (5-AZA) é um inibidor da DNA metiltransferase que impede a metilação do DNA e permite que o DNA silenciado volte a ter acesso aos factores de transcrição. Para além do silenciamento de genes mediado pela acetilação de histonas, os ISGs e outros genes implícitos na resposta anti-viral mediada por IFN são frequentemente silenciados nos cancros por hipermetilação do ADN nas ilhas CpG nas suas regiões promotoras (1). A 5-AZA pode ser combinada com sucesso com o HSV oncolítico rQNestin34.5. A 5-AZA suprimiu a transcrição sob controlo do promotor da Nestina, permitindo a expressão do gene viral, o aumento da replicação viral e a morte de células de glioma mediada pelo HSV. Foi observado um aumento da sobrevivência em ratinhos portadores de glioma quando tratados com OV e 5-AZA, em comparação com qualquer um dos tratamentos administrados isoladamente (26).

Tal como mencionado no capítulo II, K Bosslet, o meu primeiro aluno de doutoramento, descobriu que o 5-AZA era capaz de suprimir *in vitro* a expressão de um TAA reconhecido por CTLs específicos de variantes de escape imunitário de um tumor TAA negativo (27). Num outro estudo (28), o 5-AZA induziu com elevada frequência alterações hereditárias mas fenotipicamente instáveis nas propriedades tumorigénicas e metastáticas das células tumorais.

v) COMBINAÇÃO DE OVs COM INIBIDORES DA VIA PI3K/AKT/mTOR

A via PI3K é fundamental para a sinalização da apoptose/sobrevivência celular em resposta ao stress. As mutações genéticas nos cancros afectam frequentemente a via PI3K, resultando em respostas apoptóticas disfuncionais e na sinalização pró-sobrevivência (29). Vários sinais de stress, incluindo o IFN-α, activam a PI3K, desencadeando assim uma cascata de sinalização que conduz à fosforilação da Akt. Esta ativa então outra quinase que fosforila factores celulares envolvidos na sobrevivência e proliferação celular, como o NF-κB. Este último está também envolvido na indução da cascata do tipo IIFN.

Em combinação com o HSV MG18L, os inibidores da PI3K LY294002, GDC-0941 e BEZ235 actuaram de forma sinérgica para induzir a apoptose nas células estaminais do glioblastoma (30). A terapia combinada resultou em curas duradouras em ratinhos com tumores de GBM, ultrapassando a eficácia de qualquer uma das terapias administradas isoladamente (30).

Um dos principais reguladores da tradução celular é o alvo da rapamicina nos mamíferos (mTOR). A sua posição na célula situa-se a jusante da sinalização PI3K e Akt. O mTOR controla a tradução de uma série de ARNm celulares e pode também ter impacto na tradução de proteínas virais. As provas sugerem que o mTOR pode controlar a resposta anti-viral regulando a tradução do IFN e de outros mediadores-chave das respostas anti-virais, como o IRF-7 (31). Vários OV, incluindo o HSV, o VSV, o AdV e o vírus do mixoma, foram testados em combinação com o conhecido imunossupressor rapamicina (32). Foi observada uma redução dos níveis de anticorpos gerados contra os vírus (33). Em vários modelos de cancro em roedores, foram comunicadas melhorias da atividade do OV através da combinação com a rapamicina (32).

vi) COMBINAÇÃO DE OVs COM INIBIDORES DE PROTEASOMAS

O bortezomib é um inibidor do proteasoma aprovado para o tratamento do mieloma múltiplo (MM) e do linfoma das células do manto. Liga-se reversivelmente ao local catalítico do proteassoma 26S com elevada afinidade e especificidade (34). O bortezomib pode matar as células cancerígenas através do stress do ER e da ativação da resposta às proteínas desdobradas (UPR) (35). Alguns estudos demonstraram que o bortezomib pode aumentar a expressão superficial de HSP90 e HSP60 nas células cancerígenas, conduzindo a uma fagocitose mais eficaz pelas CD (36).

Em combinação com o vírus nTERT-Ad, o bortezomib aumentou o stress do RE induzido pela infeção e activou a UPR e a morte celular apoptótica associada à UPR *in vitro* (37). *In vivo,* o bortezomib concentrou a resposta imunitária nos AAT, inibindo o reconhecimento imunitário do vírus. A eficácia do bortezomib nestes modelos de carcinoma hepatocelular subcutâneo dependia de uma resposta funcional das células T CD8+ (37).

vii) COMBINAÇÃO DE OVs COM DROGAS IMUNOMODULATÓRIAS

Foi realizado um rastreio de elevado rendimento utilizando o VSV dM51 oncolítico numa linha celular de cancro da mama murino resistente ao vírus. Uma das moléculas identificadas como "sensibilizadores virais" foi a VSel. Aumentou a replicação viral até 1000 vezes e, em sinergia com o vírus, aumentou a morte das células tumorais. Os ISGs normalmente desencadeados após a infeção pelo VSV permaneceram silenciados nas células pré-tratadas com VSel. Num modelo de carcinoma do cólon murino refratário ao VSVdM51, o VSel potenciou a atividade do OV, levando a um atraso na progressão do tumor, enquanto o vírus isolado ou o VSel isolado não tiveram efeitos anticancerígenos (38).

A triptolida (TPL) é um componente naturalmente derivado da erva chinesa Tripterygium wilfordii. Tem sido utilizado como um remédio anti-inflamatório com propriedades anti-cancerígenas. O TPL é um inibidor global da transcrição e tem múltiplos efeitos, incluindo a inibição da RNA polimerase II e a expressão de genes envolvidos na apoptose e na sinalização NFκB (39). A TPL também suprime a sinalização IFN a jusante do IRF3 (40). A combinação de VSV e TPL melhorou sinergicamente a replicação do vírus específico do tumor GBM, levando a uma sobrevivência prolongada e a um atraso na progressão do tumor, em comparação com qualquer uma das terapias administradas isoladamente (40).

O sunitinib é um pequeno fármaco oral de molécula pequena com inibidor multiobjectivo do recetor tirosina quinase (RTK). Foi aprovado pela FDA em 2006 para o tratamento do carcinoma de células renais (CCR) metastático e dos tumores estromais gastrointestinais (GIST). Os RTKs visados pelo sunitinib incluem o PDGF-R, o VEGF-R, o KIT (CDH7), o RET, o CSF-1R e o FLT3. Foi também demonstrado que o sunitinib tem efeitos fora do alvo que bloqueiam as proteínas efectoras da via de sinalização do IFN, como a RNaseL e a PKR (41). O VSV, o reovírus e o vírus da vaccinia (W) foram avaliados em combinação com o sunitinib (42-44). No estudo do VSV, o sunitinib diminuiu a fosforilação do substrato elF2-a da PKR, conduzindo a um aumento dos títulos virais in vitro. A terapêutica combinada resultou numa regressão completa e sustentada do tumor em vários modelos tumorais de ratinhos imunodeficientes e imunocompetentes (43).

Em conclusão, foi demonstrado que vários fármacos são capazes de quebrar a tolerância imunitária e de facilitar a imunoterapia do cancro mediada por OV. O ipilimumab pode quebrar o controlo do ponto de verificação imunitário induzido pelo tumor, o CPA ou a gemcitabina podem esgotar seletivamente as Tregs. Outros fármacos podem afetar a rede de citocinas em torno do tumor ou esgotar as MDSC. O sucesso da terapia com OVs dependerá do contexto (por exemplo, tipo de tumor, local do tumor) e da navegação no delicado equilíbrio entre a resposta anti-viral e a resposta anti-tumoral.

B. RADIOTERAPIA COM QUIMIOTERAPIA

A radioterapia reforçada com quimioterapia (CERT) é um novo termo derivado de ensaios da combinação de TC e RT para o cancro da cabeça e do pescoço (45). Entretanto, vários ensaios em doentes com doença em vários locais demonstraram que a quimiorradioterapia concomitante pode melhorar o controlo local e, por conseguinte, a sobrevivência livre de doença, embora a doença metastática à distância não seja geralmente afetada. A melhoria da orientação física com raios X e protões, em conjunto com esta nova abordagem de sensibilização, é muito promissora para futuras melhorias na terapia do cancro.

C. O EFEITO HORMESIS

A hormese foi designada como um princípio biológico, que tem interesse não só para os toxicologistas. Descreve uma relação dose-resposta a factores de stress com uma dose baixa de estimulação e uma dose alta de inibição. Foi demonstrado, por exemplo, ao testar o efeito do carcinogéneo dioxina no desenvolvimento do cancro da mama em ratos: Numa região de dose baixa (0,001 gm/Kg/dia), a frequência de tumores foi muito reduzida em comparação com a ausência de dioxina ou com uma dose de 0,1 gm/Kg/dia.)

Além disso, ao testar a curva de dose-resposta de quimioterápicos, antibióticos, inibidores não esteróides da inflamação (AINE) ou toxinas, esta mostrou uma curva em U com uma redução dos seus efeitos secundários tóxicos no ponto mais baixo. Calabrese e Baldwin (46) observaram que a irradiação de todo o corpo com raios Röntgen na gama de doses baixas (0,5 - 2 Gy) leva à ativação do sistema imunitário.

D. COMBINAÇÃO DE IRRADIAÇÃO DE BAIXA DOSE E IMUNOTERAPIA

Outra estratégia que recentemente tem recebido muita atenção é a combinação de uma terapia biológica com uma dose baixa de irradiação. Consideremos, portanto, em primeiro lugar, o que se sabe sobre a base molecular da radioterapia. Esta descrição baseia-se em EJ Hall (47).

A investigação em radiobiologia resultou na distinção dos R's:

i) reparação,

ii) redistribuição,

iii)reoxigenação, e

iv)repovoamento.

Para escapar à morte celular após a radiação, as células tumorais utilizam a reparação do ADN (i) e o repovoamento do tumor, presumivelmente por células resistentes (iv). Por outro lado, a morte das células tumorais por radiação é melhorada através da redistribuição das células tumorais, de modo a que uma maior proporção se encontre numa fase mais radiossensível do ciclo celular (ii) e através da reoxigenação de células anteriormente hipóxicas e, por conseguinte, radiorresistentes (iii).

Foi sugerido um quinto R da radiobiologia, nomeadamente a <u>regulação molecular</u>. A investigação molecular revelou que os factores genómicos, de mensagem e proteómicos, tanto nas células tumorais como nas células estromais, regulam claramente os outros quatro R.

i) Reparação do ADN (48): Inclui vários mecanismos distintos:

a) Reparação por excisão de bases (BER),

b) Reparação por excisão de nucleótidos (NER),

c) Reparação por recombinação, e

d) Reparação de incompatibilidades.

Os reguladores moleculares da reparação são distintos para cada tipo de processo de reparação. Os principais exemplos incluem ATM, Rad51, BRCA, proteínas Ku, DNA-PK e g-fosfo-H2AX.

iv)Repopulação (47): Os reguladores moleculares da repopulação envolvem reguladores da sobrevivência/auto-renovação das células estaminais, tais como Wnt, Notch, Sonic Hedgehog e Bmi.

ii) Redistribuição (47): Numa população não sincronizada de células, como é o caso dos tumores, as células na fase S tardia são mais resistentes à radiação. Após a radiação, as células acumulam-se na fase G2/M, quando são mais sensíveis à radiação. Por conseguinte, as células que não são danificadas após uma dose de radiação podem redistribuir-se para uma fase G2/M mais sensível, onde são mais susceptíveis à dose seguinte. As principais proteínas envolvidas na regulação do ciclo celular incluem as ciclinas, as cdks, a p53 e a p21.

iii)Reoxigenação (47): As células hipóxicas são menos sensíveis à radiação.

Pensa-se que o oxigénio torna permanentes os danos causados pelos radicais livres, tornando assim as células mais sensíveis à radiação: Ao matar a camada mais externa de células que estão mais próximas do fornecimento de sangue e, por conseguinte, mais bem oxigenadas, as células interiores ficam mais próximas do fornecimento de sangue e tornam-se mais sensíveis à fração seguinte de radiação. Este processo é repetido após cada fração de radiação. Os reguladores moleculares candidatos envolvidos neste processo incluem HIF-la, VEGF, NO e bFGF.

v) Regulação molecular (47): Este modo controla os quatro mecanismos da radiobiologia. Envolve processos de sinalização complexos que diferem consoante o tipo de célula, o contexto celular, a dose de radiação e a energia da radiação que regem a resposta celular à radiação. A regulação molecular distingue entre genes de dose baixa, que são regulados positivamente com doses de radiação entre *1* e 10 cGy, e genes de dose alta, que são regulados positivamente com doses de radiação entre 10 e >100 cGy.

A nossa compreensão da regulação molecular dos efeitos da radiação expandiu-se enormemente. Uma maior compreensão do mecanismo de resistência à radiação tornou possível a terapia específica do cancro.

As investigações clínicas de um desses agentes, o cetuximab, demonstraram uma melhoria da sobrevivência resultante do aumento do controlo do cancro avançado da cabeça e do pescoço (45). Esta prova de princípio de que a combinação de radioterapia e de agentes de orientação molecular pode melhorar os resultados sem toxicidade significativa abriu enormes oportunidades para o tratamento de doentes com cancro. As investigações de novos alvos sugeriram a possibilidade de sensibilizar os tumores e proteger os tecidos normais com uma única terapêutica orientada.

Um estudo demonstrou que a irradiação gama de baixa dose (LDI) pode afetar a barreira no microambiente tumoral, impedindo a infiltração eficaz de células T. A LDI programa a diferenciação de macrófagos para um fenótipo ¡NOS+/M1 que pode então orquestrar uma imunoterapia eficaz com células T. Num modelo de xenotransplante NOD/SCID de carcinomas pancreáticos humanos, a LDI local neoadjuvante causou a normalização da vasculatura aberrante, o recrutamento eficiente de células T específicas do tumor e a rejeição do tumor mediada por células T com sobrevivência prolongada (49).

Na última década, vários estudos demonstraram que os protocolos que utilizam LDI são eficazes no controlo local do tumor com uma toxicidade negligenciável para os tecidos normais. A LDI estimula a capacidade antioxidante, a reparação de danos no ADN, a apoptose e a indução de respostas imunitárias (50).

Outro estudo combinou LDI com sunitinib e vacinação anti-tumoral. A vacina contra o cancro baseou-se num vetor *do vírus Semliki Forest* que codifica as oncoproteínas E6 e E7 do papilomavírus humano (SFVeE6,7). As imunizações trimodais com sunitinib, LDI e SFVeE6,7 aumentaram o compartimento imunitário intratumoral por um fator de 10.000 com células T CD8+ específicas de E7. Como resultado, o tratamento triplo reforçou fortemente o efeito imunoterapêutico, bloqueando completamente o desenvolvimento do tumor e conduzindo a uma sobrevivência livre de tumor de 100% dos ratinhos portadores de tumor (51).

Num modelo de tumor murino para mieloma múltiplo, a LDI foi combinada com o bloqueio do ponto de controlo PD- 1/PD-L1. A medula óssea de ratinhos de controlo portadores de mieloma não tratados continha níveis elevados de células T que expressavam as proteínas PD-1, 2B4, LAG-3 e TIM-3. Quando o bloqueio de PD-L1 foi combinado com anticorpos bloqueadores de LAG-3, TIM-3 ou CTLA-4, foram observados aumentos sinérgicos ou aditivos na sobrevivência. O aumento das taxas de sobrevivência correlacionou-se com o aumento das frequências de células T CD8 e CD4 reactivas ao tumor (52).

A terapia fotodinâmica (PDT) é efectuada com luz vermelha e um fotossensibilizador como a hipericina (Hyp). Um estudo interessante investigou os efeitos fototóxicos e imunológicos de uma dose baixa de Hyp-PDT em contraste com as condições habitualmente utilizadas. Foi referido que uma dose baixa de Hyp-PDT induziu a regressão completa do tumor em ratinhos BALB/c com carcinoma do cólon CT26 (53).

E. COMBINAÇÃO DE QUIMIOTERAPIA DE BAIXA DOSE COM TERAPIA PADRÃO E COM NOVAS ESTRATÉGIAS TERAPÊUTICAS

Os agentes quimioterápicos citotóxicos antiproliferativos padrão são geralmente administrados a cada 2-3 semanas. Para além da toxicidade aguda e dos efeitos a longo prazo das doses cumulativas, esta estratégia permite potencialmente o recrescimento do tumor no período de intervalo e leva ao aparecimento de populações resistentes de células tumorais.

A administração de quimioterapia em doses reduzidas a intervalos de tempo regulares e frequentes, designada quimioterapia "metronómica" (MCT), constitui uma alternativa à quimioterapia padrão de dose máxima tolerada (MTD).

Inicialmente, o principal alvo da MCT eram as células endoteliais que suportavam a vasculatura tumoral e não as próprias células tumorais. Embora a antiangiogénese continue a ser um mecanismo importante da MCT, foram também identificados outros mecanismos, incluindo a ativação da imunidade anti-tumoral e uma diminuição da resistência terapêutica adquirida.

O MCT parece ser capaz de eliminar seletivamente células imunossupressoras (54). Em particular, a ciclofosmamida (CPA), o paclitaxel e a temozolomida podem reduzir a atividade das Treg quando administrados em doses metronómicas (ou seja, doses baixas e repetitivas). No caso do CPA, as doses metronómicas servem para minimizar a toxicidade, inibir a angiogénese e evitar a imunossupressão global que resulta da administração de uma dose única e elevada (55). A CPA metronómica reduziu apenas transitoriamente as Treg, mas induziu respostas estáveis de células T específicas do tumor. Estas respostas estão correlacionadas com a melhoria dos resultados clínicos em doentes com cancro da mama em fase avançada (56).

Há mais de 15 anos, foi demonstrado que a MCT em dose baixa induz o controlo da doença em doentes com cancro da mama em fase avançada, com uma menor incidência de acontecimentos adversos em comparação com a quimioterapia MTD convencional. Foram observadas boas taxas de resposta em doentes fortemente pré-tratadas, para as quais apenas estavam disponíveis opções de tratamento limitadas. Isto aplica-se a doentes idosos com GBM recentemente diagnosticado, nos quais a TC padrão é frequentemente omitida devido ao receio de efeitos secundários. Nos últimos 10 anos, assistiu-se a um aumento acentuado dos ensaios clínicos de MCT. Esta é cada vez mais combinada com terapias convencionais (TC ou RT), bem como com novas estratégias terapêuticas, como pequenas moléculas direcionadas e imunoterapia. Uma análise sistemática da literatura sobre a MCT em baixas doses revelou que o tratamento parece ser clinicamente benéfico e seguro numa vasta gama de tumores (57).

F. COMBINAÇÃO DE IRRADIAÇÃO DE CORPO INTEIRO DE BAIXA DOSE COM BLOQUEIO DE PROTEÍNAS DO PONTO DE CONTROLO IMUNITÁRIO PARA O MIELOMA MÚLTIPLO

O mieloma múltiplo (MM) caracteriza-se pela presença de células plasmáticas neoplásicas na medula óssea. É geralmente considerada uma doença incurável. A irradiação sub-letal do corpo inteiro leva a uma linfodepleção transitória. Num modelo murino de MM, uma análise fenotípica temporal de amostras de medula óssea revelou uma expressão elevada em percentagens de células T que expressam as proteínas PD-1, 2B4, LAG-3 e TIM-3. Quando o bloqueio de PD-L1 foi combinado com anticorpos bloqueadores de LAG-3, TIM-3 ou CTLA4, foram observados aumentos sinérgicos ou aditivos na sobrevivência. As taxas de sobrevivência melhoraram de cerca de 30% para >80%. O aumento das taxas de sobrevivência está correlacionado com o aumento das frequências de células T CD8 e CD4 reactivas ao tumor. Verificou-se, assim, um efeito sinérgico da combinação de doses linfodepletantes de irradiação de corpo inteiro com o bloqueio de proteínas de ponto de controlo (58).

G.TERAPIAS DE APOIO DA MEDICINA COMPLEMENTAR

As terapias convencionais e biológicas podem também ser combinadas com terapias da medicina complementar. Muitas destas últimas abordagens estão orientadas para os sistemas reguladores fisiológicos normais. O quadro 43 enumera algumas destas terapias. Este parágrafo baseia-se em H Heine (59).

Para os leigos, talvez valha a pena começar por apresentar algumas definições:

i) A transformação metabólica é um termo que descreve as alterações colectivas do metabolismo celular que resultam de mutações causadoras de cancro e que permitem que as células cresçam e proliferem independentemente dos mecanismos normais de controlo fisiológico. O efeito Warburg, que será abordado mais pormenorizadamente no Capítulo VII, é um dos componentes da transformação metabólica.

ii) O metabolismo representa as actividades bioquímicas relacionadas com a manipulação de compostos orgânicos (açúcares, aminoácidos, nucleótidos, lípidos) através de uma variedade de vias enzimáticas. O metabolismo anabólico é a atividade metabólica coordenada que permite às células produzir macromoléculas, como os lípidos e as proteínas. Estas consomem energia. O metabolismo catabólico é utilizado para degradar moléculas para produzir constituintes simples e energia. São exemplos a B-oxidação dos ácidos gordos e a oxidação dos aminoácidos. Ambos os processos produzem ATP à custa de intermediários que poderiam ter sido utilizados para o anabolismo.

As diferenças de metabolismo entre os tumores e os tecidos normais são exploradas para efeitos de diagnóstico e terapêuticos. A PET é uma modalidade de imagiologia da medicina nuclear que permite o estudo do metabolismo *in vivo* através da utilização de marcadores radioactivos. O marcador mais utilizado é o FDG, um análogo da glucose que pode ser transportado para o interior das células e fosforilado pela hexoquinase, mas que não pode ser metabolizado posteriormente. A FDG-PET permite distinguir regiões com um metabolismo anormalmente elevado da glucose. Pode ser utilizado para identificar novos tumores, para determinar o envolvimento dos gânglios linfáticos regionais ou para diagnosticar metástases à distância. É mesmo possível utilizar este método para avaliar a resposta à terapêutica.

De seguida, mencionamos quatro princípios do quadro 43.

1. Anti-oxidantes, inibidores da Cox. O stress oxidativo é causado por espécies reactivas de oxigénio (ROS) e espécies reactivas de azoto (RNS). Este stress pode afetar as funções essenciais das células do organismo. Os anti-oxidantes e os inibidores da Cox tentam contrariar esta situação.

2. Regulação básica dos tecidos. Trata-se do transporte correto de metabolitos através dos capilares, da MEC e dos linfáticos. Os mecanismos de homeostase e homeodinâmica regulam, por exemplo, a manutenção de um pH fisiológico dos tecidos. O crescimento dos tumores está frequentemente associado à acidose dos tecidos. O edema é um sinal de desregulação do transporte de água e de metabolitos.

3. Fitoterapia. Os carotenóides e os flavonóides podem ser utilizados para influenciar o metabolismo dos carcinogéneos. Os tecidos hepáticos são enriquecidos com enzimas metabólicas especializadas na conversão

química referida como biotransformação. Pensa-se que as enzimas de biotransformação evoluíram como defesas naturais contra a exposição a toxinas ambientais. As reacções enzimáticas da fase I incluem reacções de oxidação, redução e hidrólise e, geralmente, expõem grupos funcionais que permitem que as enzimas de biotransformação da fase II prossigam. As reacções da fase II catalisam, por exemplo, a glucuronidação, a sulfatação, a acetilação, a metilação e a conjugação do glutatião. A biotransformação de fase I dos carcinogéneos resulta frequentemente em metabolitos reactivos capazes de modificar covalentemente as macromoléculas celulares. As reacções de fase II resultam, em última análise, em metabolitos que são menos tóxicos e mais facilmente excretados.

4. Hipertermia (HT). Esta modalidade é utilizada como um meio de apoio a outras terapias contra o cancro. Um aumento da temperatura do tecido tumoral pode ter vários efeitos: i) ativação do sistema imunitário (38,5 - 39,5^O C), ii) efeitos tóxicos para as células tumorais (>41,5^O C), iii) efeitos sinérgicos com a terapia CT, RT e OV devido a alterações nos vasos sanguíneos. O calor pode ser produzido por radiação com micro-ondas ou ondas de rádio. A HT pode ser aplicada localmente (por exemplo, tumores cutâneos) ou regionalmente (em tecidos mais profundos, áreas de órgãos maiores, por exemplo, carcinoma do pâncreas ou do cólon) ou, menos frequentemente, como HT de corpo inteiro (em combinação com a TC em casos de doença metastática sistémica).

5. Cronofarmacologia. O ritmo circadiano adapta o organismo ao ritmo dia-noite gerado pela rotação da Terra. Isto reflecte-se, entre outros, no nível plasmático de cAMP e de endorfina. O Prémio Nobel de Fisiologia ou Medicina 2017 foi atribuído a J Hall, M Rosbash e M Young pela sua investigação sobre o relógio circadiano.

Tal como descrito em (60), o sistema de temporização circadiano é composto por relógios moleculares. Estes determinam alterações de 24 horas no metabolismo e desintoxicação de xenobióticos, eventos do ciclo celular, reparação do ADN, apoptose e angiogénese. Os relógios circardianos celulares são coordenados por ritmos fisiológicos endógenos, de modo a funcionarem em sincronia nos tecidos do hospedeiro. A sincronização circardiana pode modificar de 2 a 10 vezes a tolerabilidade dos medicamentos anticancerígenos em modelos experimentais e em doentes com cancro.

Todos os biorritmos têm uma fase de atividade e uma fase de relaxamento. Existem o ritmo cardíaco e respiratório (a sua relação é geralmente de 4:1), o ritmo duodenal e o peristáltico do estômago (com uma relação semelhante de 4:1). O fotoentrelaçamento, em que o relógio endógeno é sincronizado com as impressões visuais, tem o seu centro funcional no hipotálamo (núcleo supraquiasmático). A melanopsina e a melatonina são mediadores do fotoentrelaçamento e do relógio circadiano. A cronoterapia visa o momento ideal para a aplicação de um fármaco.

Alguns exemplos podem elucidar os efeitos de apoio de tais tratamentos.

1. Anti-oxidantes, inibidores da Cox. O oligoelemento selénio (Se) e as selenoproteínas portadoras de selenocisteína desempenham um papel fundamental no cérebro. As propriedades antitóxicas e preventivas do cancro do Se nas actuais terapias multimodais para tumores cerebrais foram resumidas (61). O magnésio (Mg) é o quarto mineral mais abundante no organismo. Tem uma co-função em mais de 300 reacções enzimáticas, muitas das quais são cruciais para o metabolismo do ATP (62). Níveis baixos de Mg têm sido associados a uma série de doenças crónicas (62).

A vitamina C intravenosa (VCI) é uma terapêutica oncológica adjuvante controversa. Uma revisão sistemática (63) revelou que a VCI pode melhorar a qualidade de vida e a gravidade dos sintomas dos doentes com cancro. No entanto, não existem estudos controlados e bem concebidos sobre a terapêutica com VCI.

A vitamina B-6 (B-6) tem um forte efeito antioxidante. A suplementação com B-6 medeia a capacidade antioxidante, reduzindo a concentração plasmática de homocisteína em pacientes com carcinoma hepatocelular após a ressecção do tumor (64).

A coenzima Q-10 (Q-10) é um medicamento alternativo ou suplemento alimentar amplamente utilizado como antioxidante. Embora a suplementação com Q-10 tenha sido relatada como benéfica no tratamento da hipertensão, insuficiência cardíaca congestiva, miopatia por estatinas e problemas associados à quimioterapia, o seu benefício não foi confirmado em estudos clínicos aleatórios. No entanto, parece ser seguro em situações clínicas selecionadas (65).

A L-carnitina, como antioxidante, pode ter efeitos neuroprotectores (66). O ácido alfa-lipóico tem efeitos benéficos tanto na prevenção como no tratamento da diabetes (67). Os ácidos gordos ómega 3 demonstraram reduzir significativamente o risco de morte súbita causada por arritmias cardíacas (68).

Foi demonstrado que a cimetidina desempenha um papel importante no tratamento do cancro e na regulação do sistema imunitário (69). Pode aliviar a imunossupressão sistémica e melhorar a função imunitária local dos doentes com cancro colorrectal no período perioperatório (69). A libertação excessiva de prostaglandinas e catecolaminas contribui para a imunossupressão pós-operatória. O tratamento que combina a inibição perioperatória da COX-2 e o beta-bloqueamento pode melhorar a competência imunitária e reduzir o risco de metástases tumorais (70).

2. Fitoterapia. *O visco* é um dos principais medicamentos à base de plantas tradicionalmente utilizados como remédios complementares. Os ensaios analisados sugerem que pode haver uma combinação de aspectos farmacológicos e motivacionais mediados pela aplicação do extrato de visco. Estes aspectos podem contribuir para o benefício clínico e os resultados positivos, como a melhoria da qualidade de vida relacionada com a saúde (QVRS) e a autorregulação em doentes com cancro da mama (71).

Foi relatado que o flavonoide *quercetina* inibe o crescimento do cancro pancreático *in vitro* e *in vivo* (72). A utilização de *incenso* é parte integrante da vida quotidiana em grande parte da Ásia. Os resultados de um estudo de 2008 indicam que a utilização prolongada de *incenso* está associada a um risco acrescido de carcinoma de células escamosas do trato respiratório (73).

O chá verde é a bebida mais consumida, para além da água, e tem merecido grande atenção devido aos seus benefícios para a saúde contra doenças como a obesidade, a diabetes mellitus, as perturbações cardiovasculares e o aparecimento de cancro (74). Estudos em culturas celulares e em animais elucidaram os mecanismos anticancerígenos do chá verde, como a indução da apoptose, a alteração da expressão de proteínas reguladoras do ciclo celular, a ativação de caspases assassinas e a supressão da ativação do fator nuclear kappa-B (74).

O sulforafano é um produto natural que se encontra habitualmente nos brócolos. Curiosamente, verificou-se que este composto inibe a expressão de HIF-la e VEGF induzida pela hipoxia e a migração de células humanas de cancro do cólon (75). Os dados sugerem também que o sulforafano pode ter como alvo as alterações epigenéticas observadas em cancros específicos através da inibição da HDAC (76). *A bromelaína* e a N-acetilcisteína são dois compostos naturais que contêm sulfidrilo e que apresentam um bom perfil de segurança. São aplicados há mais de 50 anos. A paragem do ciclo celular, a apoptose e a autofagia foram induzidas por estes compostos num painel de linhas celulares gastrointestinais (77).

3. Cronofarmacologia. O cancro gastrointestinal é uma doença que afecta a população mundial com elevada morbilidade e mortalidade. A capacidade da melatonina para inibir o cancro gastrointestinal é substancial. Os seus mecanismos de ação incluem a inibição da proliferação, da invasão, das metástases, da angiogénese e a promoção da apoptose e da imunidade anti-cancro (78).

H.CONTROLO DA DOR NO CANCRO

A dor é um sintoma importante nos doentes com cancro. Um artigo de simpósio descreve descobertas e tendências recentes (78).

30-40% dos doentes apresentam dor aquando do diagnóstico, 40-70% durante o tratamento e 70-90% durante a fase de cuidados paliativos.

Desde os anos 80, as diretrizes da OMS para o tratamento da dor indicam que os analgésicos devem estar facilmente acessíveis.

O paracetamol e os anti-inflamatórios não esteróides (AINE) são os medicamentos padrão do primeiro degrau da escada da dor da OMS. Os opióides fracos constituem o segundo degrau da escada da dor da OMS. O Codein é o opióide fraco padrão e pode ser utilizado em combinação com o paracetamol. Os opióides fortes estão classificados no degrau mais alto da escada analgésica. A morfina continua a ser o medicamento padrão. Os mais potentes são a hidromorfona, o fentanil, a oxicodona e a metadona.

A revisão inclui as seguintes tabelas: 1. fármacos adjuvantes utilizados no controlo da dor, 2. receptores específicos, estímulos e efeitos, 3. ligandos e receptores endógenos na modulação da dor, 4. efeitos dos diferentes receptores opióides, 5. caraterísticas dos receptores e farmacocinética dos diferentes opióides.

A utilização de medicamentos para a dor, de acordo com a escala de dor da

OMS, controla cerca de 80% da dor do cancro. No futuro, haverá um aumento dos conhecimentos sobre a fisiopatologia da dor. Espera-se que a introdução de novos medicamentos e/ou o aperfeiçoamento dos medicamentos mais antigos aumente a taxa de resposta para 100%.

Capítulo VI

Pontos principais:

1. Este capítulo aborda estratégias de combinação de terapias biológicas com terapias padrão para obter efeitos sinérgicos e aumentar a eficácia do tratamento do cancro.

2. Os vírus oncolíticos podem ser combinados com quimioterapia para aumentar a replicação intratumoral do vírus ou podem ser combinados com inibidores do ponto de controlo para aumentar a imunidade anti-tumoral sistémica.

3. A imunoterapia pode beneficiar da combinação com irradiação de baixa dose.

4. A terapia padrão pode beneficiar da combinação com quimioterapia de baixa dose (metronómica).

5. As terapias convencionais e biológicas podem ser ainda mais optimizadas através de terapias de apoio da medicina complementar.

REFERÊNCIAS Capítulo VI

1) Forbes NE, Krishnan R, Diallo J-S. Modulação farmacológica da imunidade antitumoral induzida por vírus oncolíticos. Frontiers in Oncology 4:89-100 (2014).

2) Nguyen A, Ho L, Wan Y. Quimioterapia e viroterapia oncolítica: tácticas avançadas na guerra contra o cancro. Frontiers in Oncology 4:101-110 (2014).

3) Forbes NE, Abdelbary H, Lupien M, et al. Explorando a epigenética do tumor para melhorar a viroterapia oncolítica. Front Genet 4:184 (2013). PMID: 24062768

4) Ilkow CS, Swift SL, Bell JC, Diallo JS. Do flagelo à cura: a patogénese viral selectiva do tumor como uma nova estratégia contra o cancro. PLoS Pathog 10(l):el003836 (2014). PMID: 24453963

5) Zamarin D, Holmgaard RB, Subudhi SK, et al. A viroterapia oncolítica

localizada supera a resistência sistémica do tumor à imunoterapia de bloqueio do ponto de controlo imunitário. Sci Transl Med 6(226):226ra32 (2014). PMID: 24598590

6) Puzanov I, Milhem MM, Minor D, et al. Talimogene laherparepvec em combinação com ipilimumab em melanoma estágio IIIB-IV não tratado anteriormente e irressecável. J Clin Oncol 34(22):2619-26 (2016). PMID: 27298410

7) Rojas JJ, Sampath P, Hou W, Thorne SH. Definição de combinações eficazes de bloqueio do ponto de controlo imunitário e viroterapia oncolítica. Clin Cancer Res 21(24):5543-5551 (2015).

8) Emadi A, Jones RJ, Brodsky RA. Cyclophosphamide and cancer: golden anniversary. Nat Rev Clin Oncol 6:638-47 (2009). PMID: 19786984

9) Ikeda K, Ichikawa T, Wakimoto H, et al. A terapia com vírus oncolítico de múltiplos tumores no cérebro requer a supressão de respostas antivirais inatas e induzidas. Nat Med 5(8):881-7 (1999). PMID: 10426310

10) Cerullo V, Diaconu I, Kangasniemi L, et al. Immunological effects of low-dose cyclophosphamide in cancer patients treated with oncolytic adenovirus. Mol Ther 19(9):1737-46 (2011). PMID: 21673660

11) Kottke T, Thompson J, Diaz RM, et al. Melhoria da entrega sistémica de reovírus oncolítico a tumores estabelecidos utilizando o pré-condicionamento com modulação de Treg mediada por ciclofosfamida e interleucina-2. Clin Cancer Res. 15(2):561-9 (2009). PMID: 19147761

12) Stupp R, Mason WP, van den Bent MJ, et al. Radioterapia mais temozolomida concomitante e adjuvante para glioblastoma. N Engl J Med 352(10):987-96 (2005). PMID: 15758009

13) Middleton MR, Grob JJ, Aaronson N, et al. Estudo aleatório de fase III de temozolomida versus dacarbazina no tratamento de doentes com melanoma maligno metastático avançado. J Clin Oncol 18(I):158-66 (2000). PMID: 10623706

14) Aghi M, Rabkin S, Martuza RL. Effect of chemotherapy-induced DNA repair on on oncolytic herpes simplex viral replication (Efeito da reparação do ADN induzida pela quimioterapia na replicação viral do herpes simplex oncolítico). J Natl Cancer Inst 98(I):38-50 (2006). PMID: 16391370

15) Kanai R, Rabkin SD, Yip S, et al. Manipulação de respostas a danos no

ADN mediada por vírus oncolíticos: sinergia com quimioterapia para matar células estaminais de glioblastoma. J Natl Cancer Inst 104(I):42-55 (2012). PMID: 22173583

16) Holzmüller R, Mantwill K, Haczek C, et al. Viroterapia dependente de YB-1 em combinação com temozolomida como uma abordagem de terapia multimodal para erradicar o glioma maligno. Int J Cancer 129(5):1265-76 (2011). PMID: 21710499

17) Liikanen I, Ahtiainen L, Hirvinen ML, et al. O adenovírus oncolítico com temozolomida induz autofagia e respostas imunitárias antitumorais em doentes com cancro. Mol Ther 21(6):1212-23 (2013). PMID: 23546299

18) Watanabe I, Kasuya H, Nomura N, et al. Efeitos de vírus herpes com capacidade de replicação selectiva de tumores em combinação com gemcitabina no cancro pancreático. Cancer Chemother Pharmacol 61(5):875-82 (2008). PMID: 17726607

19) Lolkema MP, Arkenau HT, Harrington K, et al. Um estudo de fase I da combinação de reovírus intravenoso tipo 3 Dearing e gemcitabina em doentes com cancro avançado. Clin Cancer Res 17(3):581-8 (2011). PMID: 21106728

20) Stojdl DF, Lichty BD, tenOevers BR, et al. As estirpes de VSV com defeitos na sua capacidade de desligar a imunidade inata são potentes agentes anticancerígenos sistémicos. Cancer Cell 4(4):263-75 (2003). PMID: 14585354

21) Chang HM, Paulson M, Holko M, et al. Induction of interferon-stimulated gene expression and antiviral responses require protein deacetylase activity. Proc Natl Avad Sci USA 101(26):9578-83 (2004). PMID: 15210966

22) Katsura T, Iwai S, Ota Y, et al. The effects of trichostatin A on the oncolytic ability of herpes simplex virus for oral squamous cell carcinoma cells. Cancer Gene Ther 16(3):237-45 (2009). PMID: 18949013

23) Liu TC, Castelo-Branco P, Rabkin SD, Martuza RL. A terapia combinada de tricostatina A e HSV oncolítico mostra efeitos antitumorais e antiangiogénicos melhorados. Mol Ther 16(6):1041-7 (2008). PMID: 18388912

24) Otsuki A, Patel A, Kasai K, et al. Histone deacetylase inhibitors

augmentate antitumor efficacy of Herpes-based oncolytic viruses. Mol Ther 16(9):1546- 1555 (2008). PMID: 28189010

25) Bridle BW, Chen L, Lemay CG, et al. A inibição de HDAC suprime as respostas imunitárias primárias, melhora as respostas imunitárias secundárias e anula a autoimunidade durante a imunoterapia tumoral. Mol Ther 21(4):887-94 (2013). PMID: 23295947

26) Okemoto K, Kasai K, Wagner B, et al. Agentes desmetilantes de DNA sinergizam com HSV1 oncolítico contra gliomas malignos. Clin Cancer Res 19 (21): 5952-9 (2013). PMID: 24056786

27) Bosslet K, Schirrmacher V. Geração de alta frequência de novas variantes tumorais imunorresistentes durante a metástase de uma linha tumoral murina clonada (ESb). Int JCancer 29(2):195-202 (1982). PMID: 6977502

28) Kerbel RS, Frost P, Liteplo R, et al. Possible epigenetic mechanisms of tumor progression: induction of high-frequency heritable but phenotypically unstable changes in the tumorigenic and metastatic properties of tumor cell populations by 5-azacytidine treatment. J Cell Physiol Suppl 3:87-97 (1984). PMID: 6205005

29) Wong KK, Engelman JA, Cantley LC. Targeting the PI3K signaling pathway in cancer (Visando a via de sinalização PI3K no cancro). Curr Opin Genet Dev 20(I):87-90 (2010). PMID: 20006486

30) Kanai R, Wakimoto H, Martuza RL, Rabkin SD. Um novo vírus herpes simplex oncolítico que sinergiza com inibidores da via da fosfoinositídeo 3-quinase/Akt para atingir as células estaminais do glioblastoma. Clin Cancer Res 17(II):3686-96 (2011). PMID: 21505062

31) Kaur S, Lal L, Sassano A, et al. Regulatory effects of mammalian target of rapamycin-activated pathways in type I and II interferon signaling. J Biol Chem 282(3):1757-68 (2007). PMID: 17114181

32) Fu X, Tao L, Rivera A, Zhang X. A rapamicina aumenta a atividade do vírus herpes simplex oncolítico contra células tumorais que são resistentes à replicação do vírus. Int JCancer 129(6):1503-10 (2011). PMID: 21128236

33) Jiang ZK, Johnson M, Moughon DL, et al. A rapamicina melhora a imagiologia e a terapia do cancro mediada por adenovírus em hospedeiros murinos pré-imunizados. PLoS One 8(9):e73650 (2013). PMID: 24023896

34) Bonvini P, Zorzi E, Basso G, Rosolen A. A inibição do proteassoma 26S mediada pelo bortezomib provoca a paragem do ciclo celular e induz a apoptose no linfoma anaplásico de grandes células CD-30+. Leukemia 21(4):838-42 (2007). PMID: 17268529

35) Nawrocki ST, Carew JS, Dunner K Jr, et al. O bortezomib inibe a quinase do retículo endoplasmático (RE) do tipo PKR e induz a apoptose através do stress do RE em células cancerígenas pancreáticas humanas. Cancer Res 65(24):11510-19 (2005). PMID: 16357160

36) Chang CL, Hsu YT, Wu CC, et al. Mecanismo imunitário dos efeitos antitumorais gerados pelo bortezomib. J Immunol 189(6):3209-20 (2012). PMID: 22896634

37) Boozari B, Mundt B, Woller N, et al. Antitumoral immunity by virus-mediated immunogenic apoptosis inhibits metastatic growth of hepatocellular carcinoma. Gut 59(10):1416-26 (2010). PMID: 20675696

38) Diallo JS, Le Boeuf F, Lai F, et al. Uma abordagem farmacoviral de alto agrupamento identifica novos sensibilizadores de vírus oncolíticos. Mol Ther 18(6):1123-9 (2010), PMID: 20389287

39) Zhou ZL, Yang YX, Ding J, et al. Triptolide: modificações estruturais, relações estrutura-atividade, bioactividades, desenvolvimento clínico e mecanismos. Nat Prod Rep 29(4):457-75 (2012). PMID: 22270059

40) Ben Yebdri F, Van Grevenynghe J, Tang VA, et al. A inibição da sinalização do interferão mediada pela triptolida melhora a oncólise baseada no vírus da estomatite vesicular. Mol Ther 21(II):2043-53 (2013). PMID: 23985699

41) Jha BK, Polyakova I, Kessler P, et al. Inhibition of RNase L and RNA-dependent protein kinase (PKR) by sunitinib impairs antiviral innate immunity. J Biol Chem 286(30):26319-26 (2011). PMID: 21636578

42) Kottke T, Hall G, Pulido J, et al. A terapia antiangiogénica do cancro combinada com viroterapia oncolítica conduz à regressão de tumores estabelecidos em ratinhos. J Clin Invest 120(5):1551-60 (2010). PMID: 20364090

43) Jha BK, Dong B, Nguyen CT, et al. A supressão da imunidade inata antiviral pelo sunitinib melhora a viroterapia oncolítica. Mol Ther 21(9):1749-57 (2013). PMID: 23732991

44) Hou W, Chen H, Rojas J, et al. O vírus da vaccinia oncolítico demonstra efeitos antiangiogénicos mediados pela segmentação do VEGF. Int J Cancer 135(5):1238-46 (2014). PMID: 24474587

45) Rawat S, Ahlawat P, Kakria A, et al. Comparação entre a radiopterapia semanal com cisplatina e a radioterapia com cetuximab no cancro da cabeça e do pescoço localmente avançado: primeiro estudo retrospetivo na população asiática. Asia PacJClin Oncol 13(3):195-203 (2017). PMID: 27813277

46) Calabrese EJ, Baldwin LA. Hormesis: Respostas à dose em forma de U e a sua centralidade na toxicologia. TRENDS in Pharmacological Science 22:285-291 (2001). PMID: 11395156

47) Hall EJ. Radiobiology for the Radiologist. Philadelphia: Lippincott Williams & Wilkins (2000).

48) Hoeijmakers JH. Mecanismos de manutenção do genoma para prevenir o cancro. Nature 411:366 (2001).

49) Klug F, Prakash H, Huber PE et al. A irradiação de baixa dose programa a diferenciação de macrófagos para um fenótipo ¡NOS+/M1 que orquestra uma imunoterapia eficaz com células T. Cancer Cell 2013, 24(5):589-602. PMID: 24209604

50) Farooque A, Mathur R, Verma A, et al. Radioterapia de baixa dose para o cancro: papel do reforço imunitário. Expert Rev Anticancer Ther 2011, ll(5):791-802. PMID: 21554054

51) Draghiciu O, Boerma A, Hoogeboom BN, et al. Um tratamento combinado racionalmente concebido com uma vacina contra o cancro baseada em alfavírus, sunitinib e irradiação tumoral de baixa dose bloqueia completamente o desenvolvimento do tumor. Oncoimunologia 2015, 4(10):el029699. PMID: 26451295

52) Jing W, Gershan JA, Weber J, et al. Bloqueio combinado de proteínas do ponto de controlo imunitário e irradiação de corpo inteiro de baixa dose como imunoterapia para o mieloma múltiplo. J Immunother Cancer 2015, 3(1):2.

53) Sanovic R, Verwanger T, Hartl A, Krammer B. Uma dose baixa de hipericina-PDT induz a regressão completa do tumor em ratinhos BALB/c com carcinoma do cólon CT26. Photodiagnosis Photodyn Ther. 2011,

8(4):291-6. PMID: 22122915

54) Schmidt M, Ettl J, Pukrop T, Reichle A. Conceitos de quimioterapia metronómica. Metronome Chemotherapiekonzepte. Deutsche Zeitschrift für Onkologie 2017, 49:68-77.

55) Chen CA, Jo CM, Chang MC, et al. A quimioterapia metronómica aumenta os efeitos antitumorais da vacina contra o cancro através da depleção de linfócitos T reguladores e da inibição da angiogénese tumoral. Mol Ther 18(6):1233-43 (2010).

56) Ge Y, Domschke C, Stoiber N, et al. Tratamento com ciclofosfamida metronómica em doentes com cancro da mama com metástases: efeitos imunológicos e resultados clínicos. Cancer Immunol Immunother 61(3):353-62 (2012). PMID: 219115801

57) Lien K, Georgsdottir S, Sivanathan L, et al. Quimioterapia metronómica de baixa dose: uma análise sistemática da literatura. Eur J Cancer 49(16):3387-95 (2013). PMID: 23880474

58) Jing W, Gershan JA, Weber J, et al. Bloqueio combinado de proteínas do ponto de controlo imunitário e irradiação de corpo inteiro de baixa dose como imunoterapia para o mieloma múltiplo. J Immunother Cancer 3(1):2 (2015). PMID: 25614821

59) Heine H. Lehrbuch der biologischen Medizin. Regulação básica e matriz extracelular. 4. Auflage, Karl F. Haug Verlag, Stuttgart (2015). ISBN: 978-3-8304-7544-6

60) Levi F, Okyar A, Dulong S, et al. Circadian timing in cancer treatments. Annu Rev Pharmacol Toxicol 50:377-421 (2010). PMID: 20055686

61) Yakubov E, Buchfelder M, Eyüpoglu IY, Savaskan NE. Ação do selénio na neuro-oncologia. Biol Trace Elem Res 161 (3): 264-54 (2014). PMID: 25164034

62) Gröber U, Schmidt J, Kisters K. Magnesium in prevention and therapy. Nutrientes 7(9):8199-226 (2015). PMID: 26404370

63) Fritz H, Flower G, Weeks L, et al. Intravenous vitamin C and cancer: Uma revisão sistemática. Integr Cancer Ther 13(4):280-300 (2014). PMID: 24867961

64) Cheng SB, Lin PT, Liu HT, et al. A suplementação de vitamina B-6 pode

mediar a capacidade antioxidante, reduzindo a concentração plasmática de homocisteína em pacientes com carcinoma hepatocelular após a ressecção do tumor. Biomed Res Int 2016:7658981 (2016). PMID: 27051670

65) Saha SP, Whayne TF Jr. Coenzima Q-10 na saúde humana: Evidência de apoio? South Med J 109(l):17-21 (2016). PMID: 26741866

66) Fathi E, Farahzadi R, Charoudeh HN. A L-carnitina contribui para o aumento da neurogénese a partir de células estaminais mesenquimais através da via Wnt/ß- catenina e PKA. Exp Biol Med (Maywood) 242 (5): 482-86 (2017). PMID: 28056548

67) Rochette L, Ghibu S, Muresan A, Vergely C. Ácido alfa-lipóico: mecanismos moleculares e potencial terapêutico na diabetes. Can J Physiol Pharmacol 93 (21): 1021-7 (2015). PMID: 26406389

68) Jain AP, Aggarwal KK, Zhang PY. Ácidos gordos ómega 3 e doenças cardiovasculares. Eur Rev Med Pharmacol Sci 19(3):441-5 (2015). PMID: 25720716

69) Li B, Cao F, Zhou Q, et al. A administração perioperatória de cimetidina melhora a resposta imunitária sistémica e os linfócitos infiltrados no tumor em doentes com cancro colorrectal. Hepatogastroenterologia 60(122):244-7 (2013). PMID: 22944376

70) Benish M, Bartal I, Goldfarb Y, et al. Perioperative use of beta-blockers and COX-2 inhibitors may improve immune competence and reduce the risk oftumor metastasis. Ann Surg Oncol 15(7):2042-52 (2008). PMID: 18398660

71) Marvibaigi M, Supriyanto E, Amini N, et al. Efeitos pré-clínicos e clínicos do visco contra o cancro da mama. Biomed Res Int 2014:785479 (2014). PMID: 25136622

72) Angst E, Park JL, Moro A, et al. O flavonoide quercetina inibe o crescimento do cancro pancreático in vitro e in vivo. Pancreas 42(2):223-9 (2013). PMID: 23000892

73) Friborg JT, Yuan JM, Wang R, et al. Utilização de incenso e carcinomas do trato respiratório: um estudo de coorte prospetivo. Cancro 113(7):1676-84 (2008). PMID: 18726993

74) Butt MS, Ahmad RS, Sultan MT, et al. Chá verde e perspectivas anticancerígenas: actualizações da última década. Crit Rev Food Sci Nutr 55(6):792-805 (2015). PMID: 24915354

75) Kim DH, Sung B, Kang YJ, et al. Sulforaphane inhibits hypoxia-induced HIF- la and VEGF expression and migration of human colon cancer cells. Int J Oncol 47(6): 2226-32 (2015). PMID: 26498863

76) Tortorella SM, Royce SG, Licciardi PV, Karagiannis TC. Dietary sulforaphane in cancer chemoprevention: The role of epigenetic regulation and HDAC inhibition. Sinal Redox Antioxidante 22(16):1382-424 (2015). PMID: 25364882

77) Amini A, Masouni-Moghaddam S, Ehteda A, Morris DL. A bromelaína e a N-acetilcisteína inibem a proliferação e a sobrevivência de células cancerígenas gastrointestinais in vitro: significado da terapia combinada. J Exp Clin Cancer Res 33:92 (2014). PMID: 25425315

78) Xin Z, Jiang S, Jiang P, et al. A melatonina como tratamento para o cancro gastrointestinal: uma revisão. J Pineal Res 58(4):375-87 (2015). PMID: 25752643

79) Schrijvers D. Pain control in cancer: recent findings and trends (Controlo da dor no cancro: resultados e tendências recentes). Annals of Oncology 18 (Suplemento 9): ix37-ix42 (2007). Doi:10.1093/annonc/mdm292

Quadro 42 Desafios das terapias de combinação

As vias do cancro tornam-se cada vez mais malignas:

- defeitos na via do IFN

- resistência apoptótica

- imunossupressão

- angiogénese

vias OV para apoiar a sua replicação

- defeitos na via do IFN

- resistência apoptótica

- imunossupressão

- angiogénese (propagação do vírus através da vasculatura com fugas)

Mecanismos contraditórios: apoptose versus replicação do vírus, anti-angiogénese versus tráfico viral, respostas imunitárias antivirais versus respostas imunitárias antitumorais.

- Como equilibrar a necessidade de replicação do vírus no tecido tumoral e a necessidade associada de manter baixa a imunidade anti-viral com a necessidade de induzir mecanismos imunitários inatos e adaptativos anti-tumorais?

- Por exemplo: Uma dose baixa de CPA pode remover as Tregs imunossupressoras para melhorar a imunidade antitumoral induzida pela CID, no entanto, pode também promover respostas imunitárias antivirais que conduzem a uma eliminação viral precoce (166). Uma dose elevada de CPA pode aumentar a oncólise viral através de uma imunossupressão generalizada, mas também pode anular completamente as respostas imunitárias antitumorais

- O desafio consiste em obter uma melhor compreensão das interações OV-fármaco, frequentemente complexas.

Quadro 43 Exemplos de combinações de OVs com fármacos

OV	Medicamento1	Mecanismo de imunomodulação	PMID
NDV	Ipilimumab	i) sistémica	24598590
VHS	"	"	27298410
	Cyclo-P	"	10426310
	Gemcitabina	"	17726607
	Temozolomida	"	16391370

		ii) resposta especificamente anti-viral	28189010
	Ácido valpróico		
	Tricostatina A	"	18388912
	5-Azacitidina	"	24056786
	LY294002	"	21505062
	Rapamicina	iii) ambos	21128236
hTERT-Ad	Bortezomib	i) sistémica	20675696
VSV	Sunitinib	ii) resposta especificamente anti-viral	21636578
	Triptolida	"	23985699
Reovírus	Sunitinib	"	20364090
VV	"	"	24474587

Quadro 44 Combinação com terapêuticas da medicina complementar

Type	Substance/means	Target
1. Anti- oxidants, Cox-inhibitors	vitamins, minerals cimetidine, silvestrol	enzymes immune system
2. Basic tissue regulation, metabolites tissue pH, homeostasis, homeodynamics	anabolites, catabolites	transport through capillaries, ECM , lymphatics, tissue acidosis, edema
3. Phytotherapy	carotinoids flavonoids	inhibition of phase I enzymes induction of phase II enzymes
4. Hyperthermia	radiation	tissue temperature
5. Chrono-Pharmacology photoentrainment rhythmic regulation	light melanopsin melatonin	circadian rhythm nucleus suprachiasmatis,

CAPÍTULO 7. SISTEMAS DE REGULAÇÃO FISIOLÓGICA E DESREGULAÇÃO ASSOCIADA AO CANCRO

Este capítulo baseia-se no excelente livro de texto "Berne & Levy Physology" (1). A descrição da desregulação associada ao cancro baseia-se nos livros de texto "The Molecular Basis of Cancer" (2), "The Biology of Cancer" (3) e no "Lehrbuch der biologischen Medizin" (4).

A. INTRODUÇÃO

A disciplina de fisiologia trata do funcionamento do corpo humano como um processo complexo a vários níveis. O corpo humano é constituído por milhares de milhões de células que se organizam em tecidos, como os epitélios, os músculos ou o sistema nervoso. Depois, há os sistemas de órgãos, por exemplo, o sistema cardiovascular, respiratório, gastrointestinal, renal, endócrino, reprodutor ou nervoso. As células do corpo têm de sobreviver e isso requer o fornecimento de energia, a manutenção de um meio intracelular adequado e a defesa contra um ambiente externo hostil.

As células, os tecidos e os órgãos devem ser coordenados e regulados. Uma vez que o cancro pode ser considerado como uma forma desregulada de doença celular, a compreensão dos sistemas reguladores básicos do organismo é importante para a compreensão das desregulações provocadas pelo cancro e para a conceção de novas estratégias que visem essas desregulações. É neste contexto que este capítulo é incluído no presente livro.

As células cancerosas necessitam de ainda mais energia do que as células normais devido à sua maior proliferação. Por isso, desenvolveram mecanismos adicionais de fornecimento de combustível, como a angiogénese induzida pelo tumor e a glicólise anaeróbica (ver abaixo). No final deste capítulo, trataremos da reversão de desregulações relevantes para o cancro, como a caquexia e as metástases hepáticas. Por conseguinte, pode ser apropriado mencionar alguns factos introdutórios sobre o armazenamento e consumo de energia:

O **fígado** converte os precursores em formas de armazenamento de combustível (por exemplo, glicose em glicogénio) quando os alimentos são ingeridos e converte as formas de armazenamento em combustíveis celulares durante o jejum ou a regeneração do fígado (por exemplo, glicogénio em glicose e aminoácidos em glicose). Tal como o fígado, o músculo esquelético armazena combustível (glicogénio e proteínas) e converte o glicogénio e as proteínas em combustíveis (por exemplo, glicose) ou intermediários de combustível (por exemplo, aminoácidos) durante o jejum ou a caquexia.

O trato gastrointestinal digere e absorve os precursores do combustível. O **tecido adiposo** armazena combustível durante a ingestão de alimentos (por exemplo, ácidos gordos em triglicéridos) e liberta os combustíveis durante o jejum ou a caquexia. O sistema cardiovascular transporta o combustível de e para os seus locais de armazenamento para as células. O sistema endócrino mantém os níveis sanguíneos dos combustíveis celulares, controlando e regulando o seu armazenamento e a sua libertação do armazenamento (por exemplo, insulina e glucagon).

Acima de tudo, o **sistema NeTVOUS** monitoriza os níveis de oxigénio e o teor de nutrientes no sangue e, em resposta, modula os sistemas cardiovascular, pulmonar e endócrino e induz comportamentos de alimentação e bebida.

B. MARCOS DA INVESTIGAÇÃO EM FISIOLOGIA

Tal como nas disciplinas anteriores, este capítulo começa com uma visão geral dos marcos desde o século passado. A Tabela 44 apresenta treze exemplos de marcos alcançados por laureados com o Prémio Nobel relativos ao período de 1900 a 1945. Nove outros exemplos relativos ao período de 1947 a 2012 estão listados na Tabela 45. No contexto do tema deste capítulo, as contribuições de A Krogh (1920), O Warburg (1931) e as de AZ Fire e C Mello (2006) serão descritas em mais pormenor.

C. MECANISMOS DE REGULAÇÃO FISIOLÓGICA

O organismo é capaz de exercer defesas contra o crescimento maligno a vários níveis:

1. Controlos impostos às células pela maquinaria apoptótica; esta

desencadeia a morte das células que se comportam mal ou que sofrem certos tipos de danos ou de stress fisiológico,

2. Controlos impostos pelo circuito pRb e pelo aparelho de reparação do ADN,

3. Perda de contacto das células epiteliais com a MEC da membrana basal; isto pode ativar uma forma de apoptose chamada anoikis e limita a capacidade da célula para se afastar da sua localização tecidular normal,

4. Mecanismos de defesa pelo braço inato e adaptativo do sistema imunitário.

O cancro pode ser considerado como uma doença de fisiologia desregulada. O quadro 46 apresenta exemplos de níveis de desregulação no cancro. A coluna A mostra os níveis intracelulares e a coluna B os níveis extracelulares.

Destas, apenas serão abordadas as seguintes:

i) ao nível do ADN (genética e epigenética),

ii) a nível do ARN (nomeadamente a regulação através do miRNA),

iii) ao nível dos organelos intracelulares (nomeadamente as mitocôndrias),

iv) ao nível da membrana plasmática e do glicocálix

v) o nível de ECM

vi) o nível do microambiente na cicatrização de feridas ou no cancro

vii) o nível de desregulação dos sistemas fisiológicos para a metástase de órgãos.

Outros níveis já foram mencionados no Capítulo VI (Quadro 43).

Para compreender os mecanismos de desregulação do cancro, parece adequado começar por resumir a regulação fisiológica normal a estes vários níveis.

i) O NÍVEL DE ADN

a) genética

Os mecanismos de regulação são particularmente importantes para proteger as células estaminais dos tecidos normais e para manter o seu ADN livre de mutações. Esses mecanismos incluem:

1. replicação relativamente infrequente do ADN das células estaminais,

2. colocação de células estaminais em locais anatomicamente protegidos,

3. início rápido da apoptose em caso de danos genéticos,

4. regulação positiva de bombas de fármacos, tais como

Mdr-1 (proteína 1 de resistência a múltiplos fármacos), e

5. atribuição assimétrica da "cadeia modelo" de ADN.

As principais proteínas envolvidas na reparação do ADN incluem proteínas sensoriais (de ligação ao ADN), enzimas que removem as bases danificadas e enzimas que restauram a sequência normal do ADN. Um grande número de enzimas reguladoras controla cada via de reparação do ADN. As enzimas reguladoras, como as helicases, servem para carregar os complexos de reparação do ADN no local da lesão do ADN. Outras enzimas reguladoras, como as topoisomerases, servem para desenrolar o ADN danificado para facilitar a montagem do complexo de reparação do ADN, o carregamento na cromatina e a desmontagem. Existem seis vias de reparação do ADN: Reparação por excisão de bases (BER), Reparação de incompatibilidades (MMR), Reparação por excisão de nucleótidos (NER), Recombinação homóloga (HR), Junção de extremidades não homólogas (NHEJ) e Síntese translesional (TLS).

b) epigenética

O início da metilação do ADN, a sua manutenção e o seu papel na repressão transcricional (silenciamento) dependem todos da sua interação com a organização da cromatina. Nos últimos 15 anos, houve uma explosão de conhecimentos sobre a forma como a cromatina funciona para o empacotamento do genoma e para a modulação direta da expressão genética.

Uma série de proteínas, designadas proteínas de ligação à citosina metilada (MBPs), e os complexos proteicos em que residem, podem ligar-se a sítios CpG metilados para ajudar a transmitir um sinal de silenciamento (5). Estes complexos contêm histona desacetilases (HDACs) que catalisam a desacetilação de resíduos de aminoácidos chave. Estes são altamente caraterísticos de regiões de ADN silenciosas do ponto de vista transcricional. A forma exacta como todos estes componentes da cromatina interagem para iniciar e/ou manter a metilação anormal do ADN do promotor do gene e o consequente silenciamento dos genes envolvidos ainda não é conhecida.

Quando o ADN, metilado em resíduos CpG, é replicado, as cadeias filhas recém-formadas carecem inicialmente de grupos metilo nos sítios CpG complementares às sequências metiladas nas cadeias de ADN parental. Contudo, pouco depois da replicação, as metilases de manutenção adicionam grupos metilo aos locais CpG recém-sintetizados, assegurando a transmissão do estado metilado de uma geração celular para a seguinte. Esta metilação está frequentemente associada à repressão da transcrição de genes. Assim, os genes podem ser inactivados de forma hereditária sem qualquer alteração da sua sequência nucleotídica.

ii) O NÍVEL DE miRNA

AZ Fire e C Mello, ambos dos EUA, receberam em 2006 o Prémio Nobel da Fisiologia ou Medicina pela sua descoberta da interferência do ARN (ver Quadro 45). Os miRNAs são ARNs não codificantes curtos (21-23 nucleótidos de comprimento) que regulam a expressão genética pós-transcricional através da degradação do ARN mensageiro (ARNm) ou da repressão da tradução.

Estima-se que os miRNAs regulam cerca de 50% de todos os genes codificadores de proteínas. Os miRNAs desempenham papéis fundamentais em muitos processos biológicos, por exemplo, carcinogénese, angiogénese, morte celular programada, proliferação celular, invasão, migração e diferenciação. A expressão dos miRNAs está alterada nos cancros. Pode estar regulada para cima ou para baixo. Os miRNAs regulados positivamente exercem um efeito oncogénico, enquanto os miRNAs regulados negativamente têm efeitos supressores de tumores. Cada tumor tem alterações específicas de miRNA, pelo que estas podem ser utilizadas como uma assinatura específica do tumor (6).

iii)O NÍVEL DAS MITOCÔNDRIAS

A regulação da oxigenação dos tecidos (7) inclui o sistema respiratório, o sistema circulatório do sangue e o sistema cardiorrespiratório. O sistema respiratório retira o oxigénio da atmosfera e transporta-o por difusão do ar nos alvéolos para o sangue que flui através dos capilares pulmonares. O sistema cardiovascular transporta o sangue oxigenado do coração para a microcirculação dos vários órgãos por convecção, onde o oxigénio é libertado da hemoglobina nos glóbulos vermelhos e se desloca para as células parenquimatosas de cada tecido por difusão.

O oxigénio que se difundiu nas células é então utilizado nas mitocôndrias para produzir ATP, a moeda energética de todas as células. As mitocôndrias são capazes de produzir ATP até que a tensão de oxigénio ou PO2 na sua vizinhança desça para um nível crítico de cerca de *1* mm Hg. Assim, para satisfazer as necessidades energéticas das células, é importante manter um fornecimento contínuo de oxigénio às mitocôndrias a um nível igual ou superior à PO2 crítica.

A maior parte do ATP intracelular é gerada pela respiração mitocondrial. A membrana mitocondrial interna contém o sistema de fosforilação oxidativa que permite a síntese de ATP. Os fosfolípidos ambientais e especialmente a cardiolipina são cruciais para o metabolismo energético mitocondrial. As células necessitam de um fornecimento constante de energia. Esta energia é derivada da hidrólise do ATP. O fornecimento de ATP celular pode esgotar-se muito rapidamente, em menos de *1* minuto. Por conseguinte, tem de ser reabastecido continuamente.

O ATP pode ser gerado a partir da oxidação (queima) de combustíveis celulares provenientes do sistema circulatório sanguíneo, como a glicose, os ácidos gordos e os cetoácidos. Os níveis sanguíneos destes combustíveis são mantidos através da ingestão de precursores, como os hidratos de carbono, as proteínas e as gorduras. As formas de armazenamento destes combustíveis são os triglicéridos (armazenados no tecido adiposo), o glicogénio (armazenado no fígado e no músculo esquelético) e as proteínas. A manutenção de níveis adequados de combustíveis celulares no sangue é um processo complexo que envolve vários tecidos, órgãos e sistemas orgânicos.

As mitocôndrias participam numa variedade de vias anabólicas, incluindo a biossíntese do colesterol, da cardiolipina, do heme e dos nucleótidos. Estes organelos são necessários para a sobrevivência celular, mas também desempenham um papel na morte celular. As mitocôndrias integram numerosos sinais pró-sobrevivência e pró-morte. Deste modo, exercem um controlo decisivo sobre várias cascatas bioquímicas. Uma das vias, denominada via intrínseca da apoptose, conduz à morte celular.

iv)O NÍVEL DA MEMBRANA PLASMÁTICA E DO GLICOCÁLIX

a) a PM

A membrana plasmática (MP) e os mecanismos de homeostase são importantes para a manutenção de um volume e composição constantes dos compartimentos de fluidos corporais e da sua temperatura.

O corpo humano é um "sistema aberto". As quantidades de substâncias que entram ou saem do corpo podem variar muito. A homeostase ocorre através do processo de equilíbrio em estado estacionário.

O equilíbrio hídrico determina a osmolalidade dos fluidos corporais. As células do hipotálamo do cérebro monitorizam a osmolalidade dos fluidos corporais para detetar desvios em relação aos pontos de referência (intervalo normal: 280-295 mOsm/kg H2O). Quando os desvios são detectados, são gerados dois sinais efectores. Um é neural e está relacionado com a sensação de sede do indivíduo. O outro é hormonal (hormona antidiurética: arginina vasopressina), que regula a quantidade de água excretada pelos rins.

A água representa aproximadamente 60% do peso do corpo. Um indivíduo com 70 kg tem 42 litros (L) de água corporal total. 28 L constituem o fluido intracelular (ICF) e 14 L o fluido extracelular (ECF). Estes dois compartimentos de fluido são separados pelas células PM. O FEC pode ainda ser separado em 10,5 L de líquido intersticial e 3,5 L de plasma. Aqui é a parede capilar que separa estes dois compartimentos de fluido do ECF.

A MP separa o conteúdo intracelular do meio extracelular. Devido à estrutura e composição desta membrana e à presença de proteínas membranares específicas, a MP está envolvida numa série de funções celulares importantes:

- Transporte seletivo de moléculas para dentro e para fora da célula, função desempenhada pelas proteínas de transporte da membrana.

- Reconhecimento de substâncias extracelulares e moléculas de sinalização através de antigénios e receptores de diferenciação da superfície celular.

- Comunicação celular através de receptores de neurotransmissores e hormonas e através de vias de transdução de sinal.

- Organização dos tecidos, como junções celulares temporárias ou permanentes, e interação com a MEC, com a utilização de uma variedade de moléculas de adesão celular.

- Atividade enzimática dependente da membrana.

- Determinação da forma da célula através da ligação do PM ao citoesqueleto.

A função celular normal exige que a composição iónica da CIF seja rigorosamente controlada. Além disso, a composição intracelular de outros electrólitos é mantida dentro de um intervalo estreito. Isto é necessário para o estabelecimento do potencial de membrana, uma propriedade celular especialmente importante para a função normal das células excitáveis (por exemplo, neurónios e células musculares) e para a sinalização intracelular (por exemplo, [Ca++] intracelular). Por último, o volume das células deve ser mantido, uma vez que o seu encolhimento ou inchaço pode levar a stress, danos e morte celular.

b) o Glicocálix

O sindecano é o proteoglicano de heparan-sulfato (HSPG) dominante na superfície celular. Os ectodomínios do sindecano e de todos os outros proteoglicanos do glicocálix (PGs) contêm receptores para componentes da MEC. As células tumorais apresentam desregulações na expressão de PGs na superfície celular. Por conseguinte, podem alterar mais facilmente a sua forma celular. Isto é importante para a intra e extra-vasação. As células tumorais também respondem menos à citostase mediada pelo contacto celular, o que lhes permite crescer umas sobre as outras.

O glicano, outra HSPG de superfície celular, é necessário para o desenvolvimento de um sistema nervoso normal. É particularmente importante para o sistema visual (8). As HSPGs controlam as propriedades filtrantes das membranas basais (por exemplo, glomérulos do rim), a ligação da acetilcolinesterase nas sinapses neuro-musculares, ligam inibidores de proteases (por exemplo, antitrombina) e facilitam a fixação das células à MEC. Deste modo, o bFGF mantém as suas propriedades biológicas, como a aceleração da quimiotaxia das células, a cicatrização de feridas e a indução da proliferação celular (9). As cadeias laterais dos HSPGs podem também ligar iões Na+, K+, Ca++ e Mg++ de forma reversível e trocá-los. Isto depende do pH do tecido.

c) Estrutura e função epitelial

As células epiteliais estão dispostas em placas e constituem a interface entre o mundo exterior e o ambiente interno do organismo. Dependendo da sua localização, as células epiteliais desempenham muitas funções importantes:

- Estabelecimento de uma barreira aos microrganismos (pulmões, trato gastrointestinal e pele);

- Prevenção da perda de água do corpo (pele);

- Manutenção de um ambiente interno constante (pulmões, trato gastrointestinal, rins); esta função é o resultado da capacidade das células epiteliais para efectuarem o transporte vetorial regulado de um lado da folha de células epiteliais (por exemplo, o lado apical) para o lado oposto (por exemplo, o lado basolateral). As junções aderentes, os desmossomas e os hemidesmossomas proporcionam uma adesão mecânica, ligando o citoesqueleto das células adjacentes ou o tecido conjuntivo subjacente.

- As junções estreitas separam a membrana apical da basolateral. As junções comunicantes estabelecem ligações entre as células e permitem a troca de iões e pequenas moléculas.

v) O NÍVEL DO ECM

Recomendam-se três excelentes análises no que respeita à ECM. 1. "Molecular assembly and mechanical properties of the extracellular matrix: A fibrous protein perspective" (10). 2. "Regulation of cellular functions by extracellular matrix" (H). 3. "Regulação do comportamento das células estaminais pela matriz extracelular" (12).

A MEC regula o desenvolvimento e a homeostasia dos tecidos. A sua desregulação contribui para a progressão neoplásica e modula as caraterísticas do cancro

(13) . A MEC serve não só como suporte sobre o qual os tecidos estão organizados, mas também fornece pistas bioquímicas e biomecânicas essenciais que orientam o crescimento, a sobrevivência, a migração e a diferenciação das células. Também modula o desenvolvimento vascular e a função imunitária.

A MEC influencia cada uma das caraterísticas do cancro definidas por Hanahan e Weinberg (14): proliferação sustentada, evasão da supressão do crescimento, resistência à morte, imortalidade replicativa, angiogénese induzida, início da invasão e metástases. Recentemente, foram acrescentadas duas outras caraterísticas: reprogramação do metabolismo energético e evasão da destruição imunitária (14) .

Estrutura da MEC: Um matrisoma foi definido como sendo constituído por 3 macromoléculas da MEC e por moléculas transitórias anexas. Um tipo de macromolécula representa um PG com as suas cadeias laterais de glucosaminoglicanos (GAG), outro tipo as glicoproteínas estruturais e um terceiro tipo as glicoproteínas formadoras de rede. As pequenas moléculas transitórias ligadas incluem água, citocinas, hormonas, péptidos, neurotransmissores, etc. Esta unidade estrutural da MEC pode ser repetida n vezes (15).

Os proteoglicanos são o principal componente da MEC. Encontram-se por todo o lado no interstício, no lodo, no intracelular e no extracelular, no glicocálix. São produzidos por células de origem mesenquimal e, no SNC, por astrócitos. **As células mesenquimatosas** estão associadas aos vasos sanguíneos e formam todos os tipos de tecido intersticial. Os derivados da célula estaminal mesenquimatosa omnipotente podem ser fibro, osteo, condro e mioblastos. Outros derivados celulares formam o sistema reticulo-histiocitário, as células hematopoiéticas da medula óssea e as células reticulares e dendríticas dos órgãos linfáticos. Todas estas células trocam informações através de junções de hiato. Isto permite o transporte de pequenos iões e moléculas. Os linfócitos podem formar contactos muito distintos com as DCs mesenquimatosas sob a forma de sinapses imunológicas. Existe, assim, uma rede de transferência de informação no interior dos tecidos intersticiais. Como um homeostato, o sistema é supervisionado através de ligações com os sistemas hormonais e do SNC.

A estrutura básica da peneira molecular da MEC é constituída por PGs e GAGs com carga electronegativa. Os PGs têm uma estrutura proteica de 300 nm com mais de 100 cadeias laterais de GAGs sulfatados. Os polissacáridos GAG constituem 90-95% da massa total de uma molécula de proteoglicano (16).

A recirculação de fluidos é regulada através da MEC como peneira molecular. O conceito de Virchow de definir a célula como a unidade funcional mais pequena do corpo foi alargado por conceitos da patologia humoral. Na sua opinião, a unidade funcional mais pequena é a célula com o seu meio circundante. Para os organismos unicelulares originários do mar, o meio era a água do mar. Talvez não seja por acaso que o fluido intersticial dos tecidos dos organismos multicelulares tenha uma composição de sais e uma osmolaridade semelhante à dos oceanos.

O fluido do tecido intersticial não circula de forma livre entre as células e os vasos sanguíneos. Circula através de uma rede de PGs e GAGs de elevado peso molecular da MEC, que funcionam como um gel flexível. A sua composição deve garantir que cerca de 15-18 litros deste fluido (no caso de um peso corporal de 75 kg) possam circular constantemente. Este movimento é designado por círculo interno (17). Só quando o círculo interno funciona normalmente, é que quantidades suficientes de metabolitos podem ser transportadas através do MP para a célula e os catabolitos podem ser removidos. O movimento do fluido corporal intersticial resulta do poder hidrofílico de colóides como a albumina no plasma sanguíneo (pressão coloidosmótica), da pressão hidrostática dos capilares sanguíneos e do próprio fluido intersticial. Os capilares libertam um ultrafiltrado isento de proteínas (água do sangue) para o líquido intersticial. O volume deste deve corresponder a 11-13% do volume de sangue (cerca de 4,5 l no caso de um peso corporal de 75 kg). O líquido intersticial é reabsorvido de volta para os capilares venosos. Apenas uma pequena parte é drenada através do sistema linfático.

Cada lesão dos capilares sanguíneos e da sua permeabilidade afecta o metabolismo das células na sua vizinhança. As células necessitam de um fornecimento constante de energia, o que requer um fornecimento constante de combustível, como referido no início. Em caso de perda de fluidos corporais, o gel da MEC pode absorver as moléculas de água mais fortemente do que a albumina plasmática. Isto assegura um equilíbrio osmótico mais prolongado. Em caso de aumento da quantidade de fluido, a MEC pode libertar o excesso no sistema linfático.

Só quando a MEC já não consegue absorver o excesso de líquido é que este é libertado no **edema** tecidular. Se os capilares danificados libertarem proteínas para a MEC, isto pode levar a um bloqueio completo do circuito do fluido intersticial com a formação de edema potencialmente fatal. Também em casos de adiposite e asma, o circuito interno de fluidos é reduzido.

O circuito do líquido intersticial está ligado através dos capilares ao sistema endócrino e através dos botões nervosos terminais ao sistema nervoso central.

A Krogh recebeu o Prémio Nobel em 1920 pelo seu trabalho sobre os mecanismos de regulação capilar-motora. Estava interessado na questão de saber como os músculos regulam as suas necessidades de oxigénio e energia. Os seus estudos revelaram que a rede de capilares sanguíneos dos músculos se enchia de sangue apenas quando o músculo estava ativo. Os resultados dos estudos de insectos e aves levaram a uma explicação dos mecanismos de ativação e regulação do fluxo sanguíneo capilar.

vi)O NÍVEL DO MICROAMBIENTE NA CICATRIZAÇÃO DE FERIDAS

As células necessitam de interações eficazes com a vasculatura, não só para o fornecimento de oxigénio, mas também para adquirir nutrientes e eliminar resíduos metabólicos e dióxido de carbono. As redes capilares estão dispostas nos tecidos de forma tão densa que praticamente todas as células não se encontram a mais de vários diâmetros celulares do capilar mais próximo.

O processo de desenvolvimento desta vasculatura através da angiogénese pode ser observado durante o desenvolvimento embrionário, a implantação da placenta e durante a cicatrização de feridas. **A angiogénese** é normalmente suprimida por inibidores fisiológicos: Na cicatrização de feridas, a explosão de angiogénese necessária para reparar o local da ferida deve ser interrompida quando os capilares recém-formados atingem uma densidade suficiente para suportar a função normal do tecido. Esta paragem é conseguida, entre outros, através da supressão da formação do fator de transcrição HIF-1.

Outro fator é a proteína trombospondina-1 (Tsp-1). A Tsp-1 associa-se a um recetor (CD36) que se encontra nas células endoteliais e trava a sua proliferação. A TSP-1 também pode fazer com que as células endoteliais libertem FasL. Este pode então atuar de forma autócrina para desencadear a morte das células que apresentam o recetor Fas.

A transcrição do gene TSP1 é fortemente induzida pelo p53, aparentemente como parte da resposta de emergência mediada pelo p53. Esta resposta conduz a uma paragem generalizada da proliferação celular e do crescimento dos tecidos. Por outro lado, a perda da função do p53, que se verifica em quase todos os tumores humanos, leva a uma diminuição substancial dos níveis de Tsp-1. Isto permite que a angiogénese seja induzida por células que normalmente teriam sido impedidas de o fazer pelas elevadas concentrações de Tsp-1 na MEC circundante.

Os principais reguladores fisiológicos que funcionam para promover ou inibir a angiogénese nos tecidos equilibram o interrutor angiogénico. Os activadores incluem: VEGF-A, -B, -

C, FGF1 (aFGF), FGF2 (bFGF), outros FGFs e outros. Os inibidores são a trombospondina-1, -2, interferão α,ß, angiostatina, endostatina, fragmentos de colagénio IV e outros.

D.MECANISMOS DE DESREGULAÇÃO DO CANCRO

i) DESREGULAÇÃO GENÉTICA E EPIGENÉTICA

As mutações somáticas que activam oncogenes ou inactivam genes supressores de tumores (TSG) são acontecimentos relativamente raros na vida de uma célula. Ocorrem talvez a uma taxa de 10^{16} por geração celular. Esta rara frequência de mutação e a necessidade de múltiplas mutações para progredir para um tumor maligno, fornecem uma explicação parcial para o facto de os seres humanos desenvolverem relativamente poucos cancros.

O xeroderma pigmentoso (XP) é uma síndrome de suscetibilidade congénita ao cancro atribuível a uma frequência mutacional muito aumentada. As pessoas que sofrem de XP apresentam uma sensibilidade anormalmente elevada à radiação UV. Isto provoca carcinomas de células escamosas e melanomas em locais expostos a uma taxa elevada. Nas células da pele da maioria dos seres humanos, os dímeros de pirimidina criados pela radiação UV são rapidamente removidos do ADN danificado e a sequência inicial de nucleótidos de tipo selvagem é restaurada. Isto é conseguido por uma coorte de proteínas de reparação do ADN que são especializadas para efetuar esta alteração específica da estrutura do ADN. Nos doentes com XP, um ou outro componente essencial deste aparelho especializado de reparação do ADN está ausente ou é defeituoso (18). As sequências de ADN alteradas são transmitidas à descendência da célula inicialmente irradiada, resultando num grande número de mutações nos seus genomas.

O XP representa apenas uma das síndromes familiares de cancro atribuíveis a uma reparação defeituosa do ADN. Outra é a síndroma da Ataxia telangiectasia (19). No cancro do cólon hereditário sem polipose (HNPCC), o aparelho que reconhece os erros recentemente cometidos na replicação do ADN (aparelho de reparação de incompatibilidades) é defeituoso (20).

Muitos cancros da mama familiares foram recentemente associados à herança de versões mutantes dos genes BRCA1 e BRCA2 (21). Experiências recentes sugerem que estes dois genes especificam proteínas que participam na reparação de quebras de ADN de cadeia dupla.

A radiação UV do sol não causa apenas danos no ADN. Também provoca a produção de espécies reactivas de oxigénio que podem interagir com o ADN para causar indiretamente danos oxidativos no ADN. Um benefício da luz solar é a **vitamina D,** que é formada após a exposição do 7-dehidrocolesterol nas células da pele aos raios UV. Foi recentemente demonstrado que os compostos de vitamina D previnem a morte celular induzida pelos raios UV e os danos no ADN das células da pele humana (5).

É provável que o desenvolvimento da maioria dos tumores humanos dependa da perda de função de duas grandes classes de genes celulares: TSGs e genes de reparação do ADN. Além disso, existe um mecanismo de hereditariedade que não depende de alterações genéticas (ou seja, alterações da sequência de nucleótidos no genoma de uma célula). Este **mecanismo epigenético** depende da metilação dos resíduos de citidina presentes nas sequências de dinucleótidos CpG que se encontram na proximidade dos promotores de vários genes. Esta metilação resulta frequentemente em grandes alterações na configuração da cromatina próxima e na paragem da expressão de genes próximos - um processo denominado **repressão transcricional.**

Os mecanismos que controlam a metilação do ADN resultam na inativação de genes a taxas mais elevadas por geração celular do que os que envolvem mutações somáticas. A conclusão óbvia é que a função dos TSGs e dos genes de reparação do ADN é provavelmente perdida mais frequentemente através da metilação do ADN do que através de mutação (6).

Assim, a patogénese do cancro é uma perturbação dos genes e da função dos genes. Esta perturbação nem sempre depende de alterações genéticas. Pode antes ser atribuída a um mecanismo de desregulação. O mecanismo epigenético da **metilação do promotor** pode contribuir tão frequentemente, se não mais frequentemente, para a formação do tumor do que os mecanismos genéticos.

A organização do genoma, mediada pela cromatina e pela metilação do ADN, parece ser anormal em células cancerosas de todos os tipos (23,24). Os tumores individuais podem, na realidade, conter centenas de genes afectados pela hipermetilação do ADN promotor (25). Os genes afectados envolvem TSGs, bem como genes envolvidos no controlo do ciclo celular (pl6, pl5), na apoptose (DAP-quinase, ASC/TMS1, HIC1), no aumento da atividade das vias estaminais/de desenvolvimento (SFRPs), na reparação de danos no ADN (MLH1, 06-MGM, GST Pi), na adesão celular (E-caderina), na migração celular (TIMPs), na diferenciação (GATA-4, GATA-5, recetor TGF-R) ou na estabilidade cromossómica (CHFR) (23-26).

O cancro foi descrito como um **epigenoma desregulado** que permite uma vantagem de crescimento celular à custa do hospedeiro (27).

ii) DISREGULAÇÃO ATRAVÉS DE miRNAs

A descoberta de miRNAs circulantes nos fluidos corporais levou à sua possível utilização como biomarcadores e preditores de resposta a tratamentos. Foram apresentadas provas de que as células tumorais comunicam através da secreção e entrega de miRNAs embalados em microvesículas libertadas pelo tumor. Este facto levou a investigar as contribuições dos miRNA como moléculas sinalizadoras para o estabelecimento e a manutenção do microambiente tumoral e do nicho metastático (28). Os tipos de fluidos corporais que transportam miRNAs incluem o sangue total, o soro, o plasma, a urina, a saliva, o suco pancreático e o líquido cístico.

O tema da regulação da metástase do cancro por miRNAs livres de células foi abordado numa excelente revisão recente (29). Inclui aspectos reguladores da metástase do cancro, biogénese e função dos miRNAs, a sua importância no cancro e nas metástases, o papel dos exossomas no cancro e nas metástases, a secreção e absorção de miRNAs sem células, os miRNAs sem células nas metástases e a terapia e direcionamento dos miRNAs. Outra revisão discute o papel dos miRNAs como reguladores da metástase do cancro e da EMT (30).

iii) DESREGULAÇÃO DO FORNECIMENTO DE ENERGIA (MITOCÔNDRIAS)

O Warburg tinha constatado que os cancros "fermentam" a glicose em lactato através do piruvato, provocando assim a acidificação do pH dos tecidos. Foi encontrada uma concentração invulgar de lactato, um produto da glicólise anaeróbica, mesmo quando havia oxigénio suficiente para a glicólise aeróbica. O autor levantou a hipótese de as mitocôndrias das células cancerosas apresentarem defeitos de funcionamento. Esta hipótese de 1930 parece ter sido confirmada em 2008 por cientistas americanos. Eles relataram anomalias nos **cardiolípidos** e na cadeia de electrões em mitocôndrias de tumores cerebrais de ratos. Os seus resultados são interpretados como provas lipidómicas que apoiam a teoria de Warburg sobre o cancro (31).

Verificou-se também que o teor de cardiolipina está envolvido na perda de energia mitocondrial do fígado associada à **caquexia** induzida pelo cancro (32). A caquexia induzida pelo cancro descreve a perda progressiva de massa muscular esquelética associada a muitos cancros, o que leva a uma redução do tempo de sobrevivência dos doentes com cancro.

O Complexo II respiratório da membrana mitocondrial serve de ligação entre o ciclo do ácido tricarboxílico e a cadeia de transporte de electrões. A disfunção do Complexo II tem sido implicada no cancro por um mecanismo que envolve provavelmente a produção de espécies reactivas de oxigénio (ROS). Verificou-se que a presença de cardiolipina é fundamental para a montagem e a atividade enzimática do Complexo II, bem como para a prevenção da produção de ROS.

iv) DESREGULAÇÃO NA MEMBRANA PLASMÁTICA

Os procedimentos neurocirúrgicos, por exemplo em doentes com GBM, e os acidentes vasculares cerebrais (AVC) resultam frequentemente na acumulação de líquido intersticial no cérebro (ou seja, edema) e no inchaço dos neurónios. Uma vez que o cérebro está fechado dentro do crânio, o edema pode aumentar a pressão intracraniana e, assim, perturbar a função neuronal. Esta desregulação na MP dos neurónios pode levar ao coma e à morte. A **barreira hemato-encefálica,** que separa o líquido cefalorraquidiano e o líquido intersticial do cérebro do sangue, pode ser permeada livremente pela água, mas não pela maioria das outras substâncias.

O excesso de líquido no cérebro pode ser removido impondo um gradiente osmótico através da barreira hemato-encefálica. O manitol pode ser utilizado para este efeito. O manitol é um açúcar que não atravessa facilmente a barreira hemato-encefálica e as membranas das células (neurónios e outras células). Por conseguinte, o manitol é um osmol eficaz e a infusão intravenosa resulta no movimento do líquido intersticial para fora do cérebro por osmose.

v) DESREGULAÇÃO AO NÍVEL DO ECM

As células epiteliais são particularmente dependentes de sinais da MEC subjacente para manterem o seu estado de diferenciação, função e sobrevivência. A perda de ligação à matriz conduz a um stress metabólico. Este é caracterizado pela redução da absorção de nutrientes, pela diminuição da produção de ATP e pelo aumento dos níveis de ROS (33). Esta perda de contacto com a MEC da membrana basal pode resultar em anoikis, uma forma especial de apoptose. Assim, a ligação à MEC é um regulador fundamental do metabolismo celular. As alterações no metabolismo devidas a mudanças ou perda de ligação à MEC durante a tumorigénese podem ter importantes funções de supressão de tumores (33).

Os cancros derivados de células epiteliais são todos carcinomas. Estes representam a grande maioria dos cancros humanos. Por conseguinte, é importante tentar compreender a sua patologia e biologia.

B Vogelstein estudou em pormenor o processo de várias etapas que conduz à formação do carcinoma colorrectal. Vogelstein conseguiu distinguir as seguintes etapas: as células epiteliais do cólon humano de epitélio normal mudam através de epitélio hiperplásico, estádios iniciais, intermédios e tardios de adenomas para carcinomas e para carcinomas malignos com potencial invasivo e metastático (34). O seu modelo de progressão tumoral humana em várias etapas associou essas alterações histológicas a alterações moleculares, como a perda do gene APOC, a hipometilação do ADN, a ativação do oncogene K-ras, a perda do 18q TSG, a perda do p53, etc. (34).

Uma alternativa a este mecanismo de múltiplos passos envolve a ação de genes que estão normalmente envolvidos na programação de certos passos chave da embriogénese. Nessas etapas da embriogénese, as células epiteliais sofrem uma alteração profunda no seu programa de diferenciação e adquirem muitos dos fenótipos das células mesenquimatosas, incluindo a motilidade e a invasividade. Este programa de transdiferenciação é designado por "transição epitelial-mesenquimal" (EMT) (35).

Meia dúzia de factores de transcrição (TFs) que actuam durante a embriogénese inicial são capazes de programar EMTs. Estes TFs são, por exemplo, Snail, Slug, Twist, Goosecoid e SIP-1. Cada um deles é capaz de atuar pleiotropicamente para causar a repressão de genes epiteliais e a indução de genes mesenquimais. Cada vez mais provas experimentais indicam que as células cancerosas exploram estes TFs para executar muitos dos passos da cascata invasão-metástase (36).

Estes TFs parecem ser induzidos por sinais que as células cancerosas experimentam no microambiente tumoral e que têm origem no estroma associado ao tumor. Por exemplo, o fator de crescimento transformador ß (**TGFß**), que pode ser libertado a partir da MEC, pode influenciar a expressão de vários dos TFs mencionados em determinadas células cancerosas, capazes de programar uma EMT (37). JARID2 , um componente que interage com o complexo PRC2, catalisa a metilação da lisina 27 da histona H3 (H3K27). A expressão de JARID2 foi aumentada durante a EMT induzida por TGFβ em linhas celulares de cancro do pulmão e do cólon e a redução da expressão de JARID2 inibiu a conversão morfológica das células associada à EMT induzida por TGFβ (37).

Estas descobertas recentes simplificam muito os nossos conceitos relativos às fases tardias da progressão maligna. Os genótipos de certas células cancerosas primárias permitem-lhes, em resposta a sinais do estroma, ativar programas biológicos celulares há muito adormecidos: EMTs. Uma vez ativado, este programa parece permitir que uma célula cancerosa complete a maioria das etapas da cascata invasão-metástase, exceto uma: a colonização de órgãos. Esta última etapa da cascata metastática parece envolver uma adaptação ao novo microambiente tecidular.

Curiosamente, as células de carcinoma que formam uma metástase recapitulam frequentemente o aspeto histopatológico do tumor primário, incluindo as suas folhas de células epiteliais e ductos caraterísticos. Parece que os sinais do novo microambiente tecidular permitem que as células mesenquimatosas do carcinoma revertam, através de uma transição mesenquimal-epitelial (MET), para o fenótipo epitelial dos seus progenitores no tumor primário.

Foi recentemente demonstrado que o mesilato de eribulina (eribulina), um inibidor da dinâmica dos microtúbulos não taxano, suprime a metástase experimental de células de cancro da mama invertendo o fenótipo de EMT para estados MET (38). O tratamento com erubilina de células cancerosas triplo-negativas com um fenótipo mesenquimal levou à diminuição da expressão de vários genes marcadores mesenquimais e ao aumento da expressão de marcadores epiteliais. As células, tratadas com eribulina durante 7 dias, apresentaram uma diminuição da capacidade de migração e invasão *in vitro*. Num modelo de xenoenxerto in vivo, as células pré-tratadas apresentaram um número reduzido de metástases pulmonares (38). Concluiu-se que estes resultados proporcionam uma base científica plausível para observações clínicas de OS prolongada em doentes com cancro da mama tratadas com eribulina.

Embora este conceito, que envolve a EMT no local primário e a MET num local secundário, possa explicar o comportamento maligno de muitos carcinomas, é menos claro como é que os tumores de outras origens tecidulares (os de tecidos neuroectodérmicos, mesenquimais ou hematopoiéticos) adquirem o seu crescimento agressivo e as suas propriedades metastáticas.

vi) DESREGULAÇÃO DO MICROAMBIENTE TUMORAL

O microambiente tumoral (TME) contém, para além da MEC, células estromais residentes. Estas podem ser fibroblastos, adipócitos, macrófagos, mastócitos e componentes vasculares. O TME contém também células inflamatórias dos sistemas imunitários inato e adquirido, como as células NK, os macrófagos, as DC e os linfócitos infiltrantes do tumor (TIL).

a) CDs

O TME impõe frequentemente efeitos negativos nas funções das CD. Estes podem resultar numa apresentação ineficaz de antigénios ou na polarização em DCs imunossupressoras. Existe, portanto, um interesse crescente na utilização de OVs para ultrapassar estas influências imunossupressoras no TME.

Uma revisão recente examinou a forma como as interações OV-DC podem afetar o recrutamento de DC, a administração de OV e a ativação da imunidade antitumoral (39). A revisão inclui capítulos importantes sobre i) Desenvolvimento e função de subconjuntos de CD, ii) CD em infecções virais, iii) CD no TME e iv) Interação entre CD e OV.

b) Macrófagos associados a tumores (TAMs, polarização para M2, secreção de ROS e RNS e factores como CSF-1, M-CSF e MMP-9)

Os macrófagos associados aos tumores (TAMs) são recrutados para os tumores através de citocinas e quimiocinas segregadas pelas células cancerígenas (40). Ao contrário dos macrófagos num tecido normal e saudável ou num ambiente de cicatrização de feridas (41), os TAMs são modificados no microambiente tumoral e perdem a capacidade de fagocitar células cancerígenas ou de apresentar AATs às células T (42).

Os macrófagos promovem as fases iniciais e finais da progressão do tumor. Encontram-se infiltrados no tumor em locais que estão a sofrer uma rutura da membrana basal. Este facto é necessário para a invasão das células cancerígenas no estroma circundante (43). Libertam citocinas e quimiocinas que promovem a invasão das células cancerígenas. Este processo depende do TNF-a e das metaloproteinases da matriz, como a MMP-9 (44).

A MMP-9 pode degradar os colagénios da MEC, em particular os colagénios dos tipos IV, V, XXI e XIV. Outros alvos da MMP-9 incluem a laminina, as quimiocinas, o fibrinogénio e o TGFR latente. Os macrófagos também são encontrados em áreas hipóxicas do tumor (44). Isto pode levar a uma regulação positiva do VEGF (45), um dos mecanismos propostos pelos quais os TAMs podem promover a angiogénese (46).

Os macrófagos também facilitam a sementeira de células cancerígenas no local secundário (47). Sendo um dos principais intervenientes nas respostas inflamatórias, os macrófagos estão presentes nos locais de inflamação crónica, onde recrutam outros tipos de células (por exemplo, granulócitos, macrófagos e CD através de G-CSF e GM-CSF). Criam também um ambiente mutagénico através da secreção de espécies reactivas de oxigénio (ROS) e de espécies reactivas de azoto (RNS) (48).

c) Fibroblastos associados ao cancro (CAFs, que segregam factores pró-angiogénicos como FSP1, MMP-13 e TGF-B1)

Os fibroblastos, durante a cicatrização de feridas, alteram o seu fenótipo para se tornarem "reactivos". Os fibroblastos associados ao carcinoma (CAFs) diferem dos fibroblastos normais. Têm uma expressão anormalmente elevada de actina do músculo liso e uma expressão aumentada de enzimas proteolíticas e proteínas da MEC, como a tenascina-C. As células do tipo CAF podem ser derivadas de células de carcinoma que sofreram EMT. As CAFs também podem ser células mesenquimais precursoras expandidas, fibroblastos epigeneticamente alterados ou fibroblastos mutantes.

Os CAFs estimulam a progressão do cancro epitelial através de factores segregados. Um deles é a proteína *1* segregada pelos fibroblastos (FSP1, também designada por S100A4, metastasin ou mtsl) (49,50). Trata-se de um fator estromal crucial que regula a metástase (51,52). **O SDF-1α (CXCL12)** é outro importante fator de promoção tumoral segregado pelos CAFs (53).

O TGFβ é um ator-chave na comunicação entre as CAFs e as células cancerígenas. Quando actua nos fibroblastos, o TGFβ protege normalmente o epitélio da evolução para carcinomas. No entanto, o TGFβ segregado pelos CAFs actua no epitélio para promover a carcinogénese (54, 55).

Na progressão do carcinoma, os CAFs são largamente responsáveis pela **resposta desmoplásica.** Esta resposta do estroma envolve alterações na MEC com quantidades aumentadas de colagénios, fibronectinas, proteoglicanos e glicosaminoglicanos (56).

Pode haver uma ligação cruzada entre o estroma rico em colagénio e os leucócitos infiltrados nos tumores: Os macrófagos e as CD são activados e segregam quimiocinas em resposta à ligação ao colagénio de tipo I (56). Vice-versa, os leucócitos produzem a proteína SPARC da MEC, que determina a deposição de colagénio estromal nos carcinomas.

d) Células endoteliais vasculares e neo-angiogénese tumoral

Tal como os tecidos normais, os tumores necessitam de acesso à circulação sanguínea para crescerem e sobreviverem. Os patologistas notaram, em meados dos anos 50, que as células cancerosas cresciam preferencialmente à volta dos vasos sanguíneos. Verificou-se que as células tumorais que se encontravam a mais de 0,2 mm de distância dos vasos sanguíneos não cresciam ou morriam devido a **hipoxia.** O limiar de aproximadamente 0,2 mm representa a distância a que o oxigénio se pode difundir eficazmente através dos tecidos vivos.

Existem duas maneiras pelas quais os tumores formam a vasculatura. Os miofibroblastos no estroma tumoral podem libertar sinais quimiotácticos, como o SDF-1/CXCL12. Estes sinais quimiotácticos ajudam a recrutar células precursoras endoteliais circulantes para o estroma. Isto é auxiliado pela libertação de VEGF, que ajuda estas células a amadurecerem e a transformarem-se em células endoteliais funcionais.

O VEGF funciona como um ligando ao recetor 1 do VEGF (FLT-1) e ao recetor 2 do VEGF (Flk-1/KDR). Do mesmo modo, o FGF básico (bFGF), outro importante fator angiogénico, liga-se ao seu próprio recetor cognato nas células endoteliais. Uma vez estimuladas por estes factores angiogénicos, as células endoteliais proliferam e constroem, no seu citoplasma, pontes com as células endoteliais vizinhas para formar o lúmen de um capilar. Estes capilares penetram através das camadas de tecido existentes e deslocam-se em direção à concentração localizada mais elevada de factores angiogénicos. Mecanismos semelhantes parecem funcionar durante a formação de vasos linfáticos (linfangiogénese).

Nos tecidos normais, existe um revestimento sistemático dos capilares por **pericitos.** Em contraste, há uma dispersão caótica de pericitos perto de capilares associados a tumores. As paredes dos capilares nos tumores são cerca de dez vezes mais permeáveis do que as dos capilares normais. A permeabilidade dos capilares associados ao tumor leva à acumulação de quantidades substanciais de fluido nos espaços parenquimatosos de um tumor. A expansão contínua das populações de células cancerosas exerce pressão sobre os poucos vasos linfáticos que se conseguem formar, causando o seu colapso.

A **drenagem linfática defeituosa** resultante no interior dos núcleos dos tumores sólidos agrava ainda mais a elevada acumulação de fluido. A fuga de capilares gera uma elevada pressão de fluido nas partes não vasculares dos tumores. Esta pressão, por sua vez, dificulta grandemente a eficácia dos fármacos terapêuticos anti-cancro.

e) Desregulação dos TILs (recrutamento de Tregs, inibição do ponto de controlo dos CTLs)

Verificou-se que as células T CD4+CD25+Foxp3 expressas estão sobre-representadas nas metástases dos gânglios linfáticos do melanoma (57). Isto pode representar um mecanismo através do qual os tumores escapam ao sistema imunitário, gerando primeiro imunossupressão no local dos gânglios linfáticos.

Verificou-se que as células de melanoma expressam IL-10, que é capaz de induzir células Tr-1. **As células Tr-1** representam outro tipo de células reguladoras CD4+ que podem induzir a anergia das células T e a supressão das respostas imunitárias. A sua ação consiste principalmente na produção de níveis elevados de IL-10 e TGFB (58,59).

O PD-L1 (B7-H1) é o ligando do recetor inibidor do ponto de controlo das células T PD1. É capaz de inibir a função das células T e induzir a **"exaustão" das células T.** Verificou-se que o PD-L1 estava expresso em 22 de 22 amostras de biopsia de melanoma (60).

f) **Sequestro de** sistemas fisiológicos para metástases em órgãos:

Através da EMT, as células cancerígenas podem escapar às influências reguladoras da MEC subendotelial. Num ambiente de órgão, como o pulmão ou o fígado, podem fazer uso da reversão da EMT. Esta EMT serve para organizar as próprias células cancerígenas e o seu microambiente para gerar metástases derivadas do carcinoma. Serão dados dois exemplos:

1. Exemplo: Sinalização através de distâncias por meio de quimiocinas e dos seus respectivos receptores de superfície celular. Este é um princípio fisiológico que pode ser desviado pelos cancros. Um dos aspectos mais intrigantes da metástase do cancro é a predeleção de certos cancros para locais específicos do tecido alvo. Isto é especialmente verdade no caso do cancro da mama, que atraiu a atenção de S Paget há mais de cem anos. Tornou-se agora claro que as células do cancro da mama expressam frequentemente receptores de quimiocinas, como o CXCR4. Estes receptores são estimulados pelo seu ligando de quimiocina CXCL12

produzido por células normais dos locais de disseminação metastática. O bloqueio da interação entre o CXCR4 de uma linha celular de cancro da mama e o seu ligando CXCL12, produzido pelo tecido pulmonar, exerceu um forte efeito anti-metastático (61).

2. Exemplo: Metástases ósseas. O equilíbrio fisiológico entre a formação e a reabsorção óssea é criado pela sinalização entre os osteoblastos, que formam o osso, e os osteoclastos, que o dissolvem. Os osteoblastos libertam **RANKL,** que actua através do recetor RANK apresentado pelos precursores dos osteoclastos para induzir a maturação destes últimos em osteoclastos funcionais. Os osteoblastos podem também segregar osteoprotegerina (OPG), que actua como um recetor de engodo para emboscar o RANKL antes que este possa ativar os precursores dos osteoclastos. Assim, o equilíbrio entre o RANKL e a OPG determina a taxa líquida de crescimento e perda óssea.

As células do cancro da mama podem desregular este processo fisiológico e transformá-lo num ciclo vicioso de metástases osteolíticas. A libertação de péptido relacionado com a hormona paratiroide (PTHrP) por uma célula de cancro da mama faz com que os osteoblastos alterem a mistura de sinais que libertam: Aumentam a síntese de RANKL e diminuem a síntese de OPG. O RANKL induz os precursores dos osteoclastos a amadurecerem em osteoclastos funcionais. Estes últimos realizam a osteólise. Isto causa desmineralização óssea, expõe a MEC no interior do osso e resulta na libertação de TGFβ, Ca++ e IGF-1. O IGF-1 e o Ca++ provocam a proliferação e a sobrevivência das células cancerígenas. A presença adicional de TGFβ induz a célula cancerosa a libertar mais PTHrP, resultando num ciclo de feedback positivo auto-sustentado que tem sido designado por "ciclo vicioso" da metástase osteolítica (62).

E. REVERSÃO DA FIBROSE HEPÁTICA

A fibrose hepática, um dos principais problemas de saúde a nível mundial, é causada pela acumulação excessiva de proteínas da MEC, incluindo o colagénio, que ocorre na maioria dos tipos de doenças hepáticas crónicas (63). **As células estreladas hepáticas activadas (HSCs),** os fibroblastos portais e os miofibroblastos de origem medular foram identificados como as principais células produtoras de colagénio no fígado lesado (64). A fibrose hepática ocorre em resposta a qualquer etiologia de lesão hepática crónica, incluindo a hepatite B e C, o consumo de álcool, a doença do fígado gordo, a colestase e a hepatite autoimune (64).

A fibrose hepática pode ser o precursor da cirrose hepática (65). A defenestração e a capilarização das células endoteliais sinusoidais do fígado são os principais factores que contribuem para a disfunção hepática na cirrose hepática. As células de Kupffer activadas destroem os hepatócitos e estimulam a ativação das HSC. Através da interação com células tumorais, as HSC activadas envolvem-se no desenvolvimento do carcinoma hepatocelular (CHC) (66).

Estudos recentes revelaram que a fibrose hepática é reversível (67). As HSC activadas podem reverter para HSC quiescentes quando os agentes causadores são removidos (67). De acordo com esta noção, foi demonstrado que **o vírus da doença de Newcastle** reprime a ativação de HSCs humanas e inverte o desenvolvimento de fibrose hepática induzida por CCL4 em ratos (66). Além disso, foi demonstrado que a sobreexpressão do **miR-483** in vivo inibe a fibrose hepática em ratinhos induzida por CCI4. Este miRNA tem como alvo dois factores pró-fibrose, PDGF-B e TIMP 2 (68).

F. UM EXEMPLO DE REVERSÃO DA DESREGULAÇÃO NA FASE TARDIA CÂNCER

Estudámos a questão fundamental da reversão da desregulação associada ao cancro num modelo de tumor de rato com doença metastática avançada. Não há dúvida de que os efeitos imunitários mediados por células T observados exigiram um modelo experimental muito especial. Os pormenores do modelo e dos mecanismos imunitários que lhe estão subjacentes foram recentemente revistos (69).

O modelo tumoral baseia-se em muitos anos de investigação imunogenética sobre os mecanismos de resistência em ratinhos contra a variante altamente agressiva do linfoma ESb. Foi possível transferir a resistência de uma estirpe dadora imunizada (B10.D2) através de células T imunes para a estirpe hospedeira suscetível ao tumor (DBA/2) de origem tumoral. As células T imunitárias visavam os AAT, os antigénios de histocompatibilidade minor e os superantigénios virais (vSAG-7, anteriormente conhecido como Mlsª) expressos pelas células tumorais. Os resultados deste sistema modelo Graft-versus-Leukemia (GvL) são de importância fundamental porque sugerem que as desregulações, mesmo em fases avançadas do cancro, são principalmente corrigíveis e reversíveis.

i) REVERSÃO DA CAQUEXIA E REMISSÃO COMPLETA DO CANCRO NA DOENÇA DE LATESTAGE

Os ratinhos DBA/2 caquéticos a tratar eram portadores de um tumor singénico transplantado subcutaneamente (linfoma ESb-MP) com 1,5 cm de diâmetro e apresentavam metástases macroscópicas no fígado e nos rins. 4 semanas após o transplante de células tumorais, puderam ser tratados com sucesso através de uma combinação de irradiação subletal (5 Gy) seguida de uma única transferência intravenosa de 20 milhões de células do baço imunitárias antitumorais provenientes de ratinhos B10.D2 resistentes e imunizados contra o tumor, com MHC compatível. Os animais recuperaram o peso corporal com reversão da caquexia após o tratamento.

Estamos apenas no início da compreensão dos mecanismos moleculares da caquexia (70-74).

ii) REVERSÃO DO pH DO TECIDO TUMORAL DE ÁCIDO PARA NEUTRO COMO PRIMEIRO SINAL DE IMUNOTERAPIA

A avaliação longitudinal da terapia foi efectuada através de ressonância magnética nuclear (RMN) de alto campo. Os espectros dos metabolitos de fósforo dos tumores primários (PTs) foram adquiridos em 40 minutos a partir de animais anestesiados, utilizando uma bobina de superfície de 14 mm de diâmetro colocada sobre o tumor.

Os espectros dos animais de controlo demonstraram que o crescimento do tumor estava associado a um aumento dos monoésteres de fósforo (PME) e do fosfato inorgânico. O pH médio do tecido, determinado a partir do desvio químico do fosfato orgânico, mostrou um aumento da acidose ligeira nos tumores de controlo ao longo do tempo. Os espectros adquiridos *1 dia* antes e 8 dias após a imunoterapia adotiva com células T (ADI) demonstraram uma diminuição dramática de PME, uma diminuição dos metabolitos de fosfato (necrose e morte celular) e um regresso ao pH neutro do tecido. As alterações associadas a um efeito GvL efetivo (diminuição da PME, aumento do pH do tecido) foram detectáveis no prazo de 2-3 dias.

iii)DIRECCIONAMENTO DO TUMOR PRIMÁRIO, ENCAPSULAMENTO, REJEIÇÃO DA PELE, CICATRIZAÇÃO DE FERIDAS E SOBREVIVÊNCIA

A imunohistologia de secções de tecido congelado de PTs revelou pormenores sobre a infiltração de células imunitárias do dador e a formação da cápsula. Seis dias após a transferência de células, as células T CD4+ podiam ser observadas nos tumores dos animais pré-irradiados, quer em associação com os vasos sanguíneos, quer profundamente na massa tumoral. Nesta altura, podia observar-se uma **cápsula** larga **de tecido fibroso** entre a área do tumor e a pele, na qual as células de Langerhans e as CD dérmicas estavam incorporadas, conforme revelado pela coloração com ATPase.

Três meses após a inoculação do tumor ESb-MP e o tratamento com ADI no dia 28, os ratinhos sobreviventes ainda tinham tecido cicatricial do TP. Ou tinham rejeitado o TP da pele, mostrando a cicatrização da ferida por baixo. Seguiu-se o crescimento de pêlos e a reconstituição do pelo normal (74).

40% dos ratinhos tratados com ADI sobreviveram a longo prazo (mais de 4 meses). Os animais dos grupos de controlo não tratados, apenas com irradiação ou apenas com ADI, morreram todos no prazo de 35 dias.

iv)ERRADICAÇÃO DAS METÁSTASES HEPÁTICAS

O efeito da terapia contra as macrometástases hepáticas estabelecidas foi avaliado por imunohistoquímica de secções de tecido hepático congelado. Foi observada uma infiltração maciça de células T do dador 6-12 dias após a ADI, que consistia em células T CD4+ e CD8+. Seis dias após o ADI, foi possível distinguir grandes áreas de necrose nas metástases do tecido tumoral vivo. Vinte e um dias após o tratamento com ADI, não foi possível detetar nem tecido tumoral vivo nem TILs. Os locais de metástases anteriores foram substituídos por tecido cicatricial (74).

A erradicação completa das metástases em fase avançada pela ADI pôde ser demonstrada de forma não invasiva in vivo através de[1] H-NMR micro-imaging utilizando um espetrómetro Bruker AM-300 com um íman vertical de 7,0 T (74).

A rejeição imunitária eficaz do cancro avançado neste modelo GvL e o subsequente regresso à homeostase normal dos tecidos podem ser explicados por vários tipos de interações celulares:

i) interações entre as células T-T do dador CD4+ e CD8+,

ii) interações entre as células T do dador e os macrófagos do hospedeiro, e

iii)ajuda de células T vβ6 com especificidade para o superantigénio iral vSAG-7 associado ao tumor derivado do MMTV v (69).

v) ALTERAÇÕES PROGRAMADAS NO METABOLISMO DO GLICOGÉNIO E DOS LÍPIDOS DO FÍGADO DURANTE A REACTIVIDADE TRANSITÓRIA ENXERTO-VERSUS-HOSPEDEIRO E ENXERTO-VERSUS-LEUCEMIA

O glicogénio nos hepatócitos diminuiu drasticamente 5 dias após a DDA. Este facto coincidiu com um aumento elevado de grandes grânulos de gordura. As enzimas marcadoras do fígado, GOT e GPT, apresentaram valores máximos também no dia 5, coincidindo com a perda de glicogénio. 8 dias após a DDA, os fígados começaram a reexpressar o glicogénio e a diminuir o seu conteúdo lipídico. A normalização de ambos os parâmetros foi observada após o 30º dia.

A recuperação do sistema imunitário dos danos causados pela irradiação e a regeneração do fígado após danos hepáticos mediados por células imunitárias são explicações prováveis para a reversibilidade das alterações metabólicas e para a ausência de doença GvH e de mortalidade neste modelo eficaz de imunoterapia celular contra o cancro.

vi)RECRUTAMENTO HEPÁTICO DE CÉLULAS ESTAMINAIS MESENQUIMAIS DERIVADAS DA MEDULA ÓSSEA E SUA DIFERENCIAÇÃO EM ADIPÓCITOS

É provável que no dia 5 após a DDA, - o pico do stress e da toxicidade induzidos pela GvH/GvL -, o fígado tenha induzido o recrutamento de células estaminais mesenquimais (MSCs) da medula óssea e/ou de outro tecido adiposo. Verificou-se que o fator-1 derivado de células estromais (SDF-1) aumenta os receptores de quimiocinas CXCR4 e CXCR7 nas células estaminais mesenquimais derivadas do tecido adiposo (75).

As células estreladas hepáticas (HeSCs) são MSCs derivadas do BM e residentes no fígado, localizadas no espaço de Disse. Após a ativação, as HeSCs em forma de estrela podem diferenciar-se em miofibroblastos para produzir ECM, ou podem diferenciar-se em adipócitos. As gotículas lipídicas no dia 5 foram observadas principalmente nas HeSCs (anteriormente designadas como células Ito). A regeneração do fígado aparentemente usou o lípido como combustível para produzir a energia necessária. Isto pode ter envolvido HeSCs residentes, bem como o recrutamento de MSCs através do eixo SDF-1/CXCR4 e a sua ativação e diferenciação em adipócitos.

Uma situação semelhante foi recentemente descrita em ratos com pancreatite aguda (76). A expressão de SDF-1 estava significativamente aumentada no pâncreas lesionado. Os níveis atingiram o pico nos dias 5-7 e começaram a diminuir no dia 10. O SDF-1 induziu uma migração dose-dependente de BMSCs num ensaio de migração transwell *in vitro*. Além disso, *in vivo,* o eixo SDF-1/CXCR4 facilitou a migração de BMSCs marcadas com corantes e a reparação do pâncreas lesionado (76).

É provável que a **via Hippo** esteja envolvida no processo descrito de regeneração do fígado. A via Hippo desempenha um papel fundamental e específico no crescimento dos órgãos, na plasticidade celular e na biologia das células estaminais. Estes fenómenos são importantes para a regeneração. A via Hippo regula a proliferação celular, a apoptose e a severidade em resposta a uma vasta gama de sinais extracelulares e intracelulares, incluindo o contacto célula-célula, a polaridade celular, sinais mecânicos, ligandos de receptores acoplados à proteína G e o estado energético celular (77).

A desregulação da via Hippo foi observada numa variedade de cancros (78). Como oncoproteínas, a YAP e a TAZ, dois dos principais efectores da via Hippo, são frequentemente activadas ou altamente expressas em amostras de cancro. Por conseguinte, a orientação da via Hippo, por exemplo através da inibição da atividade de YAP/TAZ, foi sugerida como uma nova abordagem da terapia anti-cancro reguladora (78).

A regeneração do fígado é um fenómeno complexo e bem orquestrado. O processo está associado a cascatas de sinalização que envolvem factores de crescimento, citocinas, remodelação da matriz e vários feedbacks de estimulação e inibição de sinais relacionados com o crescimento (79).

F. TUMORES: FERIDAS QUE NÃO CICATRIZAM?

Em 1986, o patologista HF Dvorak expressou a sua convicção de que os tumores eram feridas que nunca sarariam (41). Viu semelhanças entre a formação do estroma tumoral e a cicatrização de feridas, mas algo correu mal nos tumores.

Com os resultados descritos acima, argumentamos contra essa hipótese. Uma única transferência de células T reactivas a tumores de animais B10.D2 que tinham rejeitado células tumorais ESb-MP transferidas para animais DBA/2 pré-irradiados com 5 Gy com uma carga pesada de tumor ESb-MP singénico causou uma remissão completa do tumor na maioria dos animais. As células T efectoras e de memória com especificidade para os AAT e os antigénios de histocompatibilidade menores foram apoiadas por uma elevada frequência de **células T vB6 dirigidas contra um superantigénio viral.**

Como é que esta reversão da desregulação associada ao cancro pode funcionar? O cancro já tinha estabelecido um grande tumor primário na pele e metástases macroscópicas no fígado e nos rins e os animais já estavam caquéticos. As células T transferidas já tinham sido pré-imunizadas contra esse mesmo tumor e estavam equipadas com elevada especificidade e diversidade. Identificámos o seguinte armamento: Granzima B, perforina, TRAIL, NO. Não estão excluídas outras armas do sistema imunitário, tais como superóxidos, HOCL, H2O2, FasL, mieloperoxidase, complemento e fagócitos.

Mas estas armas devem ser dirigidas, coordenadas e adaptadas às necessidades locais. Parece a luta do filme "Guerra das Estrelas" entre dois sistemas: o bem contra o mal. Não sabemos a resposta, mas uma coisa é certa: o sistema imunitário ganhou o controlo de um corpo quase destruído pelo cancro. Não sabemos a resposta, mas uma coisa é certa: o sistema imunitário ganhou controlo sobre um corpo quase destruído pelo cancro.

Capítulo VII

Pontos principais:

1. Foram selecionados sete níveis para descrever os mecanismos de regulação fisiológica e a desregulação associada ao cancro.

2. O primeiro diz respeito ao nível do ADN com seis mecanismos de reparação do ADN. Inclui também outros mecanismos para manter o ADN das células estaminais dos tecidos normais livre de mutações. Existem síndromes de suscetibilidade ao cancro com uma frequência muito elevada de mutações do ADN e defeitos nos mecanismos de reparação do ADN.

3. Os mecanismos epigenéticos exercidos através da metilação de resíduos de citidina funcionam também ao nível do ADN, mas afectam a

configuração da cromatina próxima e a desativação de genes próximos. Estes mecanismos conduzem à perda de função de duas grandes classes de genes celulares: Os genes supressores de tumores (TSGs) e os genes de reparação do ADN.

4. Ao nível do ARN, a atenção centra-se nos micro-RNAs (miRNA), pequenos ARNs não codificantes que regulam cerca de 50% de todos os genes codificantes de proteínas. Cada tumor tem alterações específicas de miRNA que podem ser utilizadas como uma assinatura específica do tumor.

5. As mitocôndrias são importantes para o fornecimento de energia, a sobrevivência e a morte das células. As alterações da cardiolipina nas mitocôndrias das células cancerosas conduzem a um desperdício de energia e a uma glicólise anaeróbica que provoca a acidificação do pH dos tecidos, um fenómeno corretamente descrito por O Warburg em 1930.

6. Os níveis seguintes de importância reguladora são a membrana plasmática da célula, a matriz extracelular, o microambiente (cicatrização de feridas versus cancro) e aspectos da organização de metástases de órgãos distantes.

7. Estão a ser apresentados dois exemplos de reversão da desregulação. Um diz respeito à fibrose hepática e o outro ao cancro avançado com metástases. No primeiro exemplo, a reversão é mediada pelo vírus oncolítico NDV ou por um miRNA distinto. No segundo exemplo, a reversão do cancro e das suas metástases em fases avançadas da doença, incluindo a reversão da caquexia, é mediada pelo sistema imunitário através da transferência de células T.

REFERÊNCIAS AO CAPÍTULO VII

1) Koeppen BM, Stanton BA (Eds). Berne & Levy Physiology. Sétima edição. Elsevier 2018. ISBN: 978-0-323-39394-2

2) Mendelson J, Howley PM, Israel, MA, Gray JW, Thompson CB. The Molecular Basis of Cancer, Sanders, uma marca da Elseviers Inc. 2008.

3) Weinberg, RA. The Biology of Cancer, Garland Science, Taylor & Francis Group, LLc, 2007.

4) Heine H. Lehrbuch der biologischen Medizin. Regulação básica e matriz extracelular. 4. Auflage, Karl F. Haug Verlag, Stuttgart (2015). ISBN: 978-3-8304-7544-6

5) Dixon KM, Tongkao-On W, Sequeira VB, et al. Vitamina D e morte por sol. Int JMol Sei 14(l):1964-77 (2013). PMID: 23334476

6) Baylin SB, Herman JG. DNA hypermethylation in tumorigenesis:

epigenetics joins genetics. Trends Genet 16:168 (2000).

7) Sethi S, Ali S, Sethi S, Sarkar FH. MicroRNAs na terapia personalizada do câncer. Clin Genet 86 (I): 68-73 (2014). PMID: 24635652

8) Pittman RN. Regulation of Tissue Oxygenation (Regulação da Oxigenação dos Tecidos). Morgan & Claypool Life Sciences (2011). PMID: 21634079

9) Filmus J, Sellek SB. Glypicans: proteoglicanos com uma surpresa. J Clin Invest 108:497-501 (2001).

10) Muiznieks LD, Keeley FW. Montagem molecular e propriedades mecânicas da matriz extracelular: Uma perspetiva de proteína fibrosa. Revisão. Biochimica et Biophysica Ata 1832:866-875 (2013).

11) Teti A. Regulação das funções celulares pela matriz extracelular. J American Society of Nephrology 2:S82-S87 (1992).

12) Ahmed M, ffrench-Constant C. Regulação da matriz extracelular do comportamento das células estaminais. Curr Stem Cell Rep 2:197-206 (2016).

13) Gleizes PE: Internalização do fator básico de crescimento de fibroblastos (FGF-2) através da via mediada por proteoglicanos de sulfato de heparina: uma abordagem ultra-estrutural. EJCB 66:47-59 (1995).

14) Pickup MW, Mouw JK, Weaver VM. A matriz extracelular modula as marcas registradas do câncer. EMBO Rep 2014,15(12):1243-53.

15) Hanahan D, Weinberg RA. Hallmarks of cancer: the next generation. Cell 144(5):646-74 (2011). PMID: 21376230

16) Grimaud JA, Lortat-Jacob H. Receptores de matriz para citocinas: Do conceito ao controlo da dinâmica da fibrose tecidular. Path Res Pract 190:883-890 (1994).

17) Lennarz WJ (Ed). The Biochemistry of Glycoproteins and Proteoglycans (A Bioquímica das Glicoproteínas e Proteoglicanos). Nova Iorque e Londres: Plenum (1981).

18) Eppinger H. Permeabilitätspathologie als die Lehre vom Krankheitsbeginn. Wien: Springer (1949).

19) Friedberg EC, Walker GC, Siede W. DNA Repair and Mutagenesis. Washington, DC: ASM Press (1995).

20) Shiloh Y. ATM and related protein kinases: safeguarding genome integrity. Nature Rev/Cancer 3:155 (2004).

21) Modrich P, Lahue R. Mismatch repair in replication fidelity, genetic recombination and cancer biology (Reparação de desfasamentos na fidelidade da replicação, recombinação genética e biologia do cancro). Ann Rev Biochem 65:101 (1996).

22) Venkitaraman AR. Cancer susceptibility and the functions of BRCA1 and BRCA2 (Suscetibilidade ao cancro e funções de BRCA1 e BRCA2). Cell 108:171 (2002).

23) Jones PA, Baylin SB. The fundamental role of epigenetic events in cancer. Nat Rev Genet 3:415 (2002).

24) Feinberg AP. The epigenetics of cancer etiology (A epigenética da etiologia do cancro). Sem Cancer Biol 14:427 (2004).

25) Suzuki H, Gabrielson E, Chen W, et al. A genome screen for genes upregulated by demethylation and histone deacetylase inhibition in human colorectal cancer. Nat Genet 31:141 (2002).

26) Baylin SB, Ohm JE. Epigenetic gene silencing in cancer - a mechanism for early oncogenic pathway addiction? Nat Rev Cancer 6:107 (2006).

27) Timp W, Feinberg AP. O cancro como um epigenoma desregulado que permite a vantagem do crescimento celular à custa do hospedeiro. Nat Rev Cancer 13(7):497-510 (2013).

28) Falcone G, Felsani A, Dagnano I. Sinalização por microRNAs exossômicos no câncer. J Exp Clin Cancer Res 34:32 (2015). PMID: 25886763

29) Aleckovic M, Kang Y. Regulação da metástase do cancro por miRNAs livres de células. Biochim Biophys Ata 1855(l):24-42 (2015). PMID: 25450578

30) Ding XM. MicroRNAs: reguladores da metástase do cancro e da transição epitelial-mesenquimal (EMT). Chin J Cancer 33(3):140-7 (2014). PMID: 24016392

31) Kiebish MA, Han X, Cheng H, et al. Cardiolipin and electron transport chain abnormalities in mouse brain tumor mitochondria: lipidomic evidence supporting the Warburg theory of cancer. J Lipid Res 49(12):2545-56 (2008). PMID: 18703489

32) Julienne CM, Tardieu M, Chevalier S, et al. O conteúdo de Cardiolpin está envolvido na perda de energia mitocondrial do fígado associada à caquexia induzida pelo cancro sem o envolvimento da adenina nucleótido translocase. Biochim Biophys Ata 1842(5):726-33 (2014). PMID: 24534708

33) Grassian AR, Coloff JL, Brugge JS. Regulação da matriz extracelular do metabolismo e implicações para a tumorigénese. Cold Spring Harb Symp Quant Biol 76:313-24 (2011). PMID: 22105806

34) Fearon ER, Vogelstein B. Um modelo genético para a tumorigénese colorrectal. Cell 61:759 (1990).

35) Thiery JP. Epithelial-mesenchymal transitions in tumor progression (Transições epitelial-mesenquimal na progressão tumoral). Nature Rev/Cancer 2:442 (2002)

36) Savagner P. Leaving the neighborhood: molecular mechanisms involved during epithelial-mesenchymal transition. BioEssays 23:912 (2001).

37) Tange S, Oktyabri D, Terashima M, et al. JARID2 está envolvido na transição epitelial-mesenquimal induzida pelo fator de crescimento transformador beta de linhas celulares de cancro do pulmão e do cólon. PLoS One 9(12):ell5684 (2014). PMID: 25542019

38) Yoshida T, Ozawa Y, Kimura T, et al. O mesilato de eribulina suprime a metástase experimental de células de cancro da mama invertendo o fenótipo de

transição epitelial-mesenquimal (EMT) para estados de transição mesenquimal-epitelial (MET). Br JCancer 110(6):1497-505 (2014). PMID: 24569463

39) Kim Y, Clemens DR, Sterea AM, et al. Células dendríticas na terapia anti-cancro baseada em vírus oncolíticos. Vírus 7(12):6506-25 (2015). PMID: 26690204

40) Mantovani A, Schioppa T, Porta C, et al. Role of tumor-associated macrophages in tumor progression and invasion (Papel dos macrófagos associados ao tumor na progressão e invasão do tumor). Cancer Metast Rev 2006

41) Dvorak HF. Tumores: feridas que não cicatrizam. Semelhanças entre a geração de estroma tumoral e a cicatrização de feridas. N Engl J Med

315:1650 (1986). PMID: 3537791

42) Lewis CE, Pollard JW. Distinct role of macrophages in different tumor microenvironments (Papel distinto dos macrófagos em diferentes microambientes tumorais). Cancer Res 66:605 (2006).

43) Lin EY, Nguyen AV, Russrl RG, Pollard JW. O fator estimulador de colónias 1 promove a progressão de tumores mamários para malignidade. J Exp Med 193:727 (2001).

44) Hagemann T, et al. O aumento da invasividade das linhas celulares de cancro da mama após co-cultura com macrófagos deve-se à regulação positiva das metaloproteases da matriz dependente do TNF-alfa. Carcinogénese 25:1543 (2004).

45) Pollard JW. Tumour-educated macrophages promote tumor progression and metastasis. Nat Rev Cancer 4:71 (2004).

46) Lamagna C, Aurrand-Lions M, Imhof BA. Dual role of macrophages in tumor growth and angiogenesis. J Leukocyte Biol 2006.

47) Kaplan RN, et al. Os progenitores hematopoiéticos da medula óssea positivos para VEGFRI iniciam o nicho pré-metastático. Nature 438:820 (2005).

48) Hussain SP, Hofseth LJ, Harris CC. Radical causes of cancer. Nat Rev Cancer 3:276 (2003).

49) Ambartsumian NS, et al. Metastasis of mammary carcinomas in GRS/A hybrid mice transgenic for the mts 1 gene. Oncogene 13:1621 (1996).

50) Inoue T, Plieth D, Venkov CD, et al. Anticorpos contra macrófagos que se sobrepõem em especificidade aos fibroblastos. Kidney Int 67:2488 (2005).

51) Grum-Schwensen B, et al. Supressão do desenvolvimento tumoral e da formação de metástases em ratinhos sem o gene S100A4 (mts 1). Cancer Res 65:3772 (2005).

52) Xue C, Plieth D, Venkov C, et al. The garekeeper effect of epithelialmesenchymal transition regulates the frequency of breast cancer metastasis. Cancer Res 63:3386 (2003).

53) Orimo A, et al. Os fibroblastos estromais presentes em carcinomas da mama humanos invasivos promovem o crescimento tumoral e a

angiogénese através de uma secreção elevada de SDF-1/CXCL12. Cell 121:335 (2005).

54) Bhowmick NA, et al. A sinalização TGF-beta nos fibroblastos modula o potencial oncogénico dos epitélios adjacentes. Science 303:848 (2004).

55) Elenbaas B, Weinberg RA. Heterotypic signaling between epithelial tumor cells and fibroblasts in tumor formation (Sinalização heterotípica entre células tumorais epiteliais e fibroblastos na formação de tumores). Exp Cell Res 264:169 (2001).

56) Matsuyama W, Wang L, Farrar WL, et al. A ativação da isoforma b do recetor 1 do domínio da discoidina com colagénio regula positivamente a produção de quimiocinas em macrófagos humanos: papel da proteína quinase activada por mitogénio p38 e do NF-kappa B. J Immunol 172:2332 (2004).

57) Viguier M, Lemaitre F, Verola O, et al. As células T reguladoras CD4+CD25(high) que expressam Foxp 3 estão sobre-representadas nos gânglios linfáticos do melanoma metastático humano e inibem a função das células T infiltrantes. J Immunol 173:1444 (2004).

58) Levings MK, Bachetta R, Schulz U, et al. The role of IL-10 and TGF-beta in the differentiation of effector function of T regulatory cells. Int Arch Allergy Immunol 129:263 (2002).

59) Roncarolo MG, Bacchetta R, Bordignon C, et al. Type 1 T regulatory cells. Immunol Rev 182-68 (2001).

60) Dong H, Strome SE, Salomao DR, et al. Tumor-associated B7-H1 promotes T-cell apoptosis: a potential mechanism of immune evasion. Nat Med 8:793 (2002).

61) Muller A, Homey B, Soto H, et al. Involvement of chemokine receptors in breast cancer metastasis (Envolvimento dos receptores de quimiocinas na metástase do cancro da mama). Nature 410:50 (2001).

62) Mundy GR. Metastasis to bone: causes, consequences and therapeutic opportunities. Nat Rev Cancer 2(8):584-93 (2002).

63) Bataller R, Brenner DA. Liver fibrosis. J Clin Invest 115(2):209-18 (2005). PMID: 15690074

64) Seki E, Brenner DA. Avanço recente dos mecanismos moleculares da

fibrose hepática. J Hepatobiliary Pancreat Sci 22(7):512-8 (2015). PMID: 25869468

65) Zhou WC, Zhang QB, Qiao L. Patogénese da cirrose hepática. World J Gastroenterol 20(23):7312-24 (2014). PMID: 24966602

66) Li YL, Wu J, Wei D, et al. O vírus da doença de Newcastle reprime a ativação de células estreladas hepáticas humanas e inverte o desenvolvimento de fibrose hepática em ratinhos. Liver Int 29(4):593-602 (2009). PMID: 19192169

67) Sun M, Kisseleva T. Reversibilidade da fibrose hepática. Clin Res Hepatol Gastroenterol 39 Suppl I: S60-3 (2015). PMID: 26206574

68) Li F, Ma N, Zhao R, et al. A sobreexpressão de miR-483-5p/3p coopera para inibir a fibrose hepática do rato, suprimindo as HSCs estimuladas por TGF-8 em ratinhos transgénicos. J Cell Mol Med 18 (6): 966-74 (2014). PMID: 24801603

69) Schirrmacher V. Remissão completa do cancro em fase tardia da doença por radiação e transferência de células T imunes alogénicas compatíveis com MHC: lições de estudos GvL em animais. Cancer Immuno Immunother 63 (6): 535-43 (2014). PMID: 24610041

70) Argiles JM, Busquets S, Stemmier B, Lopez-Soriano FJ. Caquexia do cancro: compreender a base molecular. Nat Rev Cancer 2014, 14(II):754-62. PMID: 25291291

71) Yoshida T, Tabony AM, Galvez S, et al. Mecanismos moleculares e vias de sinalização da perda de massa muscular induzida pela angiotensina II: potenciais alvos terapêuticos para a caquexia cardíaca. Int J Biochem Cell Biol 2013, 45(10):2322-32. PMID: 23769949

72) Chevalier S, Farsijani S. Caquexia do cancro e diabetes: semelhanças nas alterações metabólicas e possível tratamento. Appl Physiol Nutr Metab 2014, 39(6):643-53. PMID: 24869969

73) Acunzo M, Croce CM. MicroRNA no cancro e caquexia - Uma mini-revisão. J Infect Dis 2015, 212 Suppl I:S74-7. PMID: 26116737

74) Schirrmacher V, Beckhove P, Kruger A, Rocha M, Umansky V, Fichtner K, Hull W, Zangemeisterwittke U, Griesbach A, Jurianz K, Vonhoegen P. Rejeição imunitária eficaz de cancro com metástases avançadas. Int J Oncol. 1995 Mar;6(3):505-21. PubMed PMID: 21556565.

75) Li Q, Zhang A, Tao C, et al. O papel do eixo SDF-1-CXCR4/CXCR7 no comportamento biológico das células estaminais mesenquimais derivadas do tecido adiposo in vitro. Biochem Biophys Res Commun 441(3): 675-80 (2013). PMID: 24184476

76) Gong J, Meng HB, Hua J, et al. O eixo SDF-1/CXCR4 regula a migração de células estaminais mesenquimais da medula óssea transplantadas para o pâncreas em ratos com pancreatite aguda. Mol Med Rep 9 (5): 1575-82 (2014). PMID: 24626964

77) Yu FX, Zhao B, Guan KL. A via Hippo no controle do tamanho do órgão, homeostase do tecido e câncer. Célula 2015,163(4):811-28. (PMID 26544935)

78) Piccolo S, Dupont S, Cordenonsi M. A biologia de YAP / TAZ: sinalização hipopótamo e além. Physiol Rev 94 (4): 1287-312 (2014). PMID: 25287865

79) Michalopoulos GK. Liver Regeneration. J Cell Physiol 213(2):286-300 (2007).

Quadro 45 Marcos da Investigação em Fisiologia e Medicina Parte I

1901 EvonBehring*	Terapia com soro, Difteria
1904 IPPawlow*	Fisiologia da digestão
1905 RKoch*	Investigação sobre a tuberculose
1912 ACarrel*	Investigação sobre transplante de órgãos
1913 CRichet*	Investigação sobre anafilaxia
1920 A Krogh*	Mecanismos de regulação capilar-motora
1922 OF Meyerhof*	Relação entre o consumo de O2 e a produção de lactato pelos músculos
1923 F Banting*	Descoberta da insulina
1930 K Lansteiner*	Descoberta dos grupos sanguíneos
1931 O Warburg*	Natureza e função das enzimas oxidativas

1935 H Spemann*   Papel de um Organisador na embriogénese

1936 HH Dale*   Transmissão de sinais químicos nos neurónios

1945 A Fleming*   Descoberta da penicilina

* Prémios Nobel

Quadro 46 Marcos da Investigação em Fisiologia e Medicina Parte II

1947 CF   Cori*Metabolismofglycogen

1953 HA Krebs* Descoberta do ciclo do ácido cítrico

1959 S Ochoa* e A Kornberg* Mecanismo de síntese biológica do ARN e do ADN

1964 K Bloch* e F Lynen* Mecanismo e regulação do metabolismo da colesterina e dos ácidos gordos

1968   RW Holley*, HG Khorana* e MW Nirenberg*

Interpretação do código genético e sua função na síntese proteica

1991 ENeher* e B Sakmann* Canais de demonstração direta de iões nas membranas celulares e transmissão de sinais

2001 LHartwell*,T Hunt*e PNurse* Controlo do ciclo celular

2006 AZFire*e CMello* Descoberta da interferência de ARN

2012 J Gurdon* e S Yamanaka* Re-programação de células diferenciadas em células estaminais pluripotentes

* Nobel Lauréats

Quadro 47 Exemplos de níveis de desregulação no cancro

A Intra-cellular	B Extra-cellular
- Genetic	- Glycocalyx/ECM
- Epigenetic	- Tumor microenvironment
- miRNA	- Metastatic organ microenvironment
- Transcriptional networks	- Innate immunological control
- Metabolic	- Adaptive immunological control
- Energetic/Mitochondrial	- Nutritional
- Plasma membrane	- Hormonal
- Signal transduction	- Neuronal

Quadro 48 Exemplos de reversões documentadas de desregulações

i) Mediada pelo sistema imunitário

reversão da caquexia

rejeição do tumor primário

correção do pH do tecido tumoral

cicatrização de feridas após rejeição de um tumor primário

erradicação de metástases hepáticas

regeneração do fígado

ii) outros meios

reversão da fibrose hepática através do tratamento com NDV oncolítico

reversão da fibrose hepática através do tratamento com miRNA

CAPÍTULO 8. NOVOS ALVOS POTENCIAIS PARA TERAPIA: CÉLULAS HOSPEDEIRAS E A REDE DE SUPORTE ESTROMAL

Este capítulo tenta elucidar novos alvos potenciais para a terapia. Os alvos são os mecanismos de desregulação descritos no capítulo anterior. O objetivo é desregular a desregulação epigenética nas células cancerosas e interromper o apoio ao cancro fornecido pelas células hospedeiras e pela rede de estroma.

A. DIRECCIONAR A DESREGULAÇÃO EPIGENÉTICA

Os mediadores mais caracterizados da herança epigenética são a metilação do gDNA e as modificações pós-traducionais das histonas. Estes processos cooperam para alterar o estado da cromatina e a transcrição do genoma. Diferentes "fármacos epigenéticos" são capazes de reverter essas "epimutações" (1). Os fármacos que revertem a metilação do ADN, como a 5-azacitidina e a 5-aza-2'-desoxicitidina, e os inibidores da histona desacetilase, que têm como alvo o componente de desacetilação da histona do silenciamento dos genes, já se encontram na clínica (2,3) e foram aprovados pela FDA para determinadas doenças.

Foi realizado um ensaio aleatório controlado com azacitidina em doentes com síndrome mielodisplásica (4). Os resultados encorajadores indicam que pelo menos alguns dos efeitos clínicos se devem a uma verdadeira inversão dos alvos epigenéticos: i) a eficácia clínica foi conseguida com doses muito inferiores às inicialmente utilizadas, ii) os dados emergentes sugerem que a eficácia das aza-citidinas está correlacionada com a inversão aguda do silenciamento dos genes (5). As aza-citidinas parecem poder ser utilizadas em regimes de tratamento prolongado (6).

Os mecanismos epigenéticos desempenham um papel importante na regulação da tumorigénese. As alterações epigenéticas induzidas pela hipóxia podem ser fundamentais para a adaptação das células cancerosas ao microambiente hipóxico dos tumores sólidos. L Poellinger demonstrou que a inibição da H3K9 metiltransferase G9A (pelo inibidor de pequenas moléculas BIX-01294) atenua a oncogenicidade e ativa a via de sinalização da hipóxia (7). De forma semelhante, as células tumorais podem adaptar-se a todos os tipos de condições de stress oxidativo e metabólico (8).

O grupo de TW Mak está a estudar novas formas de combater o cancro: visar as adaptações metabólicas, manipular a resposta das células cancerosas ao stress oxidativo excessivo e explorar a aneuploidia (9).

A maquinaria epigenética afecta não só os genes codificadores de proteínas, mas também a expressão dos miRNAs (10). A expressão dos miRNAs é regulada por múltiplas redes transcricionais, bem como pela maquinaria epigenética. Além disso, os miRNAs podem, eles próprios, reprimir enzimas-chave que conduzem à remodelação epigenética. Os miRNAs podem modular diretamente a transcrição de genes no núcleo através do reconhecimento de sítios-alvo específicos nas regiões promotoras.

Os circuitos reguladores que ligam a epigenética e os miRNAs têm um impacto importante na transcrição do genoma e na fisiologia celular. As aberrações associadas aos tumores nos mecanismos de miRNA ou epigenéticos estão amplamente distribuídas no cancro humano. Estamos apenas a começar a compreender a sua relevância para o diagnóstico, o prognóstico ou a terapêutica (10).

A era da epigenética é, portanto, uma era excitante e terá um impacto importante no controlo do cancro.

B. VISANDO CÉLULAS HOSPEDEIRAS, AJUDANDO O EXTRAVASAMENTO E A FORMAÇÃO DE NICHOS METASTÁTICOS

i) INTERACÇÕES ENTRE O HOSPEDEIRO E AS CÉLULAS TUMORAIS

Muitas células cancerosas, incluindo as células estaminais cancerosas, que são transportadas através da circulação formam pequenos agregados (microtrombos) que se alojam por mecanismos mecânicos passivos ou activos nas arteríolas e capilares de vários tecidos. Foi demonstrado que as plaquetas e o sistema de coagulação promovem a sobrevivência das células tumorais circulantes (CTC) na corrente sanguínea, conferindo-lhes resistência à tensão de cisalhamento e ao ataque das células assassinas naturais (11).

A ativação plaquetária tem sido associada à EMT, enquanto a expressão da proteína Tissue Fator (TF) pelas células cancerígenas se correlaciona com o estado de hipercoagulabilidade e metástases (12). Verificou-se também que as plaquetas promovem ou mantêm o estado de EMT nas CTC através da secreção de TGFβ em resposta à ativação das CTC (13). As plaquetas também segregam CXCL5 e CXCL7 para recrutar granulócitos (14) e governar a comunicação tumoral pré-metastática com o osso (15). Dois medicamentos, a aspirina e um inibidor P2Y12, foram considerados capazes de atenuar a invasão das células do cancro do ovário induzida pelas plaquetas (16).

Estudos de B Qian et al (17) sugerem que uma população distinta de macrófagos CDllb+ pode reconhecer as células tumorais emigradas e ajudá-las no processo de extravasamento. Depois de ganharem acesso ao parênquima tecidular subjacente, as células tumorais extravasadas estabelecem redes de sinalização recíprocas com as células do estroma para promover o seu próprio crescimento. Verificou-se que o recrutamento de monócitos/macrófagos por coagulação mediada pelo fator tecidular (TF) é essencial para a sobrevivência das células metastáticas e para o estabelecimento de nichos pré-metastáticos em ratinhos (18). Os macrófagos do tipo M2/reparador predominam nos cancros humanos e estimulam ativamente o crescimento tumoral. O objetivo da modulação dos macrófagos do tipo M2/reparação em macrófagos do tipo MI/kill seria um grande avanço (19).

Foi descrito que as proteínas prolil-hidrolíticas (PHD) sensíveis ao oxigénio pelas células T estão envolvidas no estabelecimento de um nicho metastático imunologicamente tolerante no pulmão (20). A inibição farmacológica das proteínas PHD limita a colonização tumoral do pulmão (21). Os efeitos antitumorais também podem ser alcançados através de oxigenação suplementar. Isto enfraqueceria a imunossupressão hipoxia-A2- adenosinérgica no microambiente tumoral (22).

As células estreladas hepáticas (HSC) no espaço de Disse desempenham um papel importante na indução de um nicho pré-metastático no fígado (23). Estas células são activadas pelo microambiente tumoral ácido e promovem a metástase do carcinoma hepatocelular (CHC) através da osteopontina (23). O recetor-a do PDGF (PDGFRα) e o TGFβ são necessários para a ativação das CSH durante a metástase hepática. O PDGFRα promove a sinalização do TGFβ através da regulação dos receptores do TGFR (24).

Outros resultados sugerem que as HSC desempenham um papel importante na mestástase hepática das células cancerosas do cólon através da ação do eixo SDF-1/CXCR4. O bloqueio deste eixo seria um alvo para a terapia antimetastática (25). Curiosamente, verificou-se que o composto herbal chinês "Songyou Yin" atenuava a invasividade e a metástase das células do hepatoma através da regulação negativa das citocinas (IL-6) e dos factores de crescimento (TGF-β, VEGF, fator de crescimento dos hepatócitos) segregados pelas HSC activadas (26). A inibição do eixo SDF-1/CXCR4 também foi relatada como sendo possível pela kisspeptina-10 (KP-10). A KP-10 também inibiu a EMT nas células de cancro da mama MCF-7 (27).

Foi também demonstrado que o KP-10 é capaz de inibir o efeito Warburg no cancro da mama. Ao ativar a via de sinalização Smad, o KP-10 induziu uma lesão mitocondrial (28).

Outro alvo potencialmente interessante pode ser o inibidor tecidular de metaloproteases (TIMP). Foi referido que as lesões pré-malignas do pâncreas segregam TIMP-1. Este, por sua vez, ativa os HSC através da sinalização CD63 para criar um nicho pré-metastático no fígado (29).

As HSC activadas também desempenham um papel importante na fibrose hepática. Tal como referido no Capítulo VII, a reversão da fibrose hepática pode ser conseguida, em sistemas modelo, através do tratamento com o vírus oncolítico (NDV) e do tratamento com um miRNA distinto.

ii) A UTILIZAÇÃO DE MABs OU SIMs

a) As células endoteliais capilares podem ser visadas por anticorpos anti-VEGF e anti-VEGF-R, inibidores de VEGF-R de pequenas moléculas, VEGF-Trap, anticorpos bloqueadores de Ang2/Tie2, bem como por inibidores endógenos da angiogénese e inibidores do recrutamento de células precursoras epiteliais (EPC).

b) Os pericitos podem ser inibidos por anticorpos anti-PDGF, inibidores do PDGF-R e inibidores da sinalização Ang-I/Tie2.

c) Os fibroblastos podem ser inibidos por inibidores do HGF ou do seu recetor c-Met. O mesmo pode acontecer com os inibidores de CXCL12/SDF-1, PDGF/PDGF-R ou da proteína de ativação dos fibroblastos (sibrotuzumab). As citocinas da imunidade inata também podem ser agentes interessantes para regular o comportamento dos fibroblastos (30).

d) Os neutrófilos, macrófagos e mastócitos podem ser afectados por inibidores anti-inflamatórios, inibidores de citocinas e quimiocinas e por inibidores de NF-kB, IKK e TNF-α.

e) As células linfáticas podem ser alvo de inibidores do VEGF-C, VEGF-D, VEGF-R3 ou PDGF/PDGF-R.

Várias estratégias visam bloquear a imunossupressão pelas Tregs:

i) eliminação através da seleção de CD25 (IL-2Ra) por mab ou através de uma proteína de fusão IL-2-toxina (Ontak),

ii) eliminação por depleção de linfócitos com fármacos citotóxicos, como a ciclofosfamida em doses baixas,

iii)bloqueando os mediadores da supressão, por exemplo, IL-10, TGF-β e CTLA-4,

iv)ativação das DCs para expressarem IL-6 que bloqueará a função das Treg,

v) visando o TLR8 expresso nas Treg para bloquear a sua função inibitória.

Os tratamentos contra o cancro conhecidos como inibidores do ponto de controlo imunitário libertam o sistema imunitário para atacar o cancro. As novas terapias com inibidores do ponto de controlo imunitário impedem que a proteína do ponto de controlo PD-L1 se ligue ao recetor do ponto de controlo PD-1. Este é um exemplo perfeito de uma interferência clinicamente bem sucedida com uma desregulação derivada do cancro da resposta adaptativa específica das células T anti-tumorais.

Desde os primeiros relatos notáveis de inibidores do ponto de controlo imunitário que reduziram o melanoma avançado em 20H, a investigação nesta área tem vindo a crescer a um ritmo incrível. Em 2016, a FDA aprovou cinco novas utilizações para os inibidores dos pontos de controlo imunitário: cancro do pulmão, cancro da cabeça e do pescoço, cancro da bexiga, cancro do rim e linfoma de Hodgkin (LH). Em 2017, a ASCO nomeou a Imunoterapia 2.0 como o avanço do ano!

No Capítulo IV (Imunoterapia) e no Capítulo VI (Terapias de combinação), são referidos mais pormenores sobre os progressos obtidos com os inibidores dos pontos de controlo.

C. DIRECCIONAR OS INVADOPÓDIOS, AS ENZIMAS DE INVASÃO E A ECM PARA A FRENTE DE INVASÃO

i) DEFESA DA INVADOPODIA

A membrana basal vascular (BM) é uma camada fina e densa de ECM reticulada que cobre e protege os vasos sanguíneos. Novas provas associam mecanicamente a rutura da MB vascular à formação de microdomínios celulares específicos conhecidos como podossomas e invadopódios (31).

Os invadopódios são organelos ricos em actina que se projetam da membrana plasmática e contactam e degradam localmente a MEC. Representam estruturas celulares fundamentais que são utilizadas para coordenar e regular os vários componentes do processo de invasão do cancro (32). A formação de invadopódios acompanha o modo de migração mesenquimal em matrizes firmes e é facilitada pela ativação de Rael (33). Os invadopódios representam um novo alvo terapêutico para bloquear as metástases do cancro (34).

É bom lembrar que o NDV oncolítico tem como alvo exatamente Rael (35), como descrevemos no Capítulo V.

ii) ENZIMAS DE INVASÃO

O sistema plasminogénico tem sido implicado na lise de coágulos, na cicatrização de feridas, na regeneração de tecidos, no cancro e em muitos outros processos que afectam a saúde e a doença. Inicialmente, pensava-se que o recetor de uroquinase uPAR ajudava à invasão direcional das células em migração. Atualmente, torna-se cada vez mais evidente que este recetor de proteinase provoca uma infinidade de outras respostas celulares (36).

Ativador do plasminogénio da uroquinase (uPA): A pró-enzima inativa pro uPA é libertada pelas células do estroma e liga-se ao seu recetor cognato (uPAR) presente na superfície de uma célula cancerígena na frente de invasão. Esta ligação converte a pró-enzima em uPA ativa que, por sua vez, converte a proteína plasminogénio do soro dos vasos sanguíneos locais na forma ativa de plasmina. Esta última funciona como uma protease para clivar as formas pró-enzimáticas das metaloproteases da matriz (pró-MMPs) em MMPs activas e o TGF-β1 latente na sua forma ativa.

Recentemente, foram descobertos novos inibidores selectivos da uPA (37).

iii) INIBIÇÃO DA DEGRADAÇÃO DA MCE

A rutura da membrana basal é uma caraterística marcante da malignidade. Enzimas proteolíticas de várias classes, implicadas na invasão de células tumorais (uPA, plasmina, catepsinas, MMPs), contribuem para a degradação da matriz. Outras enzimas que degradam a matriz, como a heparanase, que cliva os proteoglicanos de sulfato de heparina, e a hialuronidase, que cliva o ácido hialurónico, também têm sido associadas à progressão e invasão do tumor.

L Liotta observou que o potencial metastático está correlacionado com a degradação do colagénio da membrana basal do tipo IV por enzimas dependentes de metais (38). Estas metaloproteinases (MMPs) são atualmente reconhecidas como MMP-2 e MMP-9.

As MMPs estão sobre-expressas na maioria dos tipos de cancro e estão correlacionadas com a patologia tumoral avançada. Um aumento da sua expressão e atividade está frequentemente relacionado com a angiogénese do tumor, metástases e mau prognóstico. A maioria das MMP não é expressa pelas próprias células cancerígenas, sendo antes expressas e activadas no estroma. Dados recentes indicam que a ligação entre a remodelação da matriz, a adesão e a sinalização do crescimento pode conduzir a metástases ósseas do sarcoma de tecidos moles. Este facto pode constituir a base para estratégias prognósticas e terapêuticas (39).

Um exemplo de uma MMP que promove a carcinogénese é a MMP-3/stromelisina-l. A sobreexpressão da MMP-3 altera a adesão das células epiteliais através da clivagem da E-caderina, induzindo a EMT e promovendo lesões pré-malignas e malignas. A MMP-3 induz Raclb, uma variante de Rael com splicing alternativo, que estimula o aumento dos níveis de espécies reactivas de oxigénio (ROS) mitocondriais e, consequentemente, danos oxidativos no ADN (40).

O desenvolvimento de inibidores das MMPs tem sido repleto de desafios. A investigação atual utiliza abordagens inovadoras para métodos de administração de medicamentos e inibidores alostéricos (41).

iv) INIBIDORES DE ENZIMAS

Os inibidores da renovação da matriz incluem a suramina e a dalteparina. Os inibidores das proteases, como o uPA e as MMPs, já foram abordados.

Outra enzima de grande importância para a degradação da MEC é a heparanase (Hpa). Esta endo-β-D-glucuronidase, que cliva as cadeias laterais de sulfato de heparano dos HSPGs nas superfícies celulares e da MEC, tem funções pró-metastáticas, pró-angiogénicas e pró-coagulantes (42). A procura de inibidores selectivos da Hpa tem sido longa e por vezes frustrante.

O sulfato de fosfomanopentaose (PI-88) é um fármaco que suprime a angiogénese através da regulação negativa da Hpa e do VEGF (43). A administração de PI-88 a 160 mg/d foi relatada como segura, bem tolerada e conferindo benefícios clínicos significativos a pacientes com CHC (44).

v) MABS COMO INIBIDORES DO CONTACTO COM A MEC

O contacto das células tumorais com a MEC é frequentemente mediado por integrinas. Entre estas, as integrinas αvβ3, αvβ5, α5β1 ou α6β4 parecem ser particularmente adequadas como alvos para a inibição do contacto pelos respectivos mabs.

A interação das células com a MEC pode ser facilitada (por exemplo, CD44, ligandos de integrina osteopontina e periostina) ou inibida (por exemplo, a glicoproteína tenascina da MEC). Assim, os mabs contra a osteopontina ou a periostina podem ser úteis para inibir a facilitação dos contactos das células tumorais com a MEC.

D.DIRECCIONAR A COMUNICAÇÃO ENTRE A SEMENTE E O SOLO

i) EXOSSOMAS DERIVADOS DE CÉLULAS DE CÂNCER

Os exossomas (vesículas derivadas dos endossomas) são pequenas vesículas (30 a 100 nm) das células que transportam uma variedade de moléculas bioactivas. Estas moléculas incluem proteínas, lípidos, ARN, bem como moléculas de ADN. Desempenham papéis importantes na comunicação celular, tanto a nível local como distal.

O processo exossomal é anormal no cancro (45). Foi referido que o Glypican-1 identifica exossomas de cancro e detecta o cancro pancreático precoce (46). Em 2001, os exossomas derivados de tumores foram propostos como uma fonte de antigénios de rejeição de tumores partilhados para a iniciação cruzada de CTL (47).

Os exossomas parecem desempenhar um papel importante em diferentes nichos de células estaminais, como o nicho das células estaminais mesenquimais, o nicho das células estaminais cancerosas e o nicho pré-metastático. Os exossomas derivados de células cancerosas participam em etapas cruciais da disseminação metastática de um tumor primário, desde a reprogramação oncogénica de células malignas até à formação de nichos pré-metastáticos. Estes efeitos são conseguidos através da mediação do cross-talk intercelular e da subsequente modificação dos microambientes locais e distantes de uma forma autócrina e parácrina.

Os exossomas também orquestram múltiplos processos fisiopatológicos sistémicos. Exemplos disso são a coagulação, a permeabilidade vascular e a reprogramação de células estromais receptoras para apoiar a formação de nichos pré-metastáticos e a subsequente metástase. Os exossomas derivados do cancro do pâncreas foram absorvidos pelas células Kuppfer do fígado e provocaram a ativação das células estreladas hepáticas, gerando um ambiente fibrótico com infiltrações de células imunitárias que favorecem as metástases (48).

Existe um potencial de aplicação clínica dos exossomas derivados de células cancerosas, tanto para fins de diagnóstico como terapêuticos (49-54). Os exossomas desempenham também um papel na regulação imunitária (51). Os exossomas derivados de células dendríticas foram propostos como imunoterapias na luta contra o cancro (52). Foi comunicada a eficácia da vacinação com células dendríticas carregadas de exossomas tumorais combinada com o tratamento com medicamentos citotóxicos no cancro do pâncreas (55).

Em 2013, JE Rothman, RW Schekman e TC Sudhof receberam o Prémio Nobel da Fisiologia ou Medicina pela sua "descoberta de uma maquinaria que regula o tráfego de vesículas, um importante sistema de transporte nas nossas células".

iii)miRNA

Os microRNA (miRNA) são pequenos RNAs não codificantes altamente conservados. Os miRNAs regulam a expressão dos genes de uma forma altamente específica a nível pós-transcricional. Os miRNAs são normalmente constituídos por 21 a 23 nucleótidos (nt), mas por vezes também podem ser constituídos por centenas de nt. Os miRNA ligam-se à região 3'-UTR (3'-UTR) do ARNm de um gene-alvo distinto, o que leva quer à inibição da tradução desses ARNm quer à sua degradação. Os miRNAs foram descritos pela primeira vez em 1993, mas o nome só foi introduzido em 2001. No ser humano, foram identificados mais de 1.800 miRNAs diferentes. Estes podem ser verificados numa biblioteca respectiva (miRBase.org).

Estudos recentes indicam que alguns miRNAs são importantes para manter a pluripotência e a capacidade de auto-renovação das células estaminais embrionárias (56-58). Os exemplos seguintes demonstram a importância dos miRNAs para o cancro.

O microRNA-335 foi descrito como supressor de metástases que tem como alvo a família de nucleadores de actina da formin (59). Foi também referido como um potencial supressor de metástases e invasão no cancro gástrico (60). Além disso, promoveu a proliferação celular ao visar diretamente a Rbl em meningiomas (61).

Foi relatado que o microRNA-145 regula as propriedades semelhantes às do tronco do cancro e a EMT em células iniciadoras de carcinoma do pulmão (62). Nestas células, o miR-335 suprimiu a proliferação, tendo como alvo o OCT4 (63). Verificou-se também que inibia a metástase das células do cancro do pulmão (64). O silenciamento epigenético do miR-145-5p contribuiu para as metástases cerebrais (65).

O microRNA-302 aumentou a eficiência da reprogramação através da repressão de dois factores de transcrição, NR2F2 e OCT4 (66). O inibidor anti-miR-302 anulou a produção de funções de células estaminais cancerígenas mediadas por hialurano-CD44v3 (67).

Todos os tumores apresentam alterações específicas de miRNA, ou seja, alguns estão sobre-expressos e outros estão desregulados. Estes miRNAs alterados podem ser utilizados como assinatura específica do tumor. Os miRNAs específicos podem ser alvo de sequências de oligonucleótidos correspondentes aos miRNAs alterados. Estas são designadas por "antagomirs". Desta forma, é possível conceber terapias direcionadas para a medicina personalizada dos doentes (68).

iv) DIRECCIONAR AS VIAS DESVIADAS DA METÁSTASE DE ÓRGÃOS

A falta de oxigénio ambiental no local do tumor leva à ativação do fator de transcrição HIF-1. Este fator induz genes como a eritropoietina ou o VEGF, com um papel na neo-angiogénese. O ligando de integrina osteopontina é outro mediador da angiogénese que é segregado na circulação sanguínea. O HIF-1 foi descrito como um regulador principal da formação do nicho do cancro da mama. A hipóxia também induz a lisil oxidase, que é fundamental para o recrutamento de células da medula óssea e para a formação de nichos pré-metastáticos.

A sinalização tumoral através de PD1 nas células T e a expansão de MDSCs são os principais mecanismos de evasão imunitária do tumor. O CXCR2 foi identificado como um novo alvo para a modulação do escape imunitário tumoral (69).

As MDSC e os TAM constituem um componente importante do microambiente tumoral hipóxico. A hipóxia provocou uma regulação rápida, dramática e selectiva do PD-L1 nas MDSC, macrófagos, células dendríticas e células tumorais (70). O bloqueio do PD-L1 em condições de hipoxia aumentou a ativação das células T mediada pelas MDSC e foi acompanhado por uma regulação negativa da IL-6 e da IL-10 segregadas pelas MDSC. Os mabs neutralizantes contra a IL-10 em condições de hipoxia anularam a atividade supressora das MDSC. O bloqueio simultâneo do PD-L1 e a inibição do HIF-la podem representar uma nova abordagem para a imunoterapia do cancro.

As proteínas relevantes para a formação do nicho metastático surgem como alvos promissores. Podem ser factores de transcrição (p. ex., HIF-1), factores de crescimento (p. ex., VEGF, TGFβ, HGF), quimiocinas (p. ex., CCL2) e respectivos receptores (p. ex., CXCR4), enzimas (p. ex., lisil oxidase) ou inibidores enzimáticos (p. ex., TIMP-1) e citocinas (p. ex., TGFB, IL-6). No entanto, devemos ter em conta que estes alvos derivam de sistemas reguladores fisiológicos normais. Por conseguinte, a seleção de alvos deve ser feita apenas de forma transitória e em fases críticas do desenvolvimento do tumor.

A construção do nicho metastático é facilitada pela sinalização S1PR1-STAT3 para recrutar MDSCs (71). Um ambiente imunossupressor é promovido pela anidrase carbónica IX (72) e pelo recetor C5a do complemento (73). O TIMP-1 cria um nicho pré-metastático através do recrutamento de neutrófilos dependente de SDF-l/CXCR4 (74). Os neutrófilos competem com os monócitos pelo acesso à quimiocina CCL2 para controlo do nicho metastático (75). O ambiente hepático parece ser tolerogénico no que diz respeito à função das células apresentadoras de antigénios (76). Este facto pode também facilitar a metástase hepática.

O equilíbrio entre TIMP-1 e MMP-9 desempenha um papel importante para a viabilidade dos macrófagos alveolares (AMs) na doença pulmonar obstrutiva crónica (DPOC). Foi relatado que um fármaco chinês, sob a forma de cápsulas de Liuweibuqui, é capaz de inibir a libertação de citocinas inflamatórias, promover a viabilidade dos AMs e regular a expressão de MMP-9 e TIMP-1 (77).

O TGFB é uma importante molécula de sinalização. É uma citocina local multifuncional e pode exercer efeitos anti-inflamatórios diretos através da inibição das células Thl helper. Também desempenha um papel importante na cicatrização de feridas. Para além dos seus efeitos na proliferação, sobrevivência e diferenciação epiteliais, é também um importante regulador da interação célula-matriz (78). Pode também desempenhar um papel na reação estromal miofibroblástica e na metástase dos gânglios linfáticos no carcinoma da mama invasivo. A investigação futura sobre os fibrócitos, os miofibroblastos, o TGFB e os mecanismos das alterações do estroma é essencial no futuro e pode conduzir a novas abordagens terapêuticas (79).

Capítulo VIII

Pontos principais:

1. Com base nos capítulos anteriores, estão a ser apontados numerosos novos alvos potenciais para a terapia do cancro.

2. Uma das direcções diz respeito à interferência nos mecanismos epigenéticos de desregulação das células cancerosas.

3. As outras visam a interrupção do apoio ao cancro por parte das células hospedeiras e da rede estromal.

4. A interferência com o suporte do hospedeiro no crescimento do tumor e na metástase representa uma mudança de paradigma: longe do foco no tumor com toda a sua variabilidade.

5. A interferência dirigida ao alvo pode ser exercida através da utilização de anticorpos monoclonais ou de várias moléculas inibidoras, incluindo TKIs, inibidores de enzimas ou miRNAs.

REFERÊNCIAS CAPÍTULO VIII

1) maio M, Covre A, Fratta E, et al. Molecular pathways: At the crossroads of cancer epigenetics and immunotherapy. Clin Cancer Res 21(18):4040-7 (2015). PMID: 26374074

2) Yoo CB, Jones PA. Epigenetic therapy of cancer: past, present and future (Terapia epigenética do cancro: passado, presente e futuro). Nat Rev Drug Discov 5:37 (2006).

3) Marks PA, Richon VM, Miller T, Kelly WK. Inibidores da histona desacetilase. Adv Cancer Res 91:137 (2004).

4) Kornblith AB, Herndon JE, 2nd , Silverman LR, et al. Impact of azacytidine on the quality of life of patients with myelodysplastic syndrome treated in

a randomized phase III trial: a Cancer and Leukemia Group B study. J Clin Oncol 20:2441 (2002).

5) Gore SD, Baylin S, Sugar E, et al. Inibição combinada da DNA metiltransferase e da histona desacetilase no tratamento de neoplasias mielóides.Cancer Res 66:6361 (2006).

6) Silverman LR, Demakos EP, Peterson BL, et al. Randomized controlled trial of azacytidine in patients with the myelodysplastic syndrome: a study of the cancer and leukemia group B. J Clin Oncol 20:2429 (2002).

7) Ho JC, Abdullah LN, Pang QY, et al. A inibição da H3K9 metiltransferase G9A atenua a oncogenicidade e ativa a via de sinalização da hipóxia. PLoS One 12(ll):e0188051 (2017). PMID: 29145444

8) Cairns RA, Mak TW. Fogo e água: Adaptação das células tumorais às condições metabólicas. Exp Cell Res 356(2):204-8 (2017). PMID: 28457987

9) Berger T, Saunders ME, Mak TW. Para além da revolução dos oncogenes: Quatro novas formas de combater o cancro. Cold Spring Harb Symp Quant Biol 81: 85-92 (2016). PMID: 28057846

10) Malumbres M. miRNAs e cancro: uma visão epigenética. Aspectos Mol Med 34 (4): 863-74 (2013). PMID: 22771542

11) Stegner D, Dütting S, Nieswandt B. Explicação mecanicista da contribuição das plaquetas para a metástase do cancro. Thromb Res 133: Suppl 2: S149-57 (2014). PMID: 24862136

12) Orellana R, Kato S, Erices R, et al. As plaquetas aumentam a proteína do fator tecidular e os marcadores de células iniciadoras de metástases, e actuam como quimioatractores aumentando a migração de células de cancro do ovário. BMC Cancer 15:290 (2015). PMID: 25886038

13) Miyashita T, Tajima H, Makino I, et al. Papel promotor de metástases da ativação de plaquetas extravasadas no tumor. J Surg Res 193 (l): 289-94 (2015). PMID: 25173834

14) Labelle M, Begum S, Hynes RO. As plaquetas orientam a formação de nichos metastáticos precoces. Proc Natl Acad Sci USA HI (30): E3053-61 (2014). PMID: 25024172

15) Kerr BA, McCabe NP, Feng W, Byzova TV. As plaquetas governam a comunicação do tumor pré-metastático com o osso. Oncogene

32(36):4319-24 (2013). PMID: 23069656

16) Cooke NM, Spilland CD, Shells O, et al. A aspirina e a inibição de P2Y12 atenuam a invasão de células de cancro do ovário induzida por plaquetas. BMC Cancer 15:627 (2015). PMID: 26353776

17) Qian B, Deng Y, Im JH, et al. A distinct macrophage population mediates metastatic breast cancer extravasation, establishment and growth. PLoS One 4(8):e6562 (2009). PMID: 19668347

18) Gil-Bernabé AM, Ferjancic S, Tlalka M, et al. O recrutamento de monócitos/macrófagos por coagulação mediada por factores tecidulares é essencial para o estabelecimento de nichos metastáticos em ratinhos. Sangue H9(13):3164-75 (2012). PMID: 22327225

19) Mills CD, Lenz LL, Harris RA. Um avanço: Imunoterapia contra o cancro dirigida por macrófagos. Cancer Res 76(3):513-6 (2016). PMID: 26772756

20) Clever D, Roychoushuri R, Constantinides MG, et al. A deteção de oxigénio pelas células T estabelece um nicho metastático imunologicamente tolerante. Célula 166 (5): 1117-1131 (2016). PMID: 27565342

21) Eveno C, Hainaud P, Rampanou A, et al. Prova de indução de nicho pré-metastático por células estreladas hepáticas. J Surg Res 194 (2): 496-504 (2015). PMID: 25528682

22) Hatfield SM, Kjaergaard J, Lukashev D, et al. Mecanismos imunológicos dos efeitos antitumorais da oxigenação suplementar. Science Translational Med 7, Issue 277 277ra30 (2015).

23) Song J, Ge Z, Yang X, et al. As células estreladas hepáticas activadas pelo microambiente tumoral ácido promovem a metástase do carcinoma hepatocelular através da osteopontina. Cancer Lett 356(2 Pt B):713-20 (2015). PMID: 25449435

24) Liu C, Li J, Xiang X, et al. O recetor de PDGF-a promove a sinalização de TGF-ß em células estreladas hepáticas através da regulação transcricional e pós-transcricional dos receptores de TGF-ß. Am J Physiol Gastrointest Liver Physiol 307 (7): G749-59 (2014). PMID: 25169976

25) Matsusue R, Kubo H, Hisamori S, et al. As células estreladas hepáticas promovem a metástase hepática de células de cancro do cólon através da ação do eixo SDF-1/CXCR4. Ann Surg Oncol 16(9):2645-53 (2009). PMID:

19588204

26) Jia QA, Wang ZM, Ren ZG, et al. O composto herbal "Songyou Yin" atenua a invasividade e a metástase das células do hepatoma através da regulação negativa das citocinas segregadas pelas células estreladas hepáticas activadas. BMC Complement Altern Med 13: 89 (2013). PMID: 236622143

27) Gründker C, Bauerschmitz G, Knapp J, et al. Inibição da transição epitelial-mesenquimal induzida por SDF-1/CXCR4- por kisspeptina-10. Breast Cancer Res Treat 152(I):41-50 (2015). PMID: 26062751

28) Song GQ, Zhao Y. Kisspeptin 10 inibe o efeito Warburg no cancro da mama através da via de sinalização Smad: tanto in viro como in vivo. Am J Transl Res 8 (I): 188-95 (2016). PMID: 27069552

29) Grünwald B, Harant V, Schaten S, et al. Lesões pré-malignas pancreáticas secretam inibidor de tecido de metaloproteinases-1, que ativa células estreladas hepáticas via sinalização CD63 para criar um nicho pré-metastático no fígado. Gastroenterologia 151:1011-24 (2016).

30) Richards CD. Citocinas da imunidade inata, fenótipos de fibroblastos e regulação da matriz extracelular no pulmão. J Interferon & Cytokine Research 37(2):52-61 (2017).

31) Seano G, Primo L. Podossomas e invadopodia: ferramentas para romper a membrana basal vascular. Cell Cycle 14(9):1370-4 (2015). PMID: 2578660

32) Alblazi KM, Siar CH. Protrusões celulares - lamelipódios, filopódios, invadopódios e podossomas - e seus papéis na progressão de tumores orofaciais: compreensão atual. Asian Pac J Cancer Prev 16(6):2187-91 (2015). PMID: 25824735

33) Sedgwick AE, Clancy JW, Olivia Balmert M, D'Souza-Schorey C. Microvesículas extracelulares e invadopodia medeiam modos não sobrepostos de invasão de células tumorais. Sci Rep 5:14748 (2015). PMID: 26458510

34) Stoletov K, Lewis JD. Invadopodia: um novo alvo terapêutico para bloquear a metástase do cancro. Expert Rev Anticancer Ther 15(7):733-5 (2015). PMID: 26098830

35) Puhlmann J, Puehler F, Mumberg D, et al. Rael é necessário para a

replicação do NDV oncolítico em células cancerígenas humanas e estabelece uma ligação entre a tumorigénese e a sensibilidade ao vírus oncolítico. Oncogene 29(15):2205-2216 (2010).

36) Biasi F, Carmeliet P. uPAR: a versatile signaling orchestrator. Nat Rev Mol Cell Biol 3(12):932-43 (2002). PMID: 12461559

37) Gladysz R, Adriaenssens Y, de Winter H, et al. Descoberta e SAR de inibidores novos e selectivos do ativador do plasminogénio da uroquinase (uPA) com uma estrutura de imidazo[l,2-a]piridina. J Med Chem 58(23):9238-57 (2015). PMID: 26575094

38) Liotta L, Stetler-Stevenson WG. Metalloproteinases and cancer invasion. Semin Cancer Biol l(2):99-106 (1990). PMID: 2103492

39) Conti A, Espina V, Chieci A, et al. Mapeamento da interação da via de sinalização de proteínas na metástase óssea do sarcoma: ligação entre a classificação, o volume de negócios das metaloproteinases e as vias de sinalização do fator de crescimento. Clin Exp Metastasis 31 (l): 15-24 (2014). PMID: 23877430

40) Radisky DC, et al. Raclb e espécies reactivas de oxigénio medeiam a EMT induzida por MMP-3 e a instabilidade do genoma. Nature 436:123-7 (2005).

41) Cathcart JM, Cao J. Inibidores de MMP: Passado, presente e futuro. Front Biosci (Landmark Ed) 20:1164-78 (2015). PMID: 25961551

42) Nadir Y, Brenner B. Efeitos múltiplos da heparanase no cancro. Thromb Res 133 Suppl 2:S90-4 (2014). PMID: 2486152

43) Liang XJ, Yuan L, Hu J, et al. O sulfato de fosfomanopentaose (PI-88) suprime a angiogénese através da regulação negativa da heparanase e do fator de crescimento endotelial vascular num modelo animal de neovascularização da retina induzida por oxigénio. Mol Vis 18:1649-57 (2012). PMID: 22773903

44) Liu CJ, Chang J, Lee PH, et al. Terapia adjuvante com inibidor de heparanase PI-88 para recorrência de carcinoma hepatocelular. World J Gastroenterol 20(32):11384- 93 (2014). PMID: 25170226

45) Milane L, Singh A, Mattheolabakis G, et al. Comunicação mediada por exossomas no microambiente tumoral. J Control Release 219:278-294 (2015). PMID: 26143224

46) Melo SA, Luecke LB, Kahlert C, et al. Glypican-1 identifica exossomas de cancro e detecta cancro pancreático precoce. Nature 523(7559):177-82 (2015). PMID: 26106858

47) Wolfers J, Lozier A, Raposo G, et al. Os exossomas derivados de tumores são uma fonte de antigénios de rejeição de tumores partilhados para a preparação cruzada de CTL. Nat Med 7(3):297- 303 (2001).

48) Costa-Silva B, Aiello NM, Ocean AJ, et al. Os exossomas do cancro pancreático iniciam a formação de nichos pré-metastáticos no fígado. Nat Cell Biol 17(6):816-26 (2015). PMID: 25985394

49) Sun Y, Liu J. Potencial dos exossomas derivados de células cancerígenas na aplicação clínica: uma revisão dos recentes avanços da investigação. Clin Ther 36(6):863-72 (2014). PMID: 24863262

50) Greening DW, Gopal SK, Xu R, et al. Exossomas e os seus papéis na regulação imunitária e no cancro. Semin Cell Dev Biol 40: 72-81 (2015). PMID: 25724562

51) Pitt JM, Charrier M, Viaud S, et al. Exossomas derivados de células dendríticas como imunoterapias na luta contra o cancro. J Immunol 193 (3): 1006-H (2014). PMID: 25049431

52) Tutar L, Tutar E, Özgür A, Tutar Y. Therapeutic targeting of microRNAs in cancer: Perspectivas futuras. Drug Dev Res 76(7):382-8 (2015). PMID: 26435382

53) Wu K, Xing F, Wu SY, et al. Vesículas extracelulares como alvos emergentes no cancro: Desenvolvimento recente da bancada à cabeceira. Biochem Biophys Ata 1868(2):538-563 (2017).

54) Rashed MH, Bayraktar E, Helal GK, et al. Exossomas: De caixotes do lixo a alvos terapêuticos promissores. Int J Mol Sei 18(3):538 (2017).

55) Xiao L, Erb U, Zhao K, Zöller M. Eficácia da vacinação com células dendríticas carregadas de exossomos tumorais combinadas com tratamento com drogas citotóxicas no câncer de pâncreas. Oncoimunologia 6 (6): el319044 (2017).

56) Sun X, Jiao X, Pestell TG, et al. MicroRNAs e células estaminais cancerígenas: a espada e o escudo. Oncogene 33(42):4967-77 (2014). PMID: 24240682

57) Kye-Seong Kim. A study of microRNAs in silico and in vivo: emerging

regulators of embryonic stem cells. FEBS J 276(8):2140-49 (2009).

58) Lynch J, Meehan MH, Crean J, et al. O microRNA-335 supressor de metástases tem como alvo a família formin de nucleadores de actina. PLoS One 8(11):e78428 (2013). PMID: 24223803

59) Sandoval-Borquez A, Polakovicova I, Carrasco-Veliz N, et al. O microRNA-335-5p é um potencial supressor de metástases e invasão no cancro gástrico. Clin Epigenetics 9: 114 (2017). PMID: 29075357

60) Shi L, Jiang D, Sun G, et al. O miR-335 promove a proliferação celular ao visar diretamente o Rbl em meningiomas. J Neurooncol 110(2):155-162 (2012).

61) Hu J, Qiu M, Jiang F, et al. Mir-145 regula as propriedades semelhantes às do caule do cancro e a transição epitelial para mesenquimal em células iniciadoras de adenocarcinoma do pulmão. Tumour Biol 35 (9): 8953-61 (2014). PMID: 24903381

62) Yin R, Zhang S, Wu Y, et al. O micro-RNA-145 suprime a proliferação de células iniciadoras de adenocarcinoma do pulmão, tendo como alvo o OCT4. Oncol Rep 25(6):1747-54 (2011).

63) Ling DJ, Chen ZS, Zhang YD, et al. MicroRNA-145 inibe a metástase de células de cancro do pulmão. Mol Med Rep 11(4):3108-14 (2015). PMID: 25483817

64) Donzelli S, Mori F, Bellissimo T, et al. O silenciamento epigenético do miR-145-5p contribui para a metástase cerebral. Oncotarget 6(34):35183-201 (2015). PMID: 26440147

65) Hu S, Wilson KD, Ghosh *L,* et al. O MicroRNA-302 aumenta a eficiência da reprogramação através da repressão do NR2F2. Células estaminais 31(2):259-68 (2013). PMID: 23136034

66) Bourguignon LY, Wong G, Earl C, Chen L. A interação Hyaluran-CD44v3 com Oct4-Sox2-Nanog promove a expressão de miR-302, conduzindo à auto-renovação, formação clonal e resistência à cisplatina em células estaminais cancerígenas do carcinoma espinocelular da cabeça e pescoço. J Biol Chem 287(39):32800-24 (2012). PMID: 22847005

67) Sethi S, Ali S, Sethi S, Sarkar FH. MicroRNAs na terapia personalizada do câncer. Clin Genet 86 (1): 68-73 (2014). PMID: 24635652

68) Highfill SL, Cui Y, Giles AJ, et al. A interrupção do tráfico de tumor MDSC

mediado por CXCR2 aumenta a eficácia anti-PDl. Sei Transi Med 6 (237): 237ra67 (2014). PMID: 24848257

69) Noman MZ, Desantis G, Janji B, et al. PD-L1 é um novo alvo direto de HIF-la, e o seu bloqueio sob hipoxia aumentou a ativação de células T mediada por MDSC. J Exp Med 211(5):781-90 (2014). PMID: 24778419

70) Deng J, Liu Y, Lee H, et al. A sinalização S1PR1-STAT3 é crucial para a colonização de células mieloides em futuros locais metastáticos. Cancer Cell 21(5):642-54 (2012). PMID: 22624714

71) Pastorek J, Pastorekova S. Hypoxia-induced carbonic anhydrase IX as a target for cancer therapy: from biology to clinical use. Semin Cancer Biol 31:52-64 (2015). PMID: 25117006

72) Das D, Barnes MA, Nagy LE. A anafilatoxina C5a modula a migração de células estreladas hepáticas. Fibrogénese Reparação de Tecidos 7:9 (2014). PMID: 24917887

73) Seubert B, Grünwald B, Kobuch J, et al. O inibidor tecidular de metaloproteinases (TIMP)-l cria um nicho pré-metastático no fígado através do recrutamento de neutrófilos dependentes de SDF-l/CXCR4 em ratinhos. Hepatologia 61(l):238-48 (2015). PMID: 25131778

74) Mitchem JB, DeNardo DG. Batalha sobre CCL2 para o controlo do nicho metastático: neutrófilos versus monócitos. Res. Cancro da Mama 14(4):315 (2012). PMID: 22809105

75) Thomson AW, Knolle PA. Antigen-presenting cell function in the tolerogenic liver environment (Função das células apresentadoras de antigénios no ambiente hepático tolerogénico). Nat Rev Immunol 10:753-66 (2010).

76) Wang C, Ding H, Tang X, et al. Efeito das cápsulas de Liuweibuqi no equilíbrio entre MMP-9 e TIMP1 e na viabilidade dos macrófagos alveolares na DPOC. Biosci Rep 37(5). pii: BSR20170880 (2017). PMID: 28831024

77) Rashidian J, Luo K. Modelo tridimensional de morfogénese de células epiteliais mamárias para análise da sinalização de TGFß. Métodos Mol Biol 1344:121-35 (2016). PMID: 26520121

78) Catteau X, Simon P, Noel JC. Reação estromal miofibroblástica e estado dos gânglios linfáticos no carcinoma invasivo da mama: possível papel da via TGF-ßl/TGF- ßRl. BMC Cancer 14:499 (2014). PMID: 25011545

CAPÍTULO 9. DO PASSADO ÀS DIRECÇÕES FUTURAS DA CANCERTERAPIA

A. DESDE OS PRIMÓRDIOS ATÉ À TERAPIA PADRÃO

Este livro pode ser considerado como uma viagem. Uma viagem pela história do tratamento do cancro e da investigação sobre o cancro. Também uma viagem através de uma variedade de diferentes áreas de investigação. Da cirurgia ao tratamento físico (radioterapia), passando pelo tratamento químico (quimioterapia) e depois pelo tratamento fisiológico (terapia hormonal).

Estas terapias padrão para o cancro foram desenvolvidas há cerca de 100 anos. Nessa altura, não se sabia nada sobre as metástases do cancro e muito pouco sobre as interações entre o tumor e o hospedeiro, como exemplificado pela imunologia tumoral. Por isso, não é surpreendente que, na ausência de uma base científica, vários conceitos de tratamento se tenham transformado em dogmas que mais tarde se revelaram errados.

B. DESCOBERTAS FASCINANTES DOS ÚLTIMOS 60 ANOS NA INVESTIGAÇÃO SOBRE O CANCRO

Entretanto, a investigação sobre o cancro conduziu a descobertas que permitem uma compreensão muito mais profunda dos processos moleculares e celulares e da sua regulação ou desregulação fisiológica no caso do desenvolvimento do cancro. A nossa viagem leva-nos desde os primórdios da biologia molecular até à descoberta dos oncogenes e dos genes supressores de tumores. Isto leva-nos a novos conhecimentos sobre o ciclo celular, o seu funcionamento e controlo. A decisão sobre o crescimento celular ou a quiescência, a senescência celular ou a morte celular programada é tomada no ponto de restrição (R) durante a fase G1.

A nossa viagem inclui notas auto-biográficas, porque foi este o período de tempo que posso testemunhar a partir da minha própria carreira científica. A metástase do cancro, a imunologia dos tumores e a imunoterapia do cancro eram três campos de investigação que, na década de 1970, ainda estavam muito obscuros. Como sentia que estas áreas eram de grande relevância para o desenvolvimento futuro do tratamento do cancro, tentei envolver-me nestas questões.

Uma descoberta marcante na investigação das metástases foi a chamada EMT: a transição de uma célula cancerígena epitelial para um fenótipo mesenquimal. Esta mudança de fenótipo induzida por sinais ambientais baseia-se numa reprogramação epigenética. Facilita a invasão e a disseminação das células cancerosas através da circulação sanguínea ou do sistema linfático. Uma vez chegado a um órgão com um "solo" adequado, o estabelecimento de crescimentos secundários (metástases) é facilitado por uma reversão da EMT denominada transição mesenquimal-epitelial (MET).

Os virologistas tumorais, os biólogos moleculares e os biólogos celulares acabaram por descobrir que os produtos dos oncogenes e dos genes supressores de tumores funcionam frequentemente através da transdução de sinais pelos receptores dos factores de crescimento celular. Esta foi então a área das chamadas terapias direcionadas. Enquanto os medicamentos citostáticos interferem com a proliferação das células tumorais através da inibição de enzimas no interior das células tumorais, as terapias dirigidas interferem com a transdução de sinais provenientes do exterior da célula através dos receptores de factores de crescimento. As proteínas tirosina-quinases caraterísticas dos tumores associadas a esses receptores são inibidas por inibidores de pequenas moléculas desenvolvidos por empresas farmacêuticas. O Glivec foi o primeiro medicamento aprovado deste género.

C. IMUNOTERAPIAS DECORRENTES

i) MONOCLONAL ANTIBODIES

Tal como a investigação em biologia molecular e virologia, a investigação em imunologia nos últimos 60 anos teve um desenvolvimento fascinante e bem sucedido. A testemunhá-lo estão os muitos prémios Nobel atribuídos a descobertas relacionadas com os genes e as proteínas que caracterizam os receptores específicos de antigénios dos linfócitos B e T. Em ambos os casos, a elevada diversidade e especificidade antigénica é gerada a partir de um conjunto germinal restrito de genes de domínio variável e constante. Os mecanismos de rearranjo somático durante o desenvolvimento das células B na medula óssea e o desenvolvimento das células T no timo permitiram, nos vertebrados, o desenvolvimento do braço adaptativo do sistema imunitário com os seus bilhares de diferentes especificidades de receptores.

A primeira história de sucesso clinicamente relevante é a do desenvolvimento de anticorpos monoclonais, que são produtos dos linfócitos B. O primeiro AMC aprovado pela FDA foi o trastuzumab (Herceptin). Este anticorpo tem como alvo o recetor de superfície celular HER2, expresso, por exemplo, pelas células do cancro da mama. Entretanto, estão disponíveis dezenas de mabs terapêuticos para aplicação em doentes com uma grande variedade de tipos de cancro.

A segunda história de sucesso clinicamente relevante surgiu apenas nos últimos anos: o desenvolvimento de mabs que visam os receptores imuno-reguladores das células T, como o CTLA-4 ou o PD-1. Estes receptores enviam sinais negativos às células T activadas para que estas parem a sua atividade no final da sua resposta. Os tumores são capazes de desviar este mecanismo de regulação fisiológica em seu próprio benefício. Deste modo, desligam a reatividade anti-tumoral proveniente das células T que se infiltram no tumor.

A aplicação clínica de mabs inibidores do ponto de controlo, que interferem com este mecanismo de escape imunitário do tumor, resultou numa melhoria da sobrevivência a longo prazo de uma proporção de doentes com melanoma e carcinoma. Estes resultados foram recebidos com grande surpresa porque tal nunca tinha sido conseguido antes, nem com fármacos citostáticos nem com inibidores de pequenas moléculas.

ii)CÉLULAS IMUNITÁRIAS

Outros marcos da imunologia vieram da investigação sobre as células T e as células dendríticas. A restrição MHC dos linfócitos T citotóxicos foi descoberta em 1973, os genes que codificam o TCR em 1984 e o primeiro antigénio humano associado a um tumor (TAA) reconhecido pelos CTL como um complexo péptido-MHC foi identificado em 1991.

A identificação do VIH como agente causador da Síndrome da Imunodeficiência Adquirida (SIDA) abriu o caminho para a orientação terapêutica e também elucidou a importância do sistema imunitário para a manutenção da saúde geral. A descoberta de receptores do tipo Toll (TLR) que desencadeiam a reatividade imune inata, bem como a das células dendríticas que funcionam como células profissionais de apresentação de antigénios (APC) para as células T, foram outros marcos do novo milénio.

As terapias de transferência de células T adoptivas envolvem transferências alogénicas de células de dadores para obter efeitos de enxerto contra leucemia. Podem também transferir células T imunitárias autólogas, especialmente células T de memória da medula óssea.

Um novo desenvolvimento recente consiste em tecnologias modernas de transferência de genes que permitem produzir células T com TCRs específicos para TAA transfectados ou com receptores quiméricos específicos para TAA (CARs) que consistem em sítios de ligação de anticorpos fundidos com cadeias de sinalização de receptores de células T.

ill) VACINAS ANTICÂNCER E VÍRUS ONCOLÍTICOS

As imunoterapias baseadas na imunidade das células T incluem a imunização ativa com vacinas contra o cancro e as terapias celulares adoptivas. Os vírus oncolíticos (OV), também desenvolvidos nos últimos 60 anos, são novos agentes biológicos muito promissores. Têm a capacidade de replicação selectiva do tumor e de toxicidade selectiva do tumor.

Apoiam igualmente o desenvolvimento da imunidade antitumoral pós-oncolítica. Por conseguinte, a combinação de OV com vacinas contra o cancro tem a sua própria lógica. As nossas equipas desenvolveram dois tipos de vacinas deste tipo, a ATV-NDV em Heidelberg (1985-2005) e a VOL-DC em Colónia (de 2010 até agora).

D.COMPARAÇÃO DAS IMUNOTERAPIAS COM OUTRAS TERAPIAS

i) TOLERÂNCIA IMUNOLÓGICA

Durante a evolução, o sistema imunitário evoluiu a partir de mecanismos de imunidade inata. Estes eram capazes de identificar, através de receptores de reconhecimento da imunidade inata (por exemplo, TLRs, RLRs), moléculas estranhas a si próprias e reagir contra elas.

Mais tarde, durante o desenvolvimento dos vertebrados, o sistema de imunidade adaptativa evoluiu. Este é caracterizado por órgãos linfóides especializados no desenvolvimento de novos tipos de células com uma grande variedade de receptores de superfície celular para reconhecimento de antigénios. Durante a maturação dos linfócitos B e T somáticos, foram desenvolvidas enzimas recombinase especiais para gerar uma grande variedade de novos receptores específicos de antigénios a partir de um conjunto de genes germinativos. Antes de estas células poderem sair dos respectivos órgãos linfóides, são selecionadas contra a reatividade a antigénios próprios (proteínas das células do próprio corpo).

[th]O termo *Horror autotoxicus* foi introduzido por Paul Ehrlich no início do século XX para descrever o facto de o sistema imunitário humoral ter desenvolvido mecanismos para evitar a autodestruição. Na década de 1950, Sir Macfarlane Burnet descreveu um mecanismo celular para evitar as reacções auto-imunes e introduziu o termo "auto-tolerância".

Em 2017, M Feuerer e colegas descreveram na Nat Immunol (1) que as células Treg não só mantêm a auto-tolerância. Sua outra função é apoiar a homeostase do órgão, diferenciando-se em células Treg de tecido especializadas. Uma análise da paisagem de metilação do ADN em todo o genoma revelou mais de 11.000 regiões que foram metiladas de forma diferente em comparações entre pares de populações de células Treg tecidulares e células T linfóides. As células Treg tecidulares integram múltiplas ondas de reprogramação epigenética que definem a sua especialização restrita aos tecidos (1).

Para a imunoterapia do cancro, esta descoberta significa que as células Treg não são de modo algum inimigas das células T reactivas ao cancro. Elas ajudam a manter a auto-tolerância e a homeostase dos órgãos.

As imunoterapias com que lidei durante mais de 40 anos não interferiram com as células Treg e foram sempre caracterizadas por baixos efeitos secundários.

ii) MEMÓRIA IMUNOLÓGICA

Já mencionámos anteriormente que a reatividade do sistema imunitário se baseia na exclusão da reatividade anti-auto. Mecanismos sofisticados de tolerância central e periférica servem este objetivo. Esta é uma vantagem da imunoterapia em comparação com outras terapias com os seus efeitos secundários.

Ao comparar a imunoterapia com outras terapias, existe outra diferença caraterística, nomeadamente a função de memória. A memória imunológica serve o objetivo de obter uma proteção a longo prazo e efeitos a longo prazo na saúde. Os pormenores da função de memória imunológica ainda não são totalmente conhecidos, mas é provável que estejam ligados a nichos especiais na medula óssea e a um estado de regulação que faz lembrar o das células estaminais.

A atividade metabólica das células T regula e é regulada pelas vias de sinalização celular e pela epigenética (2). Assim, a longevidade e a função das células T na imunoterapia são profundamente influenciadas pela regulação metabólica (2). Outra descoberta recente é a da ativação mitocondrial por CD28 (3). O envolvimento precoce das mitocôndrias dependente de CD28 é necessário para que as células T remodelem as cristas, desenvolvam uma maior capacidade respiratória de reserva (SRP) e produzam rapidamente citocinas após reestimulação. Todas estas são caraterísticas fundamentais das células T de memória protectoras (3).

Nem a radioterapia nem a quimioterapia têm uma função de memória. Se o cancro não for totalmente destruído, as células cancerígenas remanescentes, em particular as células estaminais cancerígenas, podem desenvolver novos crescimentos.

Hi) INDIVIDUALIDADE DO REPERTÓRIO MEMORIAL REACTIVO DO CÂNCER

Quando analisámos o repertório de células T de memória derivadas da medula óssea contra os AAT em doentes com cancro da mama, cada doente apresentou um padrão diferente de reatividade. Houve uma multiplicidade de moléculas alvo que foram reconhecidas em cada doente. Este facto não causou qualquer problema em termos de efeitos secundários.

Esta descoberta é relevante não só no que diz respeito à questão de um ou múltiplos antigénios alvo. A individualidade do repertório da memória imunitária parece imitar a individualidade dos cancros que surgem nos doentes.

iv) POLIPECIFICIDADE

Outra questão pertinente no que respeita às futuras estratégias de tratamento do cancro é a de visar uma ou várias moléculas, domínios de moléculas ou epítopos de moléculas. Esta questão está relacionada com o desenvolvimento de mecanismos de resistência ao cancro.

Sabendo que o cancro é caracterizado por uma elevada heterogeneidade e variabilidade e que pode adaptar-se a desafios como as terapias dirigidas através do desenvolvimento de estratégias de fuga, a questão é como lidar com esta situação. Uma das ideias era atacar uma molécula, como uma proteína tirosina quinase (TK), não apenas com um, mas com dois TKIs.

Infelizmente, um TKI tem efeitos secundários que não são muito diferentes dos de um medicamento citostático. Vamos supor que existem seis tipos de efeitos secundários por TKI. A adição de dois TKI pode reduzir a probabilidade de desenvolvimento de resistência do lado do cancro. Mas o doente com cancro está exposto a 2x6 efeitos secundários. Ninguém pode prever de que forma os efeitos secundários se irão desenvolver num determinado doente e, eventualmente, potenciar-se mutuamente. No final, a situação pode não ser muito melhor do que com os medicamentos citostáticos.

A situação é bastante diferente com a imunoterapia. Graças à invenção da tolerância imunológica aos tecidos próprios, as células T imunitárias que reagem aos AAT produzem apenas efeitos secundários de baixo nível. Só quando se interfere com os mecanismos de regulação imunitária é que existe o risco de desenvolvimento de mecanismos auto-imunes.

E. TENDÊNCIAS PARA TERAPIAS PERSONALIZADAS E INDIVIDUALIZADAS

i) TRATAMENTOS PERSONALIZADOS BASEADOS NA GENÓMICA

Atualmente, existe um desenvolvimento no sentido da chamada medicina personalizada. Em oncologia médica, isto significa a tipificação individual de tumores através de procedimentos como a genómica, a proteómica ou a farmacogenómica e, em seguida, o ajuste dos medicamentos atualmente disponíveis aos padrões derivados das vias de sinalização. Desta forma, os medicamentos podem ser mais bem direcionados para subgrupos de doentes. Estes deveriam estar a responder de acordo com os respectivos algoritmos. Seria, sem dúvida, um passo em frente.

Mas o esforço é enorme e dispendioso. Já existem testes de quimiossensibilidade ex *vivo* que permitem estimar a probabilidade de resposta aos medicamentos das células tumorais de um doente. Embora esses testes sejam menos dispendiosos do que os acima referidos, não foram introduzidos nos cuidados habituais.

ii) TRATAMENTOS INDIVIDUALIZADOS BASEADOS NA IMUNOLOGIA

O conceito deste tipo de tratamento é fundamentalmente diferente do dos tratamentos personalizados. Cada doente recebe o seu próprio medicamento sob a forma de uma vacina anticancerígena autóloga derivada do doente.

A justificação é multifacetada: Para além da individualidade dos AAT derivados de mutações e da individualidade do repertório de memória das células T reactivas ao cancro, existe a individualidade das moléculas do MHC e o fenómeno de restrição do MHC ao reconhecimento dos AAT pelas células T.

iii)OVs AJUDAM A QUEBRAR OS MECANISMOS DE RESISTÊNCIA AO CANCRO

Os vírus oncolíticos (OVs), em particular o NDV, demonstraram ser capazes de quebrar a tolerância de uma linha de células T helper específicas de um tumor. O NDV foi também capaz de exercer atividade oncolítica contra células cancerosas hipóxicas e de induzir a morte celular imunogénica (ICD). Além disso, o NDV tem como alvo a proteína Rael, que é importante para a migração e invasão do glioblastoma.

A combinação de OVs com imunoterapias tem, portanto, um grande potencial para o futuro da terapia do cancro.

F. IMUNOTERAPIA FUTURA

i) ADAPTAÇÃO DOS PROTOCOLOS DE ESTUDO E AVALIAÇÕES

As imunoterapias são diferentes de todos os outros tipos de terapias contra o cancro. Obedecem a regras diferentes, têm outra cinética e devem ser avaliadas de uma forma diferente.

Para ver a diferença, comparemos o sofisticado sistema de reconhecimento de antigénios estranhos e de prevenção da auto-reatividade (através de mecanismos de tolerância central e periférica) desenvolvido pela evolução com o sistema desenvolvido pelos químicos e farmacêuticos para combater o cancro: medicamentos citostáticos e inibidores de pequenas moléculas.

Estes últimos tentaram desenvolver medicamentos que deveriam ser tão específicos quanto possível do cancro. A enorme lista de efeitos secundários gerados em doentes com cancro e documentados neste livro fala, infelizmente, outra língua. Perguntamo-nos porque é que certos medicamentos do passado foram aprovados. Talvez porque não havia outro tratamento disponível. Todos estes medicamentos foram desenvolvidos sem se ter em conta o seu efeito no sistema imunitário. O paradigma dominante nessa altura era o de se concentrar no cancro e de lhe causar o máximo de danos possível, sem ter em conta o hospedeiro.

Atualmente, estamos numa situação completamente diferente com todas as novas descobertas e invenções e, no entanto, estes medicamentos antigos continuam a ser utilizados.

Temos regulamentos muito rigorosos antes de um novo medicamento ou tratamento poder ser aprovado. Estes novos regulamentos não existiam quando os antigos medicamentos citostáticos foram aprovados.

Existe, portanto, uma discrepância entre o julgamento desses medicamentos antigos, com a sua falta de conceção racional e a falta de provas de eficácia de acordo com os padrões modernos, e os obstáculos que os novos medicamentos ou tratamentos têm de enfrentar. Este dilema tem de ser resolvido no futuro, de modo a substituir os medicamentos com efeitos secundários de grau 3 e 4 por imunoterapias com efeitos secundários que variam entre o grau 1 e 2.

A monitorização do estado imunitário e da reatividade imunitária de um doente com cancro deve tornar-se um procedimento normal, antes e durante a terapia do cancro. Devem ser introduzidos parâmetros imunitários que já tenham relevância preditiva, por exemplo, no carcinoma colorrectal. Foi desenvolvida uma abordagem computacional para analisar de forma abrangente a imunidade tumoral (4). Os radiologistas podem aprender a distinguir a reatividade imunitária de outros fenómenos.

As manifestações imagiológicas em doentes submetidos a terapêuticas imunitárias foram recentemente revistas (5). Parecem ser distintas das tipicamente observadas com as terapêuticas citotóxicas convencionais. Os doentes submetidos a terapêuticas imunitárias podem demonstrar uma resposta retardada, um aumento transitório do tumor seguido de uma diminuição, um tamanho estável. Também pode ocorrer o aparecimento inicial de novas lesões, seguido de estabilidade ou resposta. Estes novos padrões de resposta ao tratamento tornaram os critérios convencionais, como os da OMS e RECIST, subóptimos na monitorização das alterações da carga tumoral. Os novos critérios de resposta por imagem, como os critérios de avaliação da resposta imunológica em tumores sólidos (irRECIST) e os critérios de resposta imunológica (irRC), estão a ser implementados em muitos ensaios para monitorizar eficazmente os doentes submetidos a imunoterapias (5). A doença estável deve ser considerada como um critério de avaliação da resposta às imunoterapias.

As imunoterapias devem ter a oportunidade de ser avaliadas numa situação em que o sistema imunitário do doente ainda seja competente. É mais provável que isso aconteça na situação adjuvante do que na situação de doença avançada. Na Alemanha, conseguimos convencer os comités de ética a concordar com a vacinação anti-cancro numa variedade de cancros na situação adjuvante pós-operatória. Isto foi possível principalmente devido à comprovada ausência de efeitos secundários graves.

Na maioria dos países, as novas terapias só podem ser testadas em doentes que já tenham recebido o tratamento padrão. Normalmente, trata-se de doentes em fase avançada com imunocompetência reduzida. As imunoterapias de adoção com células T activadas têm mais probabilidades de funcionar nesta situação clínica do que as imunoterapias específicas activas.

Ü) A IMUNOTERAPIA COMO NOVO TRATAMENTO PADRÃO

Atualmente, os doentes com cancro recebem terapias padrão como antes. Por vezes, estão a ser adicionados agentes imunológicos como os mabs que visam o tumor ou os mabs que inibem os pontos de controlo. No entanto, isto não significa que a imunoterapia se tenha entretanto tornado uma terapia padrão.

A medicina baseada em provas desenvolveu regras para a realização de estudos clínicos. Estas regras têm o seu valor no desenvolvimento de medicamentos.

No entanto, é questionável se as mesmas regras podem ser utilizadas para o desenvolvimento de imunoterapias sofisticadas, como as imunoterapias multimodais. Não se trata apenas de uma questão de dinheiro e de logística. É também uma questão de princípio.

Afirmámos anteriormente que cada cancro tem a sua própria história individual de desenvolvimento. Os resultados da genómica do cancro apoiam esta conclusão. Também mencionámos a individualidade do repertório de células T de memória reactivas ao cancro e a individualidade das moléculas MHC e do seu reconhecimento pelas células T.

Tendo em conta estes factos, podemos perguntar-nos que sentido faria aleatorizar os doentes em grupos que recebessem ou não imunoterapia e depois compará-los. Quando os biométricos desenvolveram essas regras de estudos clínicos da fase I à fase IV, não estavam obviamente cientes dos factos da individualidade.

Ao longo da nossa viagem pela história do desenvolvimento de diferentes formas de terapia do cancro, assistimos a vários desenvolvimentos que conduziram a becos sem saída. Muitas vezes, isso deveu-se a uma falta de conhecimento e a um pensamento dogmático.

Não há garantias de que o desenvolvimento futuro da terapia do cancro seja isento de dogmas e de becos sem saída.

G. COMO REDUZIR OS EFEITOS SECUNDÁRIOS DO TRATAMENTO

Este é o segundo dos três principais objectivos deste livro. No Capítulo VI, fornecemos exemplos de como reduzir os efeitos secundários.

Por vezes, uma dose mais baixa e outras formas de aplicação (por exemplo, quimioterapia metronómica) podem ser suficientes. Noutras situações, uma combinação de diferentes tipos de terapia pode causar efeitos sinérgicos, que permitem a redução da dose.

Em todo o caso, os médicos devem estar conscientes de que não devem utilizar medicamentos que possam causar efeitos secundários graves de grau 3 a 4. Estes efeitos secundários destroem não só o sistema imunitário e o bom funcionamento dos órgãos. Destroem o mero objetivo de qualquer terapia contra o cancro, nomeadamente a melhoria do sistema operativo.

H. EFICÁCIA DO TRATAMENTO

A eficácia do tratamento pode ser estimada de diferentes formas. Por exemplo, calculando a percentagem de doentes que estão vivos num determinado período de tempo após o tratamento (por exemplo, taxa de sobrevivência de 5 anos). Pode também ser a taxa de sobrevivência sem progressão ou sem metástases.

A sobrevivência global (OS) é talvez o parâmetro mais importante para cada doente. Os benefícios na OS surpreenderam os oncologistas quando surgiram os primeiros resultados com os anticorpos inibidores dos pontos de controlo. Este resultado não é assim tão surpreendente para um imunologista de tumores. Uma vez que a rutura induzida pelo tumor tenha sido aliviada por esses anticorpos, os TILS podem continuar a fazer o seu trabalho, matando as células tumorais através da atividade dos CTL e vigiando o tumor e as suas metástases através de células T de memória efectoras. Ao contrário dos fármacos citostáticos, o efeito da aplicação de tais mabs é bastante duradouro, o que tem sido mais uma surpresa para os oncologistas.

Para o doente com cancro, a qualidade de vida (QdV) é outro aspeto importante. Uma vez que a QdV é muito afetada pelos efeitos secundários das terapias, discutimos intensamente esta questão neste livro.

I. UMA PERSPECTIVA PSICO-NEURO-IMUNOLÓGICA

A imunologia também é relevante para os neurocientistas. Eles sabem que a primeira citocina definida, a interleucina *1* (IL-1), ativa uma população discreta de neurónios hipotalâmicos. Esta interação leva à libertação de glucocorticóides da glândula suprarrenal.

Os linfócitos também sintetizam acetilcolina, o primeiro neurotransmissor formalmente reconhecido. Existem atualmente na área entre a imunologia e a neurobiologia 37 citocinas e respectivos receptores, pelo menos 60 neurotransmissores e mais de 50 péptidos neuroactivos (6).

O sono tem um papel fundamental na promoção da saúde. As bases neurais neuroendócrinas e autonómicas relacionam as perturbações do sono com a imunidade e a biologia inflamatória. Esta área pode também ter um impacto futuro na redução do risco de doenças infecciosas, doenças cardiovasculares e cancro (7).

A psicoterapia já faz parte dos cuidados prestados aos doentes com cancro. A sua base científica assenta na rede psico-neuro-imunológica.

J. DIRECÇÕES FUTURAS PROMISSORAS

A aprovação pela FDA, nos últimos anos, de terapias orientadas com inibidores de pequenas moléculas e com anticorpos monoclonais indica que estamos num processo em que as coisas relacionadas com a terapia do cancro estão a avançar. No entanto, as terapias biológicas contra o cancro ainda não fazem parte das terapias habituais.

O capítulo VIII descreveu novos alvos potenciais para a terapia do cancro. Foi sugerido como um bom conceito o facto de se visar a rede estromal do tumor. Entretanto, sabemos que os cancros dependem de um sistema de apoio. A interrupção desta via de apoio pode ser tão eficaz como o ataque às próprias células cancerígenas. Esta visão representa uma mudança de paradigma em comparação com a terapia padrão.

É claro que o próprio tumor também tem de ser alvo, em particular as células estaminais cancerígenas. As terapias padrão visam o próprio cancro e tentam reduzir o número de células cancerígenas em divisão. Eventualmente, o cancro não só voltará a crescer como poderá ter desenvolvido mecanismos de resistência.

Para ultrapassar estas resistências, podem ser aplicadas várias estratégias. Já mencionámos anteriormente os vírus oncolíticos. Outra estratégia consiste em atacar os mecanismos epigenéticos do cancro: Metilação do ADN, cromatina e posicionamento dos nucleossomas (8). A hipermetilação do ADN promotor, um fenómeno frequente, pode causar perturbações da função dos genes e facilitar o desenvolvimento de resistências ao cancro. Os inibidores das DNA metiltransferases ou da histona desacetilase tiveram efeitos em doses baixas nas neoplasias relacionadas com a hematopoiese (9). Muitos agentes que visam a regulação epigenética estão a ser desenvolvidos e a entrar em ensaios clínicos (8).

Prevemos que visar os mecanismos epigenéticos no cancro e ativar simultaneamente o sistema imunitário em relação aos AAT deve ser um bom conceito. Na nossa própria experiência de 1986 (há mais de 30 anos), o tratamento das variantes de escape imunitário das células tumorais (variantes de perda de AAT) com 5-aza-citidina provocou a reexpressão dos AAT. Existe, portanto, uma base racional para combinar a epigenética com a ativação imunitária (10).

O papel da epigenética na evasão imunitária revelou um papel fundamental dos moduladores epigenéticos no aumento do microambiente tumoral. Os moduladores epigenéticos permitem restaurar o reconhecimento imunitário e a imunogenicidade (11). Estudos recentes sugerem que os fármacos epigenéticos estimulam a resposta imunitária através do aumento da expressão de AAT e de genes relacionados com a imunidade (12).

A nossa capacidade de prever o que vai acontecer no futuro no que diz respeito ao tratamento do cancro é, evidentemente, limitada. A ciência é uma disciplina muito inovadora e podem ocorrer muitos novos desenvolvimentos.

Do meu ponto de vista atual, prevejo os seguintes domínios de investigação como particularmente promissores: a Epigenética, o microambiente tumoral e o sistema imunitário. Estes são três domínios de investigação dos quais espero muitos resultados novos e interessantes no futuro.

Este ponto de vista parece ser partilhado por outros (13,14).

Capítulo IX

Pontos-chave

1. No que diz respeito às futuras direcções da terapia do cancro, é importante comparar as terapias para avaliar as suas vantagens ou desvantagens.

2. Neste capítulo, comparamos as imunoterapias com outras terapias.

3. A tolerância imunológica é um sistema de controlo sofisticado que permite evitar a reatividade autoimune e manter os tecidos e os órgãos num estado saudável. Isto pode explicar o facto de as imunoterapias terem menos efeitos secundários do que outras terapias.

4. A memória imunológica é outra caraterística dos sistemas imunitários adaptativos. Serve o objetivo de obter uma proteção a longo prazo. Este facto é de grande relevância para a sobrevivência global a longo prazo. Nenhuma das outras terapêuticas tem uma função de memória.

5. Em muitos doentes com cancro existe um repertório de memória reativo ao cancro. Este é o resultado da reatividade espontânea das células T imunes contra o tumor autólogo. Este repertório de memória é altamente individual e poliespecífico. Se puder ser reativado, deverá contribuir consideravelmente para a eficácia do tratamento.

6. Os novos Critérios de Avaliação da Resposta Imunológica em Tumores Sólidos (irRECIST) e os Critérios de Resposta Imunológica (irCR) estão a ser implementados em ensaios de imunoterapia.

7. As futuras direcções promissoras da investigação e tratamento do cancro são a epigenética, o microambiente tumoral e a ativação do sistema imunitário. A partir de uma combinação destes alvos, esperamos obter novos resultados interessantes no futuro.

REFERÊNCIAS AO CAPÍTULO IX

1. Delacher M, Imbusch CD, Weichenhan D, et al. A paisagem de metilação do DNA em todo o genoma define a especialização de células T reguladoras nos tecidos. Nat Immunol 18 (10): 1160-72 (2017). PMID: 28783152

2. Kishton R, Sukumar M, Restifo NP. Regulação metabólica da longevidade e função das células T na imunoterapia tumoral. Cell Metab 26 (I): 94-109

(2017). PMID: 28683298

3. Klein Geltink RI, O'Sullivan D, Corrado M, et al. Mitochonrial priming by CD28. Célula 171 (2): 385-397 (2017). PMID: 28919076

4. Li B, Severson E, Pignon JC, et al. Análises abrangentes da imunidade tumoral: implicações para a imunoterapia do cancro. Genome Biol 17(1):174 (2016). PMID: 27549193

5. Somarouthu B, Lee SI, Urban T, et al. Critérios de avaliação da resposta tumoral relacionada com a imunidade: uma revisão abrangente. Br J Radiol 2017 Nov 27: 20170457 (2017). PMID: 29172675

6. Kelley KW, McCusker RH. Ficando nervoso com a imunidade. Semin Immunol 26 (5): 389-93 (2014). PMID: 24556600

7. Irwin MR. Por que o sono é importante para a saúde: uma perspetiva psiconeuroimunológica. Annu Rev Psychol 66:143-72 (2015). PMID: 25061767

8. Ahuja N, Sharma AR, Baylin SB. Epigenetic therapeutics: Uma nova arma na guerra contra o cancro. Annu Rev Med 67:73-89 (2016). PMID: 26768237

9. Azad N, Zahnow CA, Rudin CM, Baylin SB. O futuro da terapia epigenética em tumores sólidos - lições do passado. Nat Rev Clin Oncol 10(5):256-66 (2013). PMID: 23546521

10. Altevogt P, von Hoegen P, Schirrmacher V. Immunoresistant metastatic tumor variants can re-express their tumor antigen after treatment with DNA methylation-inhibiting agents. Int J Cancer. 1986 Nov 15;38(5):707-ll. PubMed PMID: 3490445.

11. Dunn J, Rao S. Epigenética e imunoterapia: O estado atual do jogo. Mol Immunol 87: 227-239 (2017). PMID: 28511092

12. Terranova-Barberio M, Thomas S, Munster PN. Modificadores epigenéticos em imunoterapia: um foco nos inibidores do ponto de verificação. Imunoterapia 8(6):705- 19 (2016). PMID: 27197539

13. Barrero MJ. Estratégias epigenéticas para impulsionar as imunoterapias contra o cancro. Int J Mol Sci 18(6): pii: E1108 (2017). PMID: 28545238

14. Gallagher SJ, Shklovskaya E, Hersey P. Modulação epigenética da imunoterapia contra o cancro. Curr Opin Pharmacol 35:48-56 (2017).

CAPÍTULO 10. NOTAS AUTOBIOGRÁFICAS E OBRA CIENTÍFICA

A. CAIXAS DE AUTOBIOGRAFIA

CAIXA1

Auto-Biografia *1* 1962 Bioquímica

Diploma de estudos de Bioquímica em Tübingen

Em 1962, a Universidade de Tübingen foi a primeira na Alemanha a inaugurar na Faculdade de Ciências Naturais um curso de Bioquímica. Até essa altura, esta disciplina era designada por "Química Fisiológica" e pertencia à Faculdade de Medicina.

Nesse ano, comecei a estudar Química e Biologia na Universidade de Hamburgo, a mais próxima da minha cidade natal, Wentorf, a sudeste de Hamburgo. Assim que tive conhecimento da existência de um estudo de bioquímica em Tübingen, perguntei a opinião de vários professores de química de Hamburgo. As suas respostas foram bastante negativas e tendenciosas. Por isso, decidi não seguir o seu conselho. Convencido de que esta era a melhor opção para mim, apanhei o comboio para Tübingen e tentei inscrever-me na Universidade para esta disciplina.

Foi uma grande surpresa para o professor de química anorgânica quando me conheceu. Disse-me que existia um "numerus clausus" e que todas as vagas já tinham sido atribuídas aos melhores alunos. Mas eu não desisti. Acabei por o convencer a fazer um exame oral na manhã seguinte. Após um teste de duas horas, ele ficou convencido das minhas qualificações, concordou que eu podia estudar bioquímica e até me ofereceu um lugar no seu curso de formação prática. Foi um bom começo de carreira.

CAIXA 2

Auto-Biografia 2 1969 Imunologia

Tese de doutoramento em Colónia, Alemanha, orientada pelo Prof. *Klaus Rajewsky*

Tinha terminado os meus estudos de bioquímica com um trabalho de tese de licenciatura sobre a inibição competitiva da enzima fosforibosil-transferase por derivados de imidazol. De seguida, tive de decidir sobre uma instituição interessante onde realizar o trabalho de tese de doutoramento. Uma opção era trabalhar no Instituto Max-Planck em Freiburg (Alemanha) num tópico de imunoquímica, nomeadamente analisar o fator de complemento C'9, que catalisa a produção de poros de membrana no processo de lise celular mediada por anticorpos e complemento.

Uma alternativa foi em Colónia, no Instituto Universitário de Genética, onde o Prof. *K. Rajewsky* estava a criar uma nova Divisão de Imunologia. O tema era o estudo da interação de células T específicas da proteína transportadora com células B específicas do hapteno na resposta secundária de anticorpos anti-hapteno. Decidi ir para Colónia porque este tema estava na vanguarda da imunologia moderna. Em retrospetiva, não me arrependo desta decisão a favor da imunologia celular. Os seminários nesta divisão eram animados e era necessário apresentar argumentos a favor ou contra uma determinada hipótese. Tratava-se de uma excelente formação científica de base.

CAIXA3

Auto-Biografia 3 1972 Citotoxicidade celular

Pós-doutoramento no Instituto Karolinska, Estocolmo, Suécia

Com a ajuda de uma bolsa da Deutsche Forschungsgemeinschaft (DFG), passei o meu período de investigação de pós-doutoramento no Departamento de Biologia dos Tumores, sob a supervisão do jovem Prof. *Hans Wigzell*. Hans Wigzell. Ele tinha-me impressionado no meu primeiro Congresso Internacional na Finlândia, onde apresentei os meus resultados da tese de doutoramento em Colónia.

Tinha desenvolvido uma coluna de anti-imunoglobulina (Ig) para separar os linfócitos T (células T) dos linfócitos B (células B). Era a época da natureza "elusiva" do recetor de células T (TCR) para o antigénio e muitos laboratórios em todo o mundo competiam para resolver esta importante questão. Em contraste com o recetor de células B (BCR) para o antigénio, que era constituído por Ig, as células T expressavam um recetor que não era Ig. Embora se soubesse que as células B reconheciam epítopos tridimensionais de uma proteína, nós e outros tínhamos descoberto que as células T eram capazes de reconhecer epítopos de proteínas desnaturadas.

Juntamente com os meus colegas de pós-doutoramento, o francês *P*

Golstein (que mais tarde descobriu o famoso recetor regulador CTLA-4) e o dinamarquês *B Rubin,* concebemos experiências para estudar os linfócitos T citotóxicos (CTL) específicos de antigénios, a fim de descobrir mais sobre a natureza do seu TCR. Os ratinhos foram imunizados com albumina acoplada a haptenos e as suas células imunitárias do baço foram reestimuladas com o mesmo antigénio em cultura durante vários dias. Posteriormente, as células imunitárias reactivadas foram testadas quanto à sua atividade CTL, expondo-as a eritrócitos marcados com hapteno[51] Cr durante 4 horas e testando a sua libertação de[51] Cr radioativo. Desta forma, descobrimos de facto a lise celular específica do hapteno. No entanto, depressa se verificou que não eram as células T que matavam, porque não podiam ser inibidas por anticorpos anti-células T.

Começou então a perseguição ao tipo de célula assassina: O título da publicação era "Chasing the killer cell". Revelou um mecanismo de citotoxicidade mediada por células dependente de anticorpos (ADCC). Neste mecanismo, as células B imunes produzem anticorpos IgG anti-hapteno que se ligam às células-alvo e as células natural killer (NK) reconhecem a porção Fc da IgG, tornando-se assim activadas para atividade citotóxica. Nesta altura, nem as células NK nem o mecanismo ADCC eram conhecidos. Foram tempos emocionantes, embora tivéssemos falhado o nosso objetivo de lidar com o TCR das CTL.

Mais tarde, tornou-se claro porque falhámos. A escolha dos eritrócitos como células-alvo estava errada. Estes não expressam as moléculas MHC de que as células T necessitam para reconhecer o antigénio, mas isto ainda não era conhecido.

PS: Em 1972, tive a oportunidade de assistir à cerimónia de entrega do Prémio Nobel a *G Edelman* e *RR Porter*, no "Stadhuset", em Estocolmo. Juntos, tinham resolvido a estrutura de uma molécula de anticorpo imunoglobulina IgG. Enquanto o cientista americano *G Edelman* era muito auto-confiante e se apresentava como o super-herói da imunologia moderna, o britânico *RR Porter* fazia o oposto, com o humor e a modéstia tipicamente britânicos.

CAIXA 4

Auto-Biografia 4 1973 Investigação imunogenética em Londres,

Investigador sénior no London Hospital Medical College, Londres (Reino

Unido)

O tempo passado na Suécia foi frutuoso, não só no que respeita à minha experiência científica, mas também no que respeita à minha vida familiar. Em 1969, casei-me com *Barbara (nome de nascimento Ziemssen)*. Já na Suécia, nasceram duas meninas Schirrmacher: *Tanja* em 1971 e *Elise* em 1973. Eram ambas saudáveis e doces.

Quando a bolsa da DFG terminou, *H. Wigzell* recomendou-me que me juntasse ao grupo *do Prof. H. Festenstein*, em Londres, para obter mais experiência em imunogenética. *Hilliard Festenstein* era um dos poucos investigadores capazes de cultivar in vitro células imunitárias do rato e do homem. Tinha descoberto um importante locus de histocompatibilidade menor no rato, que codifica o antigénio estimulador de linfócitos menor (Mis). Foi observada uma reação de estimulação de cultura mista de linfócitos (MLC) quando se cocultaram células do baço de duas estirpes de ratinhos com o mesmo MHC, por exemplo, células de ratinhos DBA/2 (H-2^d , Mls^a) com as da estirpe B10.D2 (H-2^d , Mls^b). Muito mais tarde, descobriu-se que os antigénios Mis eram idênticos aos superantigénios virais (vSAG), neste caso relíquias do ADN do vírus do tumor mamário do rato (MMTV). Os ratinhos DBA/2 exercem uma reação de tolerância central no seu timo contra o antigénio endógeno Mls^a através da eliminação de células T reactivas que expressam uma cadeia TCR vB6. Este não é o caso dos ratinhos B10.D2 porque estes expressam Mls endógeno^b . Cerca de 1:10 das células T B10.D2 expressam uma cadeia TCR vB6. Esta frequência de células T reactivas a SAG é muito superior à frequência de células T contra um antigénio pMHC convencional, como um TAA ou um antigénio viral (1:10 000 a 1:100 000).

Na minha investigação imunológica tumoral posterior no DKFZ, Heidelberg, este conhecimento imunogenético desempenhou um papel importante. Permitiu quebrar a tolerância das células T e ajudou a estabelecer uma imunoterapia celular adotiva eficaz mesmo na fase tardia da doença metastática.

CAIXA 5

Auto-Biografia 5 1973 Restrição do MHC dos CTL

Reunião da Sociedade Britânica de Imunologia em Brighton

Um marco importante para mim foi a descoberta, em 1973, por *Rolf*

Zinkernagel e *Peter Doherty*, da restrição MHC dos CTL. Tinham estudado a especificidade dos CTLs de ratinhos infectados por um *vírus citomegalovírus murino* (MCMV). O que era surpreendente era que os CTLs, para poderem matar uma linha celular alvo infetada, tinham de reconhecer não só um antigénio viral distinto mas também o tipo de MHC da estirpe de ratinho em que os CTLs foram gerados. Hoje sabemos que os CTLs reconhecem pequenos péptidos de antigénios alvo (de vírus ou células tumorais) como complexos associados às moléculas MHC das células hospedeiras CTL.

No Congresso anual da Sociedade Britânica de Imunologia (BSI), em Brighton, eu estava a presidir a uma sessão sobre "Imunologia celular". Dos resumos enviados, selecionei os melhores para apresentação oral durante as duas horas da sessão. No último minuto antes do início, um então desconhecido Rolf Zinkernagel aproximou-se de mim e mostrou-me o resumo das suas últimas descobertas. Ao reconhecer a importância destas novas descobertas, concordei imediatamente com uma apresentação oral. Em 1996, *R. Zinkernagel e P. Doherty* receberam o Prémio Nobel pela sua importante descoberta.

CAIXA 6

Auto-Biografia 6 1976 Início em Heidelberg, Alemanha

Chefe da Divisão de Imunologia Celular

Em 1976, fui nomeado Chefe da Divisão "Imunologia Celular" no Centro Alemão de Investigação do Cancro (DKFZ) em Heidelberg, Alemanha. Esta instituição nacional tinha sido fundada pelo cirurgião Prof. *KH Bauer*. Com 33 anos, era bastante jovem para me tornar "Wissenschaftlicher Rat und Professor" na Alemanha.

O Instituto de Imunologia foi o último dos 9 institutos que, em conjunto, representavam a ciência no DKFZ. A instituição DKFZ é financiada a 90% pelo Estado da Alemanha e a 10% pelo Land Baden-Württemberg. Juntamente com os meus colegas *K Eichmann* e W *Dröge,* que foram nomeados chefes de duas outras divisões de imunologia, a nossa tarefa era construir um novo instituto no 7th andar do edifício do DKFZ. Mais tarde, *PH Krammer* juntou-se à divisão de *K Eichmann* e *G Hämmerling* foi nomeado chefe da quarta divisão. Quando *K Eichmann* se tornou diretor de um Instituto Max Planck em Friburgo, *PH Krammer* sucedeu-lhe como chefe da respectiva divisão.

Era o tempo do governo social-liberal de *Willy Brandt* e *Walter Scheel,* que encorajava a ousadia de mais democracia. Assim, o nosso novo Instituto (07) tornou-se o primeiro no DKFZ a não ser dirigido por um presidente. Nós, os chefes das divisões, juntamente com a administração do DKFZ na altura, decidimos introduzir uma direção rotativa. Uma vez que todos os chefes das divisões tinham estudado no estrangeiro, concordámos que o estilo de gestão do novo Instituto deveria ser diferente dos anteriores, mais informal e colegial.

Ainda nos orgulhamos das seguintes tradições estabelecidas que sustentaram uma identidade corporativa para o nosso Instituto. Baseava-se na concorrência entre as quatro divisões no que respeita ao seguinte: organizar

i) Festas de Natal invulgares com uma criatividade única no inverno,

ii) Sessões Immuno-Moonshine sobre temas importantes da imunologia,

iii)Imuno-retratos para todos os cientistas, e

iv)Taças de futebol imunológico no verão.

CAIXA 7

Auto-Biografia 7 1980 Música de câmara em Paris

Imunologistas tocam música de câmara na Cerimónia de Abertura do 4th Congresso Internacional de Imunologia (ICI) em Paris.

1980: Mais de 6000 imunologistas participaram na cerimónia de abertura no Centro de Congressos em Paris. O Congresso foi organizado pelo Prémio Nobel Jean Dausset e pela Sociedade Francesa de Imunologia (SFI). O meu colega francês Herve (Wolf) Fridman sabia que eu tinha o hobby de tocar flauta transversal e que o imunologista belga Kees Melief também gostava de tocar música de câmara com o violoncelo. Por isso, perguntou-nos, cerca de três meses antes do evento, se gostaríamos de tocar música de câmara nessa ocasião. Concordámos com a ideia de que a música de câmara seria tocada numa pequena câmara, como programa secundário. No entanto, para nossa surpresa, fomos informados, apenas uma semana antes do Congresso, que a Comissão Organizadora tinha decidido que deveríamos atuar no meio da cerimónia oficial de abertura, na sala principal, perante 6000 pessoas.

Só tivemos tempo para ensaiar um dia antes do evento. Os outros músicos eram profissionais: Spedding Micklem (piano), Antonio Nunez (primeiro violino), Marian Nienhuis (segundo violino) e Dieter Leicht (primeiro violoncelo). Tocámos o Quarteto de Flautas em Ré Maior de Wolfgang Amadeus Mozarts, o Quinteto para Piano de Robert Schumann e o Quinteto de Cordas de Franz Schuberts. Não tive muito contacto antes do evento com os organizadores, nem com os outros músicos. Conduzi o meu carro de Heidelberg até Paris, onde fiquei em casa de amigos.

Kees Melief enviou-me em agosto de 2015 uma banda sonora digitalizada da nossa atuação de há 35 anos atrás. Na carta que o acompanhava, ele memorizou o seguinte: "Foi um congresso memorável, nem que seja pelo facto de os empregados de uniforme com luvas brancas terem servido a todos os participantes verdadeiro champanhe com aperitivos franceses muito saborosos no "Palais du Luxembourg". Outro aspeto único do congresso foi a presença de música clássica durante longos períodos, como se pode ver na banda sonora. Talvez por ordem de Jean Dausset, mas na prática foi possível graças aos esforços hercúleos de Herve Fridman e dos seus colegas. Lembro-me de apanhar o comboio com o meu colega músico Marian Nienhuis. Nessa altura, no compartimento de primeira classe do comboio, era possível ter um jantar luxuoso de cinco pratos num restaurante no segundo andar do comboio, com vistas panorâmicas para a esquerda e para a direita e muito tempo antes de chegar à "Gare du Nord". Esta gravação, que não é óptima, provoca uma nostalgia, mas pode-se ouvir que a musicalidade é, em muitos aspectos, excelente e traz de volta a alegria desses momentos."

CAIXA 8

Auto-Biografia 8 1982 Heparanase

Projeto de Cooperação Alemanha-Israel

A colaboração internacional é um aspeto importante da ciência. Em 1982, recebi uma bolsa da Iniciativa de Cooperação Alemanha-Israel e convidei o Dr. Israel Vlodavsky de Jerusalém para estudar em Heidelberg a interação das nossas variantes de células tumorais Eb/ESb com o seu sistema de cultura de monocamadas de células endoteliais de vasos sanguíneos e a sua matriz extracelular subendotelial (ECM). Assim, as tecnologias da biologia celular foram combinadas com as da biologia tumoral. Tornou-se uma cooperação muito frutuosa para ambas as partes e a simpatia recíproca transformou-se numa amizade duradoura.

Apenas a variante metastática ESb e não a sua linha parental Eb foi capaz de penetrar na monocamada endotelial do vaso sanguíneo. Apenas as células ESb foram também capazes de degradar a MEC subendotelial. Esta degradação envolveu uma protease derivada do linfoma, bem como uma nova atividade enzimática, que causou a remoção e a degradação das cadeias laterais de heparan-sulfato dos heparan-sulfato-proteoglicanos (HSPGs) derivados da MEC. Esta enzima, a heparanase (Hpa), acabou por ser identificada. Ao contrário de outras enzimas que degradam a MEC, descobriu-se mais tarde que havia apenas um único gene no genoma humano que codificava esta enzima. Os inibidores da Hpa tinham o potencial de inibir a angiogénese. Grande parte do trabalho posterior de Vlodavskys foi dedicado à identificação desses inibidores.

Como imunologistas, nós, em Heidelberg, ficámos interessados em descobrir se o Hpa poderia tornar-se um novo alvo para a imunoterapia mediada por células T. A partir dos respectivos algoritmos de pesquisa de péptidos que se encaixam nas moléculas HLA-A2, derivámos centenas de péptidos de Hpa. Os que tinham melhor afinidade HLA-A2 foram sintetizados e testados num ensaio ELISPOT do tipo memória com células T derivadas da medula óssea de doentes com cancro da mama. Muitas destas doentes tinham na sua BM um repertório de especificidades altamente enriquecido com péptidos Hpa. A sua frequência revelou-se mais elevada do que as especificidades para outros AAT, possivelmente devido ao facto de o produto da atividade Hpa estar a ativar a atividade DC (PMID: 16885374).

Escrevemos e entregámos um pedido de patente para a utilização de péptidos derivados de Hpa para utilização em futuras vacinas contra o cancro. A patente foi concedida, mas os especialistas em patentes do DKFZ não conseguiram encontrar nenhuma empresa farmacêutica interessada na mesma. Por isso, a ideia não pôde amadurecer e a patente não teve seguimento.

CAIXA 9

Auto-Biografia 9 1982 - 1988 Prémios de Honra

Prémio Aronson (82), Prémio Meyenburg (82), Prémio Alemão do Cancro (88)

1982 foi o ano em que recebi dois prémios: O Prémio Aronson, atribuído pela cidade de Berlim, e o Prémio Meyenburg, atribuído pela Fundação Meyenburg de Hamburgo através do DKFZ de Heidelberg. Este último prémio foi-me entregue pelo então novo diretor, o Prof. H zur Hausen. Os prémios reconheceram a nossa investigação sistemática em modelos animais de metástases cancerígenas e em conceitos básicos de imunologia celular.

Em 1988, recebi o "German Cancer Award" pelo nosso trabalho experimental sobre imunoterapia ativa específica (ASI) pós-operatória de metástases de cancro. O sucesso deveu-se ao facto de termos utilizado um vírus de ave, o vírus da doença de Newcastle (NDV), para infetar células tumorais autólogas e criar uma vacina anti-tumoral de células vivas.

O conceito de ASI tinha sido estudado nos EUA por W Cassel, de Atlanta, nas décadas de 1960 e 1970, e por M Hanna Jr. nas décadas de 1980 e 1990. No entanto, na Alemanha, nos anos 80, nunca se tinha ouvido falar dele nos círculos de oncologistas médicos.

Estava convencido de que eram necessários pioneiros para desenvolver conceitos inteiramente novos de tratamento do cancro, altamente específicos e com poucos efeitos secundários. No entanto, alguns clínicos tinham medo de "invasores" do seu território. Infelizmente, na minha convicção pela ASI e apesar do Prémio Alemão do Cancro, não fui apoiado pelo Prof. zur Hausen, chefe do Centro de Investigação do Cancro e mais tarde laureado com o Prémio Nobel.

CAIXA 10

Auto-Biografia 10 1988 Cirurgiões e imunoterapia

1988 em relação a 1978

1978: Fui convidado pelo cirurgião Prof. Grundman para dar uma palestra em Münster (Alemanha) sobre metástases de cancro. A audiência era constituída por todos os cirurgiões. No final, durante a discussão, um deles perguntou-me qual era a minha opinião sobre um novo tipo de terapia, a chamada imunoterapia. Obviamente, ele não sabia que se tratava do meu próprio domínio de investigação. Perguntei-lhe também se alguém no auditório tinha ouvido falar do cirurgião americano *Steve Rosenberg*, do National Cancer Institute (NCI), em Washington. Ninguém tinha ouvido falar dele. Expliquei então que este cirurgião era pioneiro no campo da imunoterapia, tratando doentes com células assassinas activadas por linfocinas (LAK). Referi ainda que o objetivo era uma espécie de terapia imunitária sistémica com células.

Os cirurgiões olharam para mim como se eu fosse um ET vindo de outro planeta a falar numa língua estrangeira. No intervalo, depois disso, nenhum dos cirurgiões fez mais perguntas sobre o tal Steve Rosenberg. Enquanto me viravam as costas, preferiam falar entre eles sobre as suas carreiras.

1988: A atitude dos cirurgiões em relação à imunoterapia parecia ter mudado um pouco. Peter Schlag, que tinha acabado de receber uma cátedra de Oncologia Cirúrgica no Hospital Universitário de Heidelberg. Schlag concordou em realizar um estudo conjunto de viabilidade clínica em doentes com cancro colorrectal de imunoterapia pós-operatória com uma vacina autóloga de células tumorais modificada por vírus (NDV).

Foi também o ano em que fui convidado a dar uma palestra sobre imunoterapia na conferência anual da Sociedade Cirúrgica Alemã, presidida pelo Prof. C Herfarth de Heidelberg.

CAIXA 11

Auto-Biografia 11 1990-2008 Estudos clínicos

A partir de 1990, iniciámos ensaios clínicos de imunoterapia pós-operatória através da vacinação anti-cancro com a vacina autóloga ATV-NDV. Os estudos em doentes com cancro da mama primariamente operados foram realizados, sem financiamento, sob a direção do Prof. G Bastert da Clínica de Ginecologia da Universidade de Heidelberg, em cooperação com o meu antigo aluno Dr. T Ahlert. Foram realizados estudos em doentes com cancro colorrectal operados primariamente (CRC), sem financiamento, em cooperação com o Dr. D Ockert da Clínica Universitária de Cirurgia em Mannheim. Os estudos em doentes com CRC de estádio IV com metástases hepáticas operáveis foram realizados, com financiamento, em colaboração com o Prof. P Schlag da Clínica Universitária de Cirurgia em Heidelberg.

Estou muito grato aos muitos clínicos empenhados que se mostraram interessados e capazes de realizar estudos tão inovadores. Estes exigiram uma enorme dose de convicção, boa vontade e uma nova logística. Hoje em dia, estas inovações requerem muito mais controlo, dinheiro e pessoal.

Até então, a maioria dos estudos de imunoterapia a nível mundial tinha sido efectuada em doentes com melanoma, porque o melanoma era considerado um tipo de tumor imunogénico e imuno-responsivo. Em 1990, candidatámo-nos a apoio financeiro para estudos de imunoterapia ativa específica (IEA) em 5 tipos diferentes de cancro humano. 4 dos 5 pedidos de subsídio foram recusados pelos revisores, todos clínicos que praticavam quimioterapia. Após grandes disputas, apenas uma das entidades tumorais foi recomendada para financiamento, nomeadamente o carcinoma colorectal (CRC). Se conseguíssemos ter êxito neste importante tumor, foi o argumento oficial dos revisores clínicos, então o conceito seria considerado suscetível de funcionar também noutros carcinomas. A maioria dos clínicos estava convencida de que falharíamos porque este tumor era considerado inerte à imunoterapia.

Durante quase 15 anos, fui a força motriz para testar novas estratégias de imunoterapia em doentes com cancro, enquanto o Prof. zur Hausen, o Diretor Científico do DKFZ (durante 4x5 = 20 anos), decidiu desde o início funcionar principalmente como elemento retardador. zur Hausen, Diretor Científico do DKFZ (durante 4x5 = anos), decidiu, desde o início, funcionar sobretudo como elemento retardador. Como virologista, o seu objetivo era a criação de vacinas virais profiláticas contra cancros associados a vírus e não podia imaginar que o sistema imunitário fosse capaz de reconhecer e reagir contra AAT que nada tinham a ver com vírus. Por isso, houve muita luta e discussão.

Podemos, portanto, imaginar porque é que apenas um número muito reduzido de pedidos de apoio financeiro aos estudos ASI foi concedido. Isto explica, entre outras coisas, o facto de tudo ter demorado tanto tempo.

Quando a pressão institucional contra o meu envolvimento em estudos clínicos continuou a aumentar nos anos 1990 a 1995, contactei muitos peritos mundiais neste domínio para lhes pedir conselhos. O momento atual era ou não propício à realização de trabalhos de translação em imunoterapia? Era ético e justificado?

Recebi muitas cartas de apoio. Alguns colegas ficaram preocupados e perguntaram-se se, em relação à ASI, eu não estaria a ser *"perseguido pela Inquisição"* (carta do Prof. JJ Oppenheim, National Cancer Institute, EUA, 22.12.1994). O Prof. JV Nossal (Sir GUSTAV NOSSAL), Diretor do WALTER AND ELIZA HALL Institute of Medical Research, Melbourne, Austrália, escreveu-me em 22.05.1995: "o principal resultado da nossa análise do seu trabalho em 1991 foi a sugestão de criar um pequeno grupo consultivo que o pudesse ajudar na conceção de ensaios clínicos e na sua eventual avaliação".

Alguns especialistas sugeriram-me que procurasse outro local para os meus estudos.

Apesar da pressão prolongada, não desisti. Pelas seguintes razões:

i) Estava convencido de que estava no caminho certo e a fazer investigação na instituição certa,

ii) Pensei nos muitos doentes com cancro que estavam a sofrer e que mereciam melhores tratamentos o mais rapidamente possível,

iii) No que diz respeito à ética, a minha posição era a seguinte: quando se dispõe de um novo tratamento com uma fundamentação científica, com resultados pré-clínicos positivos e com baixos efeitos secundários, seria *pouco ético* não o oferecer aos doentes com cancro que sofrem atualmente,

iv) Não conhecendo os resultados dos estudos ASI, tentei guardar para mim o risco de fracasso. Não forcei nenhum dos meus assistentes de investigação a envolver-se neste tipo de investigação aplicada.

Uma Avaliação Externa do Projeto ASI, Divisão "Imunologia Celular", Deutsches Krebsforschungszentrum, teve lugar a 27 de março de 1995. Os revisores foram o Prof. JO Armitage (Omaha, EUA), o Prof. HF Oettgen (Nova Iorque, EUA), o Prof. RA Reisfeld (La Jolla, EUA), o Prof. HK Selbmann (Tübingen, Alemanha) e o Prof. RM Zinkernagel (Zurique, Suíça). O Relatório de Peritos, apresentado em 5 de abril de 1995, respondeu da melhor forma possível a 4 das 5 perguntas e comentou a quinta: "Tem recomendações específicas?" como se segue: "O comité considera que o DKFZ deve fazer um esforço para obter a colaboração de investigadores principais capazes que tenham um controlo indiscutível das populações de doentes elegíveis nas suas instituições. Isto não deve ser deixado ao Prof. Schirrmacher. Schirrmacher. A perceção da falta de apoio institucional a este respeito tem sido, de facto, uma grande fonte de frustração para ele."

Os resultados da maioria dos nossos estudos clínicos de ASI foram positivos, apesar de serem apenas do tipo Fase 1/L e não aleatórios. O Prof. zur Hausen afirmou que só poderia ser convencido por resultados positivos de estudos prospectivos controlados e aleatórios.

Em 2008, publicámos os resultados de um estudo prospetivo aleatório e controlado. Este estudo foi realizado em doentes com cancro do cólon em estádio IV. No braço ASI, registou-se uma melhoria significativa da sobrevivência aos 10 anos. Quando apresentei estes novos resultados no contexto da última revisão por pares da minha divisão, não houve tempo para discussão. Também, posteriormente, não houve qualquer reação por parte do DKFZ. Ninguém queria tomar conhecimento nem discutir a verdade, tão "político" o tema "ASI" já tinha sido tornado durante os anos 1990 - 2008. Era uma atmosfera como se as pessoas tivessem medo de ouvir a verdade. O dogma prevaleceu sobre a verdade.

No entanto, para mim, os resultados foram reconfortantes. Tínhamos observado melhorias semelhantes na OS (até 30%!) na maioria dos nossos estudos clínicos anteriores de Fase II. Por isso, aparentemente, não tinha havido um enviesamento nos protocolos de estudo anteriores.

Muitos anos após a sua reforma, o Prof. zur Hausen admitiu, em público, que estava agora convencido do valor da imunoterapia. Isto era fácil de dizer depois de ter recebido o Prémio Nobel. Com base em sugestões de outros, acabou por atribuir prémios aos anticorpos inibidores dos pontos de controlo e às células CAR-T.

Não quero julgar.

As minhas realizações destinam-se a servir o doente com cancro. Estou consciente de que as realizações não foram possíveis sem as descobertas dos meus antepassados científicos neste domínio de investigação específico. Também não teriam sido possíveis sem o trabalho empenhado dos meus co-investidores e parceiros de cooperação clínica.

CAIXA 12

Auto-Biografia 12 2006 Imunoterapia do GBM

Um caso inovador de tratamento multimodal de Glioblastoma multiforme.

Em 2006, fui abordado por um médico que veio de Nova Iorque a Heidelberg para pedir a minha ajuda no que diz respeito ao tratamento imunológico pós-operatório de um homem de negócios rico a quem tinha sido diagnosticado GBM aos 50 anos de idade. Após uma operação bem sucedida no seu país natal, a Bélgica, a única opção de tratamento adicional que lhe foi oferecida foi a rádio e a quimioterapia (temodal). Uma vez que o nosso estudo de vacinação contra o GBM com ATV-NDV já tinha sido encerrado, não havia possibilidade de oferecer a participação num estudo clínico. Além disso, uma vez que o doente já tinha sido operado, não havia material tumoral autólogo viável disponível para a preparação de uma vacina autóloga modificada por vírus. O médico já tinha organizado um consórcio de especialistas em cirurgia (Bruxelas, Bélgica), quimioterapia (MD Anderson, Houston, Texas, EUA) e terapia sistémica com o vírus NDV oncolítico (Universidade Hebraica, Jerusalém, Israel).

Foi-me pedido que concebesse um protocolo individual de imunoterapia, o que fiz. A responsabilidade foi do chefe de neurocirurgia da Clínica Universitária de Heidelberg. Os seus médicos colaboraram na preparação e aplicação da vacina. O Dr. Herold-Mende, do Departamento de Neurocirurgia, dispunha de uma coleção de cerca de 30 linhas celulares de GBM auto-estabelecidas. Destas, selecionámos 4 linhas que correspondiam de perto ao tumor do doente. De seguida, negociámos com os outros especialistas a obtenção de uma janela de duas semanas por mês para o tratamento de imunoterapia. Insistimos para que não houvesse qualquer interferência das outras modalidades de tratamento.

A imunoterapia consistiu em

i) com uma vacina de CD pulsada com oncolisado de NDV de duas linhas celulares de GBM selecionadas e

ii) reforço uma semana mais tarde com uma vacina viva de células tumorais modificadas por NDV, constituída pelas duas outras linhas celulares selecionadas.

A resposta imunitária foi seguida por monitorização imunitária através de ELISPOT utilizando DCs carregadas com lisado de tumor autólogo, lisado das linhas celulares definidas ou com TAAs definidos. Antes da imunoterapia, as células T do doente não reagiam contra o seu próprio tumor. Seis meses após a vacinação, no entanto, tínhamos estabelecido essa resposta imunitária autóloga anti-tumoral, apesar da quimioterapia em curso. O consórcio reunia-se a cada 3 a 6 meses para continuar a discutir o modo de tratamento. Desta forma, o doente foi acompanhado durante cerca de 6 anos. Acabou por morrer no sétimo ano.

O doente ganhou vários anos de vida. Aprendemos muito sobre a forma de gerar uma resposta imunitária contra um tumor autólogo com material tumoral alogénico e em combinação com a virustherapia oncolítica e a quimioterapia.

CAIXA 13

Auto-Biografia 13 Simpósio de aposentação e festa de despedida de 2008

2008 foi o ano da minha reforma oficial do DKFZ (Heidelberg), aos 65 anos de idade. Tendo servido o Centro de Investigação do Cancro durante mais de 32 anos, este acontecimento foi celebrado com um Simpósio Especial. Todos os oradores foram membros ou convidados da minha Divisão de Imunologia Celular. O Simpósio e a Festa de Despedida que se seguiu tiveram lugar no "Palais Prinz Carl" na cidade velha de Heidelberg.

Segue-se a lista das palestras proferidas no Simpósio de 5 de abril de 2008.

1) Jim Dennis (Toronto, Canadá): "Doces memórias de Heidelberg - Glicosilação passada e presente"

2) Achim Krüger (München, Alemanha): "A odisseia de uma etiqueta genética e os cúmplices distantes da metástase"

3) Mina Fogel (Rehovot, Israel): "LI-CAM: Da bancada à cabeceira"

4) Georg Brunner (Münster, Alemanha): "Análise da expressão genética do melanoma maligno"

5) Susanne Sebens (Kiel, Alemanha): "Interação na tumorigénese e na investigação do cancro"

6) Hans-Jörg Schild (Mainz, Alemanha): "Regulação das respostas imunitárias adaptativas"

7) Kash Khazaie (Chicago, EUA): "O lado negro da resposta imunitária ao cancro"

8) Markus Feuerer (Boston, EUA): "Reflexões sobre a tolerância periférica"

9) Manfred Lutz (Würzburg, Alemanha): "Indução de tolerância periférica por células dendríticas"

10) Brigitte Gückel (Tübingen, Alemanha): "Estratégias de vacinação baseadas em células para o cancro da mama"

H) Andreas Kaufmann (Berlim, Alemanha): "Vacinas profilácticas e terapêuticas contra o HPV"

12) Klaus Bosslet (Berlim, Alemanha): "Vírus NDV oncolítico recombinante: Expressão de uma enzima activadora de Prodrug e de um anticorpo terapêutico"

Uma festa de despedida fantástica coroou este evento memorável: Comida italiana servida no "Spiegelsaal" Art Deco, uma seleção de bons vinhos, comunicação internacional entre velhos amigos, troca de presentes, música e dança até à meia-noite.

B. OEVRE CIENTÍFICO (V. Schirrmacher)

** Este sinal identifica publicações de especial importância

GRANDES TEMAS DE INVESTIGAÇÃO

I COOPERAÇÃO TANDBCELL

- Rajewsky K, Schirrmacher V, Nase S, Jerne NK. The requirement of more than one antigenic determinant for immunogenicity. J Exp Med. 1969 Junl;129(6):1131-43. PubMed PMID: 4181830; PubMed Central PMCID: PMC2138664.**

- Schirrmacher V, Rajewsky K. Determinação da classe de anticorpos num sistema de determinantes antigénicos cooperantes. J Exp Med. 1970 Nov;132(5):1019-34. PubMed PMID: 4097133; PubMed Central PMCID: PMC2138871.

- Schirrmacher V, Wigzell H. Respostas imunitárias contra albuminas nativas e quimicamente modificadas em ratos. I. Análise das respostas das células não processadas no timo (B) e processadas no timo (T) contra a albumina de soro bovino metilada. J Exp Med. 1972 Dec l;136(6):1616-30. PubMed PMID: 4118415; PubMed Central PMCID: PMC2139315.

- Schirrmacher V, Wigzell H. Respostas imunitárias contra albuminas nativas e quimicamente modificadas em ratinhos. II. Efeito da carga eléctrica e da conformação na resposta humoral dos anticorpos e nas respostas das células T auxiliares. J Immunol. 1974 Nov;113(5):1635-43. PubMed PMID: 4138630.

- Rubin B, Schirrmacher V, Wigzell H. A resposta imunitária contra conjugados de proteínas autólogas de haptenos no rato. II. Especificidade do transportador na resposta secundária anti-hapteno e evidência da existência de células auxiliares específicas. Scand J Immunol. 1973;2(2):189-97. PubMed PMID: 4125563.

- Rubin B, Hiesche K, Schirrmacher V, Wigzell H. A resposta imunitária contra os conjugados de proteínas haptenos-autólogos no rato. IV. Dependência do timo da resposta primária aos conjugados de albumina hapteno-autólogo. J Immunol. 1973 Aug;lll(2):492-9. PubMed PMID: 4123980.

II CÉLULAS IMUNITÁRIAS CITOTÓXICAS

- Schirrmacher V, Golstein P. Células imunes citotóxicas com especificidade para antigénios solúveis definidos. I. Ensaio com células alvo revestidas de antigénio. Cell Immunol. 1973 Nov; 9 (2): 198-210. PubMed PMID: 4127615.

- Golstein P, Schirrmacher V, Rubin B, Wigzell H. Células imunitárias citotóxicas com especificidade para antigénios solúveis definidos. II. Perseguindo as células assassinas. Cell Immunol. 1973 Nov;9(2):211-25. PubMed PMID: 4127616.

- Schirrmacher V, Rubin B, Golstein P, Wigzell H, Andersson B. Células imunes citotóxicas com especificidade para antigénios solúveis definidos. III. Separação de células auxiliares e de precursores de células formadoras de anticorpos. Transplant Proc. 1973 Dec;5(4):1447-50. PubMed PMID: 4544162.

- Schirrmacher V, Rubin B, Pross H, Wigzell H. Células imunitárias citotóxicas com especificidade para antigénios solúveis definidos. IV. O anticorpo como mediador da citotoxicidade específica. J Exp Med. 1974 Jan l;139(l):93-107. PubMed PMID: 4128450; PubMed Central PMCID: PMC2139513.**

- Schirrmacher V, Rubin B, Pross H. Células imunitárias citotóxicas com especificidade para antigénios solúveis definidos. V. Interação do anticorpo com as células efectoras citotóxicas em células do baço de ratinho imunes ou não imunes. J Immunol. 1974Jun;112(6):2219-26. PubMed PMID: 4856907.

I llFc RECEPTORES, la ANTIGENS, SUPERANTIGENS VIRAIS (MLS)

- Schirrmacher V, Halloran P, David CS. Interações dos receptores Fc com anticorpos contra antigénios la e outros componentes da superfície celular. J Exp Med. 1975 maio l;141(5):1201-9. PubMed PMID: 1079233; PubMed

Central PMCID: PMC2189787.

- Schirrmacher V, Pena-Martinez J, Festenstein H. Specific lymphocyteactivating determinants expressed on mouse macrophages. Nature. 1975 maio 8;255(5504):155-6. PubMed PMID:48201.**

- Schirrmacher V, Festenstein H. Interação de receptores Fc e C3 de células linfóides com anticorpos contra produtos do complexo principal de histocompatibilidade: associação de produtos MHC com receptores de complemento. Transplant Rev. 1976;30:140-73. Revisão. PubMed PMID: 59971.

- Halloran P, Schirrmacher V. Receptores Fc e antigénios la. Immunol Commun. 1976;5(4):243-61. Revisão. PubMed PMID: 61166.

IV ANTIGÉNIOS MHC, VÍRUS, INTERFERÃO

- Helenius A, Morein B, Fries E, Simons K, Robinson P, Schirrmacher V, Terhorst C, Strominger JL. Os antigénios de histocompatibilidade humana (HLA-A e HLA-B) e murina (H-2K e H-2D) são receptores de superfície celular para o vírus da floresta de Semliki. Proc Natl Acad Sei USA. 1978 Ago;75(8):3846-50. PubMed PMID: 278998; PubMed Central PMCID: PMC392884.

- Morein B, Helenius A, Simons K, Pettersson R, Kääriäinen L, Schirrmacher V. Vacinas eficazes de subunidades contra um vírus animal com envelope. Nature. 1978 Dec 14;276(5689):715-8. PubMed PMID: 310517.

- Morein B, Barz D, Koszinowski U, Schirrmacher V. Integração de uma proteína da membrana do vírus na bicamada lipídica das células-alvo como pré-requisito para a citólise imunitária. Citólise específica após a fusão entre o virossoma e a célula-alvo. J ExpMed. 1979 Dec l;150(6):1383-98. PubMed PMID: 512589; PubMed Central PMCID: PMC2185719.

- Robinson PJ, Hunsmann G, Schneider J, Schirrmacher V. Possível recetor de superfície celular para o vírus da leucemia murina de Friend isolado com complexos de glicoproteínas do envelope viral. J Virol. 1980 Oct;36(l):291-4. PubMed PMID: 7441823; PubMed Central PMCID: PMC353640.

- Barz D, Bosslet K, Schirrmacher V. Variantes de células tumorais metastáticas com maior resistência à infeção pelo vírus da floresta de Semliki. J Immunol. 1981Sep;127(3):951-4. PubMed PMID: 6267134.

- Storch E, Kirchner H, Schirrmacher V. Prolongamento da sobrevivência de ratinhos portadores do linfoma Eb e ESb através do tratamento com indutores de interferão isoladamente ou em combinação com Corynebacterium parvum. Cancer Immunol Immunother. 1986;23(3):179-84. PubMed PMID: 2431778.

- Kirchner H, Zawatzky R, Schirrmacher V. Produção de interferão na cultura de linfócitos mistos murinos. I. Produção de interferão causada por diferenças nas regiões H-2 K e H-2 D, mas não por diferenças na região I ou no locus M. Eur J Immunol. 1979Jan;9(I):97-9. PubMed PMID: 155529.

- Kirchner H, Zawatzky R, Engler H, Schirrmacher V, Becker H, von Wussow P. Produção de interferão na cultura mista de linfócitos murinos. II. A produção de interferão é uma função dependente das células T, independente da proliferação. Eur J Immunol. 1979 Oct;9(10):824-6. PubMed PMID: 160324.

- Kaido T, Maury C, Schirrmacher V, Gresser I. Imunoterapia bem sucedida do linfoma ESb murino altamente metastático com células T CD8+ sensibilizadas e IFN-alfa/beta. Int J Cancer. 1994 May 15;57(4):538-43. PubMed PMID: 8181857.

IV METÁSTASES TUMORAIS E IMUNIDADE MEDIADA POR CÉLULAS

- Schirrmacher V, Shantz G, Clauer K, Komitowski D, Zimmermann HP, Lohmann-Matthes ML. Metástases tumorais e imunidade mediada por células num sistema modelo em ratinhos DBA/2. I. Invasividade tumoral in vitro e formação de metástases in vivo. Int J Cancer. 1979 Feb;23(2):233-44. PubMed PMID: 761943.**

- Schirrmacher V, Shantz G. Metástases tumorais e imunidade mediada por células num sistema modelo em ratinhos DBA/2. II. Caraterísticas de uma variante metastática de um linfoma induzido quimicamente. Adv Exp Med Biol. 1979;114:769-75. PubMed PMID:463668.

- Schirrmacher V, Bosslet K, Shantz G, Clauer K, Hübsch D. Metástases tumorais e imunidade mediada por células num sistema modelo em ratinhos DBA/2. IV. Diferenças antigénicas entre uma variante metastática e a linha tumoral parental reveladas por linfócitos T citotóxicos. Int J Cancer. 1979 Feb;23(2):245-52. PubMed PMID:8396

- Schirrmacher V. Metástases tumorais e imunidade mediada por células num sistema modelo em ratinhos DBA/2. V. Transferência de imunidade protetora com células T imunes idênticas a H-2 de ratinhos B10.D2. Int J Cancer. 1979 Jul 15;24(l):80- 6. PubMed PMID: 314423.

- Bosslet K, Schirrmacher V, Shantz G. Metástases tumorais e imunidade mediada por células num sistema modelo em ratinhos DBA/2. VI. Padrões de especificidade semelhantes da imunidade protetora anti-tumoral in vivo e das células T citolíticas in vitro. Int J Cancer. 1979 Sep 15;24(3):303-13. PubMed PMID: 314938.

- Lohmann-Matthes ML, Schleich A, Shantz G, Schirrmacher V. Metástases tumorais e imunidade mediada por células num sistema modelo em ratinhos DBA/2. VII. Interação de tumores metastásicos e não metastásicos com tecido normal in vitro. J Natl Cancer Inst. 1980 Jun; 64 (6): 1413-25. PubMed PMID: 6929378.

- Schirrmacher V, Jacobs W. Metástases tumorais e imunidade mediada por células num sistema modelo em ratinhos DBA/2. VIII. Expressão e libertação de receptores gama Fc em variantes de células tumorais metastáticas. J Supramol Struct. 1979;ll(l):105-ll. PubMed PMID: 522481.

- Schirrmacher V, Bosslet K. Metástases tumorais e imunidade mediada por células num sistema modelo em ratinhos DBA/2. X. Imunoselecção de variantes tumorais que diferem na expressão do antigénio tumoral e na capacidade metastática. Int J Cancer. 1980Jun 15;25(6):781-8. PubMed PMID: 14768708.

V. fuga da imunidade às CTLs

- Bosslet K, Schirrmacher V. Escape of metastasizing clonal tumor cell variants from tumor-specific cytolytic T lymphocytes. J Exp Med. 1981 Aug l;154(2):557-62. PubMed PMID: 6167655; PubMed Central PMCID: PMC2186423.**

- Schirrmacher V, Bosslet K. Análise clonal da expressão de antigénios de transplantação associados ao tumor e da capacidade metastática. Cancer Immunol Immunother. 1982;13(l):62-8. PubMed PMID: 7159873.

- Schirrmacher V, Fogel M, Russmann E, Bosslet K, Altevogt P, Beck L. Antigenic variation in cancer metastasis: immune escape versus immune control. Cancer Metastasis Rev. 1982;l(3):241-74. PubMed PMID: 6985248.

- Altevogt P, von Hoegen P, Schirrmacher V. Immunoresistant metastatic tumor variants can re-express their tumor antigen after treatment with

DNA methylation-inhibiting agents. Int J Cancer. 1986 Nov 15;38(5):707-ll. PubMed PMID: 3490445.**

VI INTERACÇÃO HEPATÓCITO-CÉLULA TUMORAL E ESPECIFICIDADE ORGÂNICA DAS METÁSTASES

- Schirrmacher V, Cheingsong-Popov R, Arnheiter H. Interação entre hepatócitos e células tumorais in vitro. I. Condições para a formação de rosetas e inibição por anticorpos anti-H-2. J Exp Med. 1980 Abr l;151(4):984-9. PubMed PMID: 7373219; PubMed Central PMCID: PMC2185824.**

- Cheingsong-Popov R, Robinson P, Altevogt P, Schirrmacher V. Um recetor específico de hidratos de carbono de hepatócitos de rato e a sua interação com células tumorais com metástases hepáticas. Int J Cancer. 1983 Sep 15;32(3):359-66. PubMed PMID: 6885185.

- Springer GF, Cheingsong-Popov R, Schirrmacher V, Desai PR, Tegtmeyer H. Proposed molecular basis of murine tumor cell-hepatocyte interaction. J Biol Chem. 1983 May 10;258(9):5702-6. PubMed PMID: 6304095.

- Benke R, Schirrmacher V. Alteração do organotropismo das variantes do linfoma do rato associada à reatividade quimiotáctica selectiva a quimioatractores derivados de órgãos. Clin Exp Metastasis. 1991 maio-Jun;9(3):205-19. PubMed PMID: 2060181.

- Wang JM, Chertov O, Proost P, Li JJ, Menton P, Xu L, Sozzani S, Mantovani A, Gong W, Schirrmacher V, Van Damme J, Oppenheim JJ. Purificação e identificação de quimiocinas potencialmente envolvidas em metástases específicas dos rins por uma variante de linfoma murino: indução de migração e ativação de NFkappaB. Int J Cancer. 1998 Mar 16;75(6):900-7. PubMed PMID: 9506536.

- Oppenheim JJ, Murphy WJ, Chertox O, Schirrmacher V, Wang JM. Prospects for cytokine and chemokine biotherapy (Perspectivas para a bioterapia com citocinas e quimiocinas). Clin Cancer Res. 1997 Dec;3(12 Pt 2):2682-6. Revisão. PubMed PMID: 10068274.

VII ALTERAÇÕES NOS FENÓTIPOS DAS CÉLULAS TUMORAIS, CONCEITOS

TEÓRICOS DE METÁSTASES E TRATAMENTO

- Schirrmacher V. Shifts in tumor cell phenotypes induced by signals from the microenvironment. Relevância para a imunobiologia da metástase do cancro. Immunobiology. 1980Jul;157(2):89-98. PubMed PMID: 6967852.**

- Larizza L, Schirrmacher V. Somatic cell fusion as a source of genetic rearrangement leading to metastatic variants. Cancer Metastasis Rev. 1984;3(3):193-222. Revisão. PubMed PMID: 6388823.

- Schirrmacher V. Cancer metastasis: experimental approaches, theoretical concepts, and impacts for treatment strategies. Adv Cancer Res. 1985;43:1-73. Revisão. PubMed PMID: 2581423.

- Umansky V, Schirrmacher V. Nitric oxide-induced apoptosis in tumor cells. Adv Cancer Res. 2001;82:107-31. Revisão. PubMed PMID: 11447761.

- Fournier P, Schirrmacher V. Ativação da atividade antitumoral em células T dependente e independente do antigénio tumoral por uma vacina tumoral modificada por anticorpos biespecíficos. Clin Dev Immunol. 2010;2010:423781. doi: 10.1155/2010/423781. Epub 2011 Mar 1. Revisão. PubMed PMID: 21403859; PubMed Central PMCID: PMC3049336.**

- Schirrmacher V, Fournier P. Sinais de perigo em células tumorais: um fator de risco para doenças auto-imunes? Expert Rev Vaccines. 2010 Abr;9(4):347-50. doi: 10.1586/erv.l0.15. PubMed PMID: 20370543.

VIII ESTUDOS IMUNOGENÉTICOS SOBRE A RESISTÊNCIA TUMORAL

- Schirrmacher V. Estudos imunogenéticos sobre a resistência de ratinhos a variantes de células tumorais DBA/2 altamente metastáticas. I. Efeito de incompatibilidades nos genes H-2 ou não-H-2 em ratinhos normais e nude (nu/nu). Invasão Metástase. 1981;1(1):4-21. PubMed PMID: 7188381.

- Schirrmacher V, Landolfo S, Zawatzky R, Kirchner H. Estudos imunogenéticos sobre a resistência de ratinhos a variantes de células tumorais DBA/2 altamente metastáticas. II. Influência de antigénios de histocompatibilidade menores na resistência tumoral, indução de interferão gama e resposta citotóxica. Invasion Metastasis.l981;l(3):175-94. PubMed PMID: 6821364.

- Schirrmacher V, Griesbach A, Gehring M, Lehr B. Separação genética da reatividade GvL e GvH em novas estirpes de ratinhos recombinantes resistentes a tumores. Int JOncol. 1996Jun;8(6):1035-43. PubMed PMID: 21544461.

- Schirrmacher V, Beutner U, Bucur M, Umansky V, Rocha M, von Hoegen

P. Loss of endogenous mouse mammary tumor virus superantigen increases tumor resistance. J Immunol. 1998 Jul 15;161(2):563-70. PubMed PMID: 9670928.

- Schirrmacher V, Müerköster S, Bucur M, Umansky V, Rocha M. Quebra de tolerância a um superantigénio viral associado ao tumor como base para a reatividade do enxerto contra a leucemia. Int J Cancer. 2000 Sep l;87(5):695-706. PubMed PMID: 10925364.**

IX INTERACÇÃO LECTINA-CARBOHIDRATO DE SUPERFÍCIE CELULAR

- Dennis J, Waller C, Timpl R, Schirrmacher V. Surface sialic acid reduces attachment of metastatic tumour cells to collagen type IV and fibronectin. Nature. 1982 Nov 18;300(5889):274-6. PubMed PMID: 7144883.**

- Fogel M, Altevogt P, Schirrmacher V. Metastatic potential severely altered by changes in tumor cell adhesiveness and cell-surface sialylation. J Exp Med. 1983 Jan l;157(l):371-6. PubMed PMID: 6848622; PubMed Central PMCID: PMC2186915.**

- Altevogt P, Fogel M, Cheingsong-Popov R, Dennis J, Robinson P, Schirrmacher V. Different patterns of lectin binding and cell surface sialylation detected on related high- and low-metastatic tumor lines. Cancer Res. 1983 Nov;43(ll):5138-44. PubMed PMID: 6616451.

- Dennis JW, Waller CA, Schirrmacher V. Identificação de oligossacáridos ligados à asparagina envolvidos na adesão de células tumorais à laminina e ao colagénio de tipo IV. J Cell Biol. 1984 Oct;99(4 Pt l):1416-23. PubMed PMID: 6237114; PubMed Central PMCID: PMC2113307.

- Schwartz R, Schirrmacher V, Mühlradt PF. Glicoconjugados de linhas tumorais murinas com diferentes capacidades metastáticas. I. Diferenças na utilização de fucose e nos padrões de glicoproteínas. Int J Cancer. 1984 Abr 15;33(4):503-9. PubMed PMID: 6706434.

- Schwartz-Albiez R, Steffen I, Lison A, Güttler N, Schirrmacher V, Keller R. Expressão e secreção reforçada de sulfato de proteocondroitina numa variante metastática de uma linha celular de linfoma de ratinho. Br J Cancer. 1988 Jun;57(6):569-75. PubMed PMID: 3408644; PubMed Central PMCID: PMC2246466.

- Murayama K, Levery SB, Schirrmacher V, Hakomori S. Diferenças qualitativas na posição de sialilação e expressão superficial de glicolípidos entre linfomas murinos com baixo potencial metastático (Eb) e alto potencial metastático (ESb) e isolamento de um novo disialogangliosídeo (GDI alfa) de células Eb. Cancer Res. 1986 Mar;46(3):1395-402. PubMed PMID: 3484680.

- Gabius HJ, Bandlow G, Schirrmacher V, Nagel GA, Vehmeyer K. Expressão diferencial de proteínas endógenas de ligação ao açúcar (lectinas) em sistemas de modelos de tumores murinos com capacidade metastática. Int J Cancer. 1987 May 15;39(5):643- 8. PubMed PMID: 3570557.

- Lang E, Kohl U, Schirrmacher V, Brossmer R, Altevogt P. Base estrutural para a ligação alterada da lectina aglutinina de soja entre um linfoma metastático murino e uma variante maligna baixa adesiva. Exp Cell Res. 1987 Nov;173(l):232-43. PubMed PMID: 2445594.

- Lang E, Schirrmacher V, Altevogt P. Molecular identification of lectin binding sites differentiating related low and high metastatic murine lymphomas. Clin Exp Metastasis. 1988Jan-Feb;6(l):61-72. PubMed PMID: 3335081.

- Benke R, Lang E, Komitowski D, Muto S, Schirrmacher V. Changes in tumor cell adhesiveness affecting speed of dissemination and mode of metastatic growth. Invasion Metastasis. 1988;8(3):159-76. PubMed PMID: 3259567.

- Beuth J, Ko HL, Schirrmacher V, Uhlenbruck G, Pulverer G. Inibição da colonização de células tumorais hepáticas em dois modelos animais de tumores através do bloqueio de lectinas com D-galactose ou arabinogalactana. Clin Exp Metastasis. 1988 Mar-Abr;6(2):115-20. PubMed PMID: 3345610.

- Matzku S, Kirchgessner H, Schirrmacher V. Anticorpo direcionado para o linfoma murino ESb-MP: aumento da acumulação devido à redução da internalização nas células do linfoma em comparação com as células linfóides normais. Int J Cancer. 1988 Jan 15;41(l):108-14. PubMed PMID: 3335414.

- Lichtner RB, Wiedemuth M, Noeske-Jungblut C, Schirrmacher V. Rapid effects of EGF on cytoskeletal structures and adhesive properties of highly metastatic rat mammary adenocarcinoma cells. Clin Exp Metastasis. 1993 Jan;ll(l):113-25. PubMed PMID: 8422702.

- Khazaie K, Schirrmacher V, Lichtner RB. EGF recetor in neoplasia and metastasis. Cancer Metastasis Rev. 1993 Sep;12(3-4):255-74. Revisão. PubMed PMID: 8281612.

- Kaufmann AM, Lichtner RB, Schirrmacher V, Khazaie K. Induction of apoptosis by EGF recetor in rat mammary adenocarcinoma cells coincides with enhanced spontaneous tumor metastasis. Oncogene. 1996 Dec 5;13(ll):2349-58. PubMed PMID: 8957076

X INVASÃO, HEPARANASE E POTENCIAL METASTÁTICO

- Vlodavsky I, Schirrmacher V, Ariav Y, Fuks Z. Interação de células de linfoma com células endoteliais vasculares em cultura e com a lâmina basal subendotelial: fixação, invasão e aspeto morfológico. Invasion Metastasis. 1983;3(2):81-97. PubMed PMID: 6677623.

- Vlodavsky I, Fuks Z, Bar-Ner M, Ariav Y, Schirrmacher V. Lymphoma cell-mediated degradation of sulfated proteoglycans in the subendothelial extracellular matrix: relationship to tumor cell metastasis. Cancer Res. 1983 Jun; 43 (6): 2704-ll. PubMed PMID: 6601984.

- Bar-Ner M, Kramer MD, Schirrmacher V, Ishai-Michaeli R, Fuks Z, Vlodavsky I. Sequential degradation of heparan sulfate in the subendothelial extracellular matrix by highly metastatic lymphoma cells. Int J Cancer. 1985 Abr 15;35(4):483-91. PubMed PMID: 3157649.**

- Haimovitz-Friedman A, Falcone DJ, Eldor A, Schirrmacher V, Vlodavsky I, Fuks Z. Activation of platelet heparitinase by tumor cell-derived factors. Blood. 1991 Ago l;78(3):789-96. PubMed PMID: 1859891.

- Kramer MD, Robinson P, Vlodavsky I, Barz D, Friberger P, Fuks Z, Schirrmacher V. Characterization of an extracellular matrix-degrading protease derived from a highly metastatic tumor cell line. Eur J Cancer Clin Oncol. 1985 Mar;21(3):307-16. PubMed PMID: 3891358.

- Meissauer A, Kramer MD, Hofmann M, Erkell LJ, Jacob E, Schirrmacher V, Brunner G. Os activadores de plasminogénio do tipo uroquinase e do tipo tecido são essenciais para a invasão in vitro de células de melanoma humano. Exp Cell Res. 1991 Feb;192(2):453-9. PubMed PMID: 1899072.

- Meissauer A, Kramer MD, Schirrmacher V, Brunner G. Generation of cell surface-bound plasmin by cell-associated urokinase-type or secreted tissuetype plasminogen activator: a key event in melanoma cell invasiveness in vitro. Exp Cell Res. 1992 Abr;199(2):179-90. PubMed PMID:

1531956.

- Brunner G, Vettel U, Jobstmann S, Kramer MD, Schirrmacher V. A T-cell-related proteinase expressed by T-lymphoma cells activates their endogenous pro-urokinase. Blood. 1992 Abr 15;79(8):2099-106. PubMed PMID: 156

- Brunner G, Reimbold K, Meissauer A, Schirrmacher V, Erkell LJ. Sulfated glycosaminoglycans enhance tumor cell invasion in vitro by stimulating plasminogen activation. Exp Cell Res. 1998 Mar 15;239(2):301-10. PubMed PMID: 9521847.

- Waller CA, Braun M, Schirrmacher V. Quantitative analysis of cancer invasion in vitro: comparison of two new assays and of tumour sublines with different metastatic capacity. Clin Exp Metastasis. 1986 Abr-Jun;4(2):73-89. PubMed PMID: 3720058.

- Erkell LJ, Schirrmacher V. Quantitative in vitro assay for tumor cell invasion through extracellular matrix or into protein gels. Cancer Res. 1988 Dec l;48(23):6933-7. PubMed PMID: 3180101.

- Vollmers HP, Imhof BA, Braun S, Waller CA, Schirrmacher V, Birchmeier W. Monoclonal antibodies which prevent experimental lung metastases. Interferência com a adesão de células tumorais à laminina. FEBS Lett. 1984 Jun 25;172(l):17-20. PubMed PMID: 6734821.

- Hennes R, Frantzen F, Keller R, Schirrmacher V, Schwartz-Albiez R. Matrix heparan sulphate, but not endothelial cell surface heparan sulphate, is degraded by highly metastatic mouse lymphoma cells. Br J Cancer. 1988 Ago;58(2):186-8. PubMed PMID: 2971387; PubMed Central PMCID: PMC2246756.

- Goldshmidt O, Zcharia E, Abramovitch R, Metzger S, Aingorn H, Friedmann Y, Schirrmacher V, Mitrani E, Vlodavsky I. A expressão da superfície celular e a secreção de heparanase promovem marcadamente a angiogénese e as metástases tumorais. Proc Natl Acad Sei USA. 2002 Jul 23;99(15):10031-6. Epub 2002 Jul 3. PubMed PMID: 12097647; PubMed Central PMCID: PMC126619.

XI FUSÃO CELULAR, CITOGENÉTICA E POTENCIAL METASTÁTICO

- Dzarlieva R, Schirrmacher V, Fusenig NF. Cytogenetic changes during tumor progression towards invasion, metastasis and immune escape in the

Eb/ESb model system. Int J Cancer. 1982 Nov 15;30(5):633-42. PubMed PMID: 6961115.

- Larizza L, Schirrmacher V, Stöhr M, Pflüger E, Dzarlieva R. Inheritance of immunogenicity and metastatic potential in murine cell hybrids from the T-lymphoma ESbO8 and normal spleen lymphocytes. J Natl Cancer Inst. 1984Jun;72(6):1371-81. PubMed PMID: 6610070.

- Larizza L, Schirrmacher V, Pflüger E. Acquisition of high metastatic capacity after in vitro fusion of a nonmetastatic tumor line with a bone marrow-derived macrophage. J Exp Med. 1984 Nov l;160(5):1579-84. PubMed PMID: 6491605; PubMed Central PMCID: PMC2187505.**

- Larizza L, Schirrmacher V, Graf L, Pflüger E, Peres-Martinez M, Stöhr M. Evidência sugestiva de que a variante altamente metastática ESb do linfoma de células T Eb é derivada da fusão espontânea com um macrófago hospedeiro. Int JCancer. 1984 Nov 15;34(5):699-707. PubMed PMID: 6500746.

- Pflüger E, Lang E, Benke R, Heckl-Ostreicher B, Altevogt P, Schirrmacher V. Geração de variantes tumorais adesivas: alterações cromossómicas, redução da malignidade e aumento da expressão de uma glicoproteína de membrana distinta. Clin Exp Metastasis. 1988 Nov-Dez;6(6):485-99. PubMed PMID: 3044658.

XII VESÍCULAS DA MEMBRANA PLASMÁTICA, SISTEMAS REDOX E RECEPTORES

- Barz D, Goppelt M, Szamel M, Schirrmacher V, Resch K. Caracterização de vesículas celulares e extracelulares da membrana plasmática de um linfoma sem metástases (Eb) e da sua variante com metástases (ESb). Biochim Biophys Ata. 1985 Mar 28;814(l):77-84. PubMed PMID: 3978101.

- Cherry JM, Mackellar W, Morre DJ, Crane FL, Jacobsen LB, Schirrmacher V. Evidence for a plasma membrane redox system on intact ascites tumor cells with different metastatic capacity. Biochim Biophys Ata. 1981 Jan 14;634(l):ll-8. PubMed PMID: 7470494.

- Diamantstein T, Osawa H, Graf L, Schirrmacher V. Studies on interleukin 2 recetor expression and IL-2 production by murine T cell lymphomas. Br J Cancer. 1985 Jan;51(l):23-30. PubMed PMID: 3917677; PubMed Central PMCID: PMC1976818.

- Schirrmacher V, Josimovic-Alasevic O, Osawa H, Diamantstein T. Determinação do nível de receptores de interleucina 2 livres de células no soro de animais normais e de animais portadores de tumores positivos para receptores de IL-2 com alta ou baixa capacidade metastática. Br J Cancer. 1987 Jun;55(6):583-7. PubMed PMID: 3113470; PubMed Central PMCID: PMC2002049.

XIII IMUNOTERAPIA ACTIVA-ESPECÍFICA (ASI) PÓS-OPERATÓRIA PARA PREVENÇÃO DA DISSEMINAÇÃO METASTÁTICA

- Heicappell R, Schirrmacher V, von Hoegen P, Ahlert T, Appelhans B. Prevenção da disseminação metastática através de imunoterapia pós-operatória com células tumorais autólogas modificadas por vírus. I. Parâmetros para efeitos terapêuticos óptimos. Int J Cancer. 1986 Abr 15;37(4):569-77. PubMed PMID: 3957462.**

- Schirrmacher V, Heicappell R. Prevention of metastatic spread by postperative immunotherapy with virally modified autologous tumor cells.

II. Estabelecimento de imunidade anti-tumoral sistémica específica. Clin Exp Metastasis. 1987 Abr-Jun;5(2):147-56. PubMed PMID: 3594972.

- von Hoegen P, Heicappell R, Griesbach A, Altevogt P, Schirrmacher V. Prevenção da disseminação metastática através de imunoterapia pós-operatória com células tumorais autólogas viralmente modificadas. III. A ativação pós-operatória de CTLP específicas de tumores de ratinhos com metástases requer estimulação com o antigénio específico e sinais adicionais. Invasão Metástase. 1989;9(2):117-33. PubMed PMID: 2785093.

- Schirrmacher V, von Hoegen P, Heicappell R. Postoperative activation of tumor specific T cells by immunization with virus-modified tumor cells and effects on metastasis. Adv Exp Med Biol. 1988;233:91-6. PubMed PMID: 3265583.

XIV IMUNOLOGIA BÁSICA E IMUNOLOGIA TUMORAL

- Kyewski BA, Momburg F, Schirrmacher V. Phenotype of stromal cell-associated thymocytes in situ is compatible with selection of the T cell repertoire at an "immature" stage of thymic T cell differentiation. Eur J Immunol. 1987 Jul;17(7):961-7. PubMed PMID: 3111861.

- von Hoegen P, Altevogt P, Schirrmacher V. New antigens presented on tumor cells can cause immune rejection without influencing the frequency of tumor-specific cytolytic T cells. Cell Immunol. 1987 Oct 15;109(2):338-48. PubMed PMID:3117377.

- Schild HJ, Kyewski B, Von Hoegen P, Schirrmacher V. As células T auxiliares CD4+ são necessárias para a resistência a um tumor murino altamente metastático. Eur J Immunol. 1987 Dec;17(12):1863-6. PubMed PMID: 2961578.**

- Kyewski BA, Schirrmacher V, Allison JP. Os anticorpos contra o complexo recetor de células T/CD3 interferem com interações distintas entre células intra-tímicas in vivo: correlação com a paragem da diferenciação das células T. Eur J Immunol. 1989 maio;19(5):857-63. PubMed PMID: 2525475.

- Johnson JP, Riethmüller G, Schirrmacher V. Tumor immunology: A herança de Paul Ehrlich. Immunol Today. 1989 Ago;10(8):S35-7. PubMed PMID: 2679644.

- Gückel B, Berek C, Lutz M, Altevogt P, Schirrmacher V, Kyewski BA. Os anticorpos anti-CD2 induzem a falta de resposta das células T in vivo. J Exp Med. 1991 Nov l;174(5):957-67. PubMed PMID: 1682413; PubMed Central PMCID: PMC2118978.

XV   ESTUDOS MOLECULARES SOBRE A COMPETÊNCIA METASTÁTICA

- Pohl J, Radler-Pohl A, Franks LM, Schirrmacher V. Analysis of metastatic competence of mouse bladder carcinoma cells after transfection with activated Ha-ras or N-ras oncogenes. J Cancer Res Clin Oncol. 1988;114(4):373-9. PubMed PMID: 3410877.

- Pohl J, Goldfinger N, Radler-Pohl A, Rotter V, Schirrmacher V. p53 aumenta a capacidade metastática experimental de células de carcinoma murino. Mol Cell Biol. 1988 maio; 8 (5): 2078-81. PubMed PMID: 3290647; PubMed Central PMCID: PMC363387.

- Radler-Pohl A, Pohl J, Schirrmacher V. Aumento seletivo da capacidade metastática em células de carcinoma da bexiga de ratinho após transfecção com ADN de metástases hepáticas de carcinoma do cólon humano. Int J Cancer. 1988 Jun 15;41(6):840-6. PubMed PMID: 3163681.

- Pohl J, Radler-Pohl A, Schirrmacher V. A model to account for the effects of oncogenes, TPA, and retinoic acid on the regulation of genes involved in metastasis. Cancer Metastasis Rev. 1988 Dec;7(4):347-56. Revisão. PubMed

PMID: 306167

XVI MECANISMO IMUNITÁRIO DA VACINA MODIFICADA POR VÍRUS ATV-NDV

- Von Hoegen P, Weber E, Schirrmacher V. Modificação de células tumorais por uma dose baixa do vírus da doença de Newcastle. Aumento da resposta das células T específicas do tumor na ausência de uma resposta anti-viral. Eur J Immunol. 1988 Ago;18(8):1159-66. PubMed PMID: 2970967.

- Schild H, von Hoegen P, Schirrmacher V. Modificação de células tumorais por uma dose baixa do vírus da doença de Newcastle. II. Aumento da resposta das células T específicas do tumor como resultado da cooperação das células T imunes CD4+ e CD8+. Cancer Immunol Immunother. 1989;28(I):22-8. PubMed PMID: 2462467.**

- von Hoegen P, Zawatzky R, Schirrmacher V. Modificação de células tumorais por uma dose baixa do vírus da doença de Newcastle. III. Potenciação da atividade das células T citolíticas específicas do tumor através da indução de interferão-alfa/beta. Cell Immunol. 1990 Mar;126(I):80-90. PubMed PMID: 2302742.**

- Schirrmacher V, von Hoegen P, Heicappell R. Virus modified tumor cell vaccines for active specific immunotherapy of micrometastases: expansion and activation of tumor-specific T cells. Prog Clin Biol Res. 1989;288:391-9. PubMed PMID:2785693.

- Bier H, Armonat G, Bier J, Schirrmacher V, Ganzer U. Imunoterapia pós-operatória ativa-específica de micrometástases de nódulos linfáticos num modelo de tumor de cobaia. ORL J Otorhinolaryngol Relat Spec. 1989;51(4):197-205. PubMed PMID: 2664632.

- Thiede K, Momburg F, Zangemeister U, Schlag P, Schirrmacher V. Crescimento e metástases de tumores humanos em ratinhos nus após inoculação de células tumorais numa matriz de esponja de poliuretano vascularizada. Int J Cancer. 1988 Dec 15;42(6):939-45. PubMed PMID: 3192337.

- Zangemeister U, Thiede K, Schirrmacher V. Recruitment and activation of tumor-specific immune T cells in situ: functional studies using a sponge matrix model. Int JCancer. 1989 Feb 15;43(2):310-6. PubMed PMID: 2783923.

- Zangemeister-Wittke U, Kyewski B, Schirrmacher V. Recruitment and activation of tumor-specific immune T cells in situ. As células CD8+ predominam na resposta secundária em matrizes de esponja e exercem uma atividade semelhante à hipersensibilidade de tipo retardado e aos linfócitos T citotóxicos. J Immunol. 1989 Jul l;143(l):379-85. PubMed PMID: 2499633.

- Ertel C, Millar NS, Emmerson PT, Schirrmacher V, von Hoegen P. Viral hemagglutinin increases peptide-specific cytotoxic T cell responses. Eur J Immunol. 1993 Oct;23(10):2592-6. PubMed PMID: 8405059.**

- Schirrmacher V, Haas C, Bonifer R, Ertel C. A potenciação do vírus da capacidade estimuladora das células T da vacina contra o tumor requer a ligação à superfície celular, mas não a infeção. Clin Cancer Res. 1997Jul;3(7):1135-48. PubMed PMID: 9815793.

- Jurianz K, Haas C, Hubbe M, Ertel C, Brunner G, Altevogt P, Schirrmacher V, von Hoegen P. Adhesive function of newcastle-disease virus hemagglutinin in tumor-host interaction. Int J Oncol. 1995 Sep;7(3):539-45. PubMed PMID: 21552872.

- Umansky V, Shatrov VA, Lehmann V, Schirrmacher V. A indução da síntese de NO em macrófagos pelo vírus da doença de Newcastle está associada à ativação do fator nuclear-kappa B. Int Immunol. 1996 Apr;8(4):491-8.

- Schirrmacher V, Bai L, Umansky V, Yu L, Xing Y, Qian Z. O vírus da doença de Newcastle ativa os macrófagos para uma atividade antitumoral. Int J Oncol. 2000 Feb;16(2):363-73. PubMed PMID: 10639582.

- Termeer CC, Schirrmacher V, Brocker EB, Becker JC. A infeção pelo vírus da doença de Newcastle induz a atividade coestimuladora das células T independente de B7-l/B7-2 em células de melanoma humano. Cancer Gene Ther. 2000 Feb;7(2):316-23. PubMed PMID: 10770642.**

- Schirrmacher V, Griesbach A, Ahlert T. Antitumor effects of Newcastle Disease Virus in vivo: local versus systemic effects. Int J Oncol. 2001 May;18(5):945-52. PubMed PMID: 11295039.

- Fiola C, Peeters B, Fournier P, Arnold A, Bucur M, Schirrmacher V. Replicação selectiva do vírus da doença de Newcastle nos tumores: associação com defeitos das células tumorais na defesa antiviral. Int J Cancer. 2006 Jul 15;119(2):328-38. PubMed PMID: 16470838.

- Apostolidis L, Schirrmacher V, Fournier P. Host mediated anti-tumor effect of oncolytic Newcastle disease virus after locoregional application. Int J Oncol. 2007 Nov;31(5):1009-19. PubMed PMID: 17912426.**

- Pfirschke C, Schirrmacher V. Cross-infection of tumor cells by contact with T lymphocytes loaded with Newcastle disease virus. Int J Oncol. 2009 Apr;34(4):951-62. PubMed PMID: 19287952.**

- Wilden H, Fournier P, Zawatzky R, Schirrmacher V. A expressão de RIG-1, IRF3, IFN-beta e IRF7 determina a resistência ou a suscetibilidade das células à infeção pelo vírus da doença de Newcastle. Int J Oncol. 2009 Apr;34(4):971-82. PubMed PMID: 19287954.

- Jarahian M, Watzl C, Fournier P, Arnold A, Djandji D, Zahedi S, Cerwenka A, Paschen A, Schirrmacher V, Momburg F. Activation of natural killer cells by newcastle disease virus hemagglutinin-neuraminidase. J Virol. 2009 Aug;83(16):8108-21. doi: 10.1128/JVI.00211-09. Epub 2009 Jun 10. PubMed PMID: 19515783; PubMed Central PMCID: PMC2715740.**

- Fournier P, Wilden H, Schirrmacher V. Importance of retinoic acid-inducible gene I and of recetor for type I interferon for cellular resistance to infection by Newcastle disease virus. Int J Oncol. 2012 Jan;40(I):287-98. doi: 10.3892/ijo.2011.1222. Epub 2011 Oct4. PubMed PMID: 21971670.**

- Fournier P, Arnold A, Wilden H, Schirrmacher V. O vírus da doença de Newcastle induz condições pró-inflamatórias e interferão de tipo I para contrariar a atividade das Treg. Int J Oncol. 2012 Mar;40(3):840-50. doi: 10.3892/ijo.2011.1265. Epub 2011 Nov 16. PubMed PMID: 22102168.

- Wilden H, Schirrmacher V, Fournier P. Important role of interferon regulatory fator (IRF)-3 in the interferon response of mouse macrophages upon infection by Newcastle disease virus. Int J Oncol. 2011 Aug;39(2):493-504. doi: 10.3892/ijo.2011.1033. Epub 2011 maio 9. PubMed PMID: 21567079.

- Fournier P, Schirrmacher V. Ativação da atividade antitumoral em células T dependente e independente do antigénio tumoral por uma vacina tumoral modificada por anticorpos biespecíficos. Clin Dev Immunol. 2010;2010:423781. doi: 10.1155/2010/423781. Epub 2011 Mar 1. Revisão. PubMed PMID: 21403859; PubMed Central PMCID: PMC3049336.

- Fournier P, Arnold A, Schirrmacher V. Polarização de células dendríticas derivadas de monócitos humanos para DC1 por estimulação in vitro com o vírus da doença de Newcastle. J BUON. 2009 Sep;14 Suppl I:SIII-22. PubMed

PMID: 19785053.

- Schirrmacher V, Fournier P. Sinais de perigo em células tumorais: um fator de risco para doenças auto-imunes? Expert Rev Vaccines. 2010 Abr;9(4):347-50. doi: 10.1586/erv.l0.15. PubMed PMID: 20370543.

- Schirrmacher V, Fournier P. Newcastle disease virus: a promising vetor for viral therapy, immune therapy, and gene therapy of cancer. Methods Mol Biol. 2009;542:565-605. doi: 10.1007/978-l-59745-561-9_30. Revisão. PubMed PMID: 19565923.**

- Fournier P, Bian H, Szeberenyi J, Schirrmacher V. Análise de três propriedades do vírus da doença de Newcastle para combater o cancro: replicação selectiva do tumor, citotoxicidade antitumoral e imunoestimulação. Métodos Mol Biol. 2012;797:177-204. doi: 10.1007/978-l-61779-340-0_13. PubMed PMID: 21948477.

- Fournier P, Schirrmacher V. Oncolytic Newcastle Disease Virus as Cutting Edge between Tumor and Host. Biologia (Basileia). 2013 Jul 2;2(3):936-75. doi: 10.3390/biology2030936. PubMed PMID: 24833054; PubMed Central PMCID: PMC3960873.

XVII NOVOS ESTUDOS DE MODELOS DE IMUNOTERAPIA DE METÁSTASES

- Plaksin D, Porgador A, Vadai E, Feldman M, Schirrmacher V, Eisenbach L. Vacinação eficaz contra melanoma metastático com células tumorais transfectadas com genes MHC e/ou infectadas com o vírus da doença de Newcastle (NDV). Int J Cancer. 1994 Dec 15;59(6):796-801. PubMed PMID: 7989121.

- Schirrmacher V. Aumento da imunoterapia protetora contra células de linfoma Esb metastático através da combinação da transferência de células imunitárias com irradiação do hospedeiro, reestimulação de antigénios e/ou tratamento com anticorpos anti-TNF-alfa. IntJOncol. 1995Jan;6(l):17-25. PubMed PMID: 21556495.

- Naujocks G, Schmitz A, Schramm J, Wiestler O, Schirrmacher V. A imunização periférica contra o glioma maligno do rato pode induzir uma imunidade antitumoral eficaz no cérebro. Int J Oncol. 1995 Apr;6(4):759-65. PubMed PMID: 21556600.

- Naujocks G, Serwe M, Bayer T, Schirrmacher V. Transferência adotiva através de linfócitos T imunes de imunidade anti-tumoral eficaz contra um glioma maligno de rato no cérebro. Int J Oncol. 1997 Aug;ll(2):249-54. PubMed PMID: 21528207.

- Lindner M, Schirrmacher V. Tumour cell-dendritic cell fusion for cancer immunotherapy: comparison of therapeutic efficiency of polyethylen-glycol versus electro-fusion protocols. Eur J Clin Invest. 2002 Mar;32(3):207-17. PubMedPMID: 11895473

XVIII IMUNIZAÇÃO INTRA-AURICULAR-PINNA

- Schirrmacher V, Jurianz K, Griesbach A. Indução intra-pinna de funções específicas de células T imunes antitumorais. Int J Oncol. 1997 Ago;ll(2):227-33. PubMed PMID: 21528204.

- Jurianz K, von Hoegen P, Schirrmacher V. Superioridade do pavilhão auricular em relação a um local de inoculação subcutânea de tumores para a indução de uma resposta de citocinas do tipo Thl. Cancer Immunol Immunother. 1998 Feb;45(6):327-33. PubMed PMID: 9490203.

- Förg P, von Hoegen P, Dalemans W, Schirrmacher V. Superioridade do pavilhão auricular em relação ao tecido muscular como local para a vacinação com ADN. Gene Ther. 1998 Jun;5(6):789-97. PubMed PMID: 9747459.**

- Schirrmacher V, Förg P, Dalemans W, et al. Intra-pinna anti-tumor vaccination with self-replicating infectious RNA or with DNA encoding a model tumor antigen. Gene Ther 7(13):1137-47 (2000). PMID: 10918481

- Schirrmacher V, Leidig S, Griesbach A. Ativação in situ de linfócitos T citotóxicos específicos de tumores singénicos: imunização intra-pinna seguida de reestimulação na cavidade peritoneal. Cancer Immunol Immunother. 1991;33(5):299-306. PubMed PMID: 1868488.

- Schirrmacher V, Schild HJ, Gückel B, von Hoegen P. Tumour-specific CTL response requiring interactions of four different cell types and recognition of MHC class I and class II restricted tumour antigens. Immunol Cell Biol. 1993 Aug;71 (Pt 4):311-26. PubMed PMID: 7901150.

- Schirrmacher V, Griesbach A, Umansky V, Rocha M. Transferência adotiva de imunidade protetora contra uma variante de células tumorais altamente metastáticas por um pequeno número de células T efetoras peritoneais ativadas in situ específicas do tumor. Int J Oncol. 1994 Aug;5(2):141-51. PubMed PMID: 21559568.

- Khazaie K, Prifti S, Beckhove P, Griesbach A, Russell S, Collins M, Schirrmacher V. A persistência de células tumorais dormentes na medula óssea de ratinhos vacinados com células tumorais está correlacionada com a proteção imunológica a longo prazo. Proc Natl Acad Sei USA. 1994 Aug 2;91(16):7430-4. PubMed PMID: 8052600; PubMed Central PMCID: PMC44414.**

- Umansky V, Rocha M, Kruger A, Vonhoegen P, Schirrmacher V. Os macrófagos activados in situ estão envolvidos na resistência do hospedeiro às metástases de linfoma através da produção de óxido nítrico. Int J Oncol. 1995 Jul;7(l):33-40. PubMed PMID: 21552802.

- Rocha M, Krüger A, Van Rooijen N, Schirrmacher V, Umansky V. Liver endothelial cells participate in T-cell-dependent host resistance to lymphoma metastasis by production of nitric oxide in vivo. Int J Cancer. 1995 Nov 3;63(3):405-ll. PubMed PMID: 7591240.

XIX ESTUDOS ENXERTO-VERSUS-LEUCEMIA NUM NOVO MODELO ANIMAL

- Zangemeister-Wittke U, Schirrmacher V. Transferência de imunidade tumoral de longa duração por células T imunes de ratinhos congénicos com MHC: migração, sobrevivência e proteção tumoral das células citotóxicas do dador. Biotherapy. 1991;3(4):319-29. PubMed PMID: 1786195.

- Schirrmacher V, von Hoegen P, Griesbach A, Schild HJ, Zangemeister-Wittke U. Specific eradication of micrometastases by transfer of tumour-immune T cells from major-histocompatibility-complex congenic mice. Cancer Immunol Immunother. 1991;32(6):373-81. PubMed PMID: 1826094.

- Schirrmacher V, Zangemeister-Wittke U. A irradiação gama suprime a imunidade protetora mediada por células T contra um tumor metastático na fase aferente da resposta imunitária, mas reforça-a na fase eferente quando administrada antes da transferência de células imunitárias. Int J Oncol. 1994 Feb;4(2):335-46. PubMed PMID: 21566929.

- Schirrmacher V. Aumento da imunoterapia protetora contra células de linfoma Esb metastático através da combinação da transferência de células imunitárias com irradiação do hospedeiro, reestimulação de antigénios e/ou tratamento com anticorpos anti-TNF-alfa. Int JOncol. 1995Jan;6(l):17-25. PubMed PMID: 21556495.

XX INVESTIGAÇÃO TRANSLACIONAL COM A VACINA HUMANA CONTRA O

ATV-NDV

- Schirrmacher V, Haas C, Bonifer R, Ahlert T, Gerhards R, Ertel C. Human tumor cell modification by virus infection: an efficient and safe way to produce cancer vaccine with pleiotropic immune stimulatory properties when using Newcastle disease virus. Gene Ther. 1999 Jan;6(l):63-73. PubMed PMID: 10341877.

- Washburn B, Schirrmacher V. A infeção de células tumorais humanas pelo vírus da doença de Newcastle conduz à regulação positiva de HLA e de moléculas de adesão celular e à indução de interferões, quimiocinas e, finalmente, apoptose. Int J Oncol. 2002 Jul;21(l):85-93. PubMed PMID: 12063554.

- Ahlert T, Schirrmacher V. Isolamento de um mutante do vírus da doença de Newcastle adaptado ao melanoma humano com padrões de replicação altamente selectivos. Cancer Res. 1990 Sep 15;50(18):5962-8. PubMed PMID: 2203523.

- Notter M, Schirrmacher V. Tumor-specific T-cell clones recognize different protein determinants of autologous human malignant melanoma cells. Int J Cancer. 1990 May 15;45(5):834-41. PubMed PMID: 2159436.

- Zeng J, Fournier P, Schirrmacher V. Stimulation of human natural interferonalpha response via paramyxovirus hemagglutinin lectin-cell interaction. J Mol Med (Berl). 2002 Jul;80(7):443-51. Epub 2002 maio 7. PubMed PMID: 12110950.

- Schwendemann J, Choi C, Schirrmacher V, Beckhove P. Dynamic differentiation of human peripheral blood activated CD8+ and CD4+ effector memory T cells. J Immunol. 2005 Aug l;175(3):1433-9. PubMed PMID: 16034079.

- Zeng J, Fournier P, Schirrmacher V. A elevada expressão à superfície das células das proteínas do vírus da doença de Newcastle através de vectores de replicação demonstra a atividade de formação de sincícios das moléculas F e de promoção da fusão das moléculas HN. Int J Oncol. 2004 Aug;25(2):293-302. PubMed PMID: 15254725.

- Washburn B, Weigand MA, Grosse-Wilde A, Janke M, Stahl H, Rieser E, Sprick MR, Schirrmacher V, Walczak H. TNF-related apoptosis-inducing ligand mediates tumoricidal activity of human monocytes stimulated by Newcastle disease virus. J Immunol. 2003 Feb 15;170(4):1814-21. PubMed

PMID: 12574346.

- Fournier P, Zeng J, Schirrmacher V. Two ways to induce innate immune responses in human PBMCs: paracrine stimulation of IFN-alpha responses by viral protein or dsRNA. Int J Oncol. 2003 Sep;23(3):673-80. PubMed PMID: 12888903.

XXI ESTUDOS CLÍNICOS COMATV-NDV

- Lehner B, Schlag P, Liebrich W, Schirrmacher V. Imunização específica ativa pós-operatória em doentes com cancro colorrectal ressecados curativamente com uma vacina de células tumorais autólogas modificadas por vírus. Cancer Immunol Immunother. 1990;32(3):173-8. PubMed PMID: 2289211.

- Ahlert T, Sauerbrei W, Bastert G, Ruhland S, Bartik B, Simiantonaki N, Schumacher J, Häcker B, Schumacher M, Schirrmacher V. Tumor-cell number and viability as quality and efficacy parameters of autologous virus-modified cancer vaccines in patients with breast or ovarian cancer. J Clin Oncol. 1997 Apr;15(4):1354-66. Errata em: J Clin Oncol 1997 Jul;15(7):2763. PubMed PMID:9193327.**

- Liebrich W, Schlag P, Manasterski M, Lehner B, Stöhr M, Möller P, Schirrmacher V. Caracterização in vitro e clínica de uma vacina autóloga de células tumorais modificada pelo vírus da doença de Newcastle para o tratamento de doentes com cancro colorrectal. Eur J Cancer. 1991;27(6):703-10. PubMed PMID: 1829908.

- Schlag P, Manasterski M, Gerneth T, Hohenberger P, Dueck M, Herfarth C, Liebrich W, Schirrmacher V. Imunoterapia específica ativa com células tumorais autólogas modificadas pelo vírus da doença de Newcastle após a ressecção de metástases hepáticas no cancro colorrectal. Primeira avaliação da resposta clínica de um ensaio de fase II. Cancer Immunol Immunother. 1992;35(5):325-30. PubMed PMID: 1394336.

- Schirrmacher V, Schlag P, Liebrich W, Patel BT, Stoeck M. Imunoterapia específica do carcinoma colorrectal com células tumorais autólogas modificadas pelo vírus da doença de Newcastle preparadas a partir de metástases hepáticas ressecadas. Ann N Y Acad Sei. 1993 Ago 12;690:364-6. PubMed PMID: 8368757.

- Pomer S, Schirrmacher V, Thiele R, Lohrke H, Brkovic D, Staehler G. Resposta tumoral e dados de sobrevivência a 4 anos de doentes com carcinoma de células renais avançado tratados com vacina tumoral autóloga e R-IL-2 e IFN-alfa(2b) subcutâneos. Int J Oncol. 1995 May;6(5):947-54. PubMed PMID: 21556623.

- Ockert D, Schirrmacher V, Beck N, Stoelben E, Ahlert T, Flechtenmacher J, Hagmüller E, Buchcik R, Nagel M, Saeger HD. Vacina de células tumorais autólogas intactas infectadas com o vírus da doença de Newcastle para imunoterapia específica ativa adjuvante do carcinoma colorrectal ressecado. Clin Cancer Res. 1996 Jan;2(l):21-8. PubMed PMID: 9816085.

- Schirrmacher V, Ahlert T, Pröbstle T, Steiner HH, Herold-Mende C, Gerhards

R ,Hagmüller E, Steiner HH. Imunização com células tumorais modificadas por vírus. Semin Oncol. 1998 Dec;25(6):677-96. Revisão. PubMed PMID: 9865682.

- Steiner HH, Bonsanto MM, Beckhove P, Brysch M, Geletneky K, Ahmadi R, Schuele-Freyer R, Kremer P, Ranaie G, Matejic D, Bauer H, Kiessling M, Kunze

S ,Schirrmacher V, Herold-Mende C. Antitumor vaccination of patients with glioblastoma multiforme: a pilot study to assess feasibility, safety, and clinical benefit. J Clin Oncol. 2004 Nov 1;22(21):4272-81. Epub 2004 Sep 27. PubMed PMID: 15452186.**

- Karcher J, Dyckhoff G, Beckhove P, Reisser C, Brysch M, Ziouta Y, Helmke BH, Weidauer H, Schirrmacher V, Herold-Mende C. Vacinação antitumoral em pacientes com carcinomas de células escamosas de cabeça e pescoço com células tumorais autólogas modificadas por vírus. Cancer Res. 2004 Nov l;64(21):8057-61. PubMed PMID: 15520216.

- Herold-Mende C, Karcher J, Dyckhoff G, Schirrmacher V. Antitumor immunization of head and neck squamous cell carcinoma patients with a virus-modified autologous tumor cell vaccine. Adv Otorhinolaryngol. 2005;62:173-83. PubMed PMID: 15608427.

- Schirrmacher V. Ensaios clínicos de vacinação antitumoral com uma vacina autóloga de células tumorais modificada por infeção viral: melhoria da sobrevivência dos doentes com base numa melhor memória imunitária antitumoral. Cancer Immunol Immunother. 2005 Jun;54(6):587-98. Epub 2004 Oct 30. PubMed PMID: 15838708.

- Schirrmacher V. Imunoterapia de metástases mediada por células T: estado da arte em 2005. Expert Opin Biol Ther. 2005 Aug;5(8):1051-68. Revisão. PubMed PMID: 16050783.

- Schulze T, Kemmner W, Weitz J, Wernecke KD, Schirrmacher V, Schlag PM. Eficiência da imunização específica ativa adjuvante com células tumorais modificadas pelo vírus da doença de Newcastle em doentes com cancro colorrectal após a ressecção de metástases hepáticas: resultados de um ensaio prospetivo aleatório. Cancer Immunol Immunother. 2009 Jan;58(l):61-9. doi: 10.1007/s00262-008-0526-l. Epub 2008 May 17. PubMed PMID: 18488223.**

- Fournier P, Schirrmacher V. Estudos clínicos aleatórios de vacinação anti-tumoral: estado da arte em 2008. Expert Rev Vaccines. 2009 Jan;8(l):51-66. doi: 10.1586/14760584.8.1.51. Revisão. PubMed PMID: 19093773.

- Schirrmacher V, Fournier P, Schlag P. Autologous tumor cell vaccines for post-operative active-specific immunotherapy of colorectal carcinoma: longterm patient survival and mechanism of function. Expert Rev Vaccines. 2014 Jan;13(l):117-30. doi: 10.1586/14760584.2014.854169. Revisão. PubMed PMID: 24219122.**

XXI VISUALIZAÇÃO DE MICROMETÁSTASES POR TRANSFECÇÃO LAC-Z E MANCHAS

- Krüger A, Schirrmacher V, Khokha R. The bacterial lacZ gene: an important tool for metastasis research and evaluation of new cancer therapies. Cancer Metastasis Rev. 1998-1999;17(3):285-94. Revisão. PubMed PMID: 10352882.

- Krüger A, Schirrmacher V, von Hoegen P. Micrometástases dispersas visualizadas ao nível de uma única célula: deteção e reisolamento de células de linfoma com metástases marcadas com lacZ. Int J Cancer. 1994 Jul 15;58(2):275-84. PubMed PMID:7517921.

- Krüger A, Umansky V, Rocha M, Hacker HJ, Schirrmacher V, von Hoegen P. Pattern and load of spontaneous liver metastasis dependent on host immune status studied with a lacZ transduced lymphoma. Blood. 1994 Nov l;84(9):3166-74. PubMed PMID: 7949189.

XXII estabelecimento de um modelo de imunoterapia celular gvl para

doenças em fase tardia

- Schirrmacher V, Beckhove P, Kruger A, Rocha M, Umansky V, Fichtner K, Hull W, Zangemeisterwittke U, Griesbach A, Jurianz K, Vonhoegen P. Rejeição imunitária eficaz de cancro com metástases avançadas. Int J Oncol. 1995 Mar;6(3):505-21. PubMed PMID: 21556565.**

- Umansky V, Beckhove P, Rocha M, Krüger A, Crocker PR, Schirrmacher V. A role for sialoadhesin-positive tissue macrophages in host resistance to lymphoma metastasis in vivo. Immunology. 1996 Feb;87(2):303-9. PubMed PMID: 8698395; PubMed Central PMCID: PMC1384289.

- Rocha M, Krüger A, Umansky V, von Hoegen P, Naor D, Schirrmacher V. Dynamic expression changes in vivo of adhesion and costimulatory molecules determine load and pattern of lymphoma liver metastasis. Clin Cancer Res. 1996 maio; 2 (5): 811-20. PubMed PMID: 9816235.bMed PMID: 8671635.

- Fichtner KP, Schirrmacher V, Griesbach A, Hull WE. Caracterização de uma linha celular de linfoma murino por espetroscopia[31] P-NMR: monitorização in vivo dos efeitos antitumorais locais da transferência sistémica de células imunitárias. Int J Cancer. 1996 maio 16;66(4):484-95. PubMed PMID: 8635864.

- Fichtner KP, Schirrmacher V, Griesbach A, Hull WE. Microimagem 1H-NMR in vivo com ativação respiratória para monitorização da imunoterapia adotiva do linfoma metastático do rato. Magn Reson Med. 1997 Sep;38(3):440-55. PubMed PMID: 933944**

- Umansky V, Rocha M, Schirrmacher V. Liver endothelial cells: participation in host response to lymphoma metastasis. Cancer Metastasis Rev. 1996 Jun;15(2):273-9. Revisão. PubMed PMID: 8842499.

- Lee K, Hacker H, Umansky V, Schirrmacher V, Rocha M. Alterações no glicogénio hepático e no metabolismo lipídico durante a reatividade transitória enxerto-versus-hospedeiro (GvH) e enxerto-versus-leucemia (GvL). Int J Oncol. 1996 Oct;9(4):635-43. PubMed PMID: 21541563.**

- Rocha M, Hexel K, Bucur M, Schirrmacher V, Umansky V. Dissecção de células tumorais e hospedeiras de órgãos alvo de metástases para testar a expressão genética diretamente ex vivo. Br J Cancer. 1996 Oct;74(8):1216-22. PubMed PMID: 8883407; PubMed Central PMCID: PMC2075939.

- Rocha M, Umansky V, Schirrmacher V, Elices M. Downregulation in situ da expressão da superfície celular da integrina VLA-4 durante o crescimento do linfoma e metástase hepática. Int JOncol. 1997 Mar;10(3):457-64. PubMed PMID: 21533397.

- Umansky V, Bucur M, Schirrmacher V, Rocha M. Células endoteliais ativadas induzem apoptose em células de linfoma. Int J Oncol. 1997 Mar;10(3):465-71. PubMed PMID: 21533398.

- Liliensiek B, Rocha M, Umansky V, Benner A, Lin J, Ziegler R, Nawroth PP, Schirrmacher V. Identification of four genes in endothelial cells whose expression is affected by tumor cells and host immune status-a study in ex vivo-isolated endothelial cells. Blood. 1998 Nov l;92(9):3394-404. PubMed PMID: 9787179.

- Rocha M, Umansky V, Lee KH, Hacker HJ, Benner A, Schirrmacher V. Diferenças entre a reatividade enxerto-versus-leucemia e enxerto-versus-hospedeiro. I. Interação das células T imunes do dador com células tumorais e/ou do hospedeiro. Blood. 1997 Mar 15;89(6):2189-202. PubMed PMID: 9058744.

- Müerköster S, Wachowski O, Zerban H, Schirrmacher V, Umansky V, Rocha M. A reatividade enxerto-versus-leucemia envolve a formação de clusters entre linfócitos T de dadores superantigénicos e macrófagos do hospedeiro. Clin Cancer Res. 1998 Dez; 4 (12): 3095-106. PubMed PMID: 9865926.**

- Müerköster S, Rocha M, Crocker PR, Schirrmacher V, Umansky V. Sialoadhesin-positive host macrophages play an essential role in graft-versus- leukemia reactivity in mice. Blood. 1999 Jun 15;93(12):4375-86. PubMed PMID: 10361136.**

- Müerköster S, Laman JD, Rocha M, Umansky V, Schirrmacher V. Provas funcionais e in situ da produção de óxido nítrico impulsionada pelas interações CD40-CD40L na reatividade enxerto-versus-leucemia. Clin Cancer Res. 2000 maio;6(5):1988-96. PubMed PMID: 10815924.**

- Schirrmacher V, Müerköster S, Bucur M, Umansky V, Rocha M. Quebra de tolerância a um superantigénio viral associado ao tumor como base para a reatividade do enxerto contra a leucemia. Int J Cancer. 2000 Sep l;87(5):695-706. PubMed PMID: 10925364.**

- Rocha M, Schirrmacher V, Umansky V. Dissecção de células tumorais e hospedeiras de órgãos com metástases para testar a expressão genética diretamente ex vivo. Methods Mol Med. 2001;58:277-84. doi: 10.1385/l-59259-137-X:277. PubMed PMID: 21340865.

- Ushmorov A, Ratter F, Lehmann V, Dröge W, Schirrmacher V, Umansky V. A apoptose induzida pelo óxido nítrico em linhas leucémicas humanas requer a degradação dos lípidos mitocondriais e a libertação do citocromo C. Blood. 1999 Abr l;93(7):2342-52. PubMed PMID: 10090945.

-Müerköster S, Weigand MA, Choi C, Walczak H, Schirrmacher V, Umansky V. Superantigen reactive Vbeta6+ T cells induce perforin/granzyme B mediated caspase-independent apoptosis in tumor cells. Br J Cancer. 2002 Mar 4;86(5):828-36. PubMed PMID: 11875749; PubMed Central PMCID: PMC2375320.

- Schirrmacher V, Beckhove P, Choi C, Griesbach A, Mahnke Y. As células T de memória imune a tumores da medula óssea exercem GvL sem reatividade GvH no cancro com metástases avançadas. Int J Oncol. 2005 Oct;27(4):1141-9. PubMed PMID: 16142333.**

- Schirrmacher V. Remissão completa do cancro em fase avançada da doença através de radiação e transferência de células T imunes alogénicas compatíveis com o MHC: lições dos estudos GvL em animais. Cancer Immunol Immunother. 2014 Jun;63(6):535-43. doi: 10.1007/s00262-014-1530-2. Epub 2014 Mar 9. Revisão. PubMed PMID: 24610041.**

XXIII VACINA ATV-NDV COM ANTICORPOS ESPECÍFICOS DE LIGAÇÃO

- Haas C, Schirrmacher V. Immunogenicity increase of autologous tumor cell vaccines by virus infection and attachment of bispecific antibodies. Cancer Immunol Immunother. 1996 Nov;43(3):190-4. Revisão. PubMed PMID: 9001573.**

- Haas C, Schirrmacher V. Introdução efectiva de moléculas coestimuladoras de células T em vacinas de células tumorais modificadas por vírus através da modificação com anticorpos biespecíficos. Int J Oncol. 1997 Nov;ll(5):951-7. PubMed PMID: 21528289.

- Haas C, Strauss G, Moldenhauer G, Iorio RM, Schirrmacher V. Bispecific antibodies increase T-cell stimulatory capacity in vitro of human autologous virus-modified tumor vaccine. Clin Cancer Res. 1998 Mar;4(3):721-30. PubMed PMID: 9533542.

- Haas C, Ertel C, Gerhards R, Schirrmacher V. Introdução de funções imunitárias adesivas e coestimuladoras nas células tumorais através da infeção com o vírus da doença de Newcastle. Int JOncol. 1998 Dec;13(6):1105-15. PubMed PMID: 9824618.

- Schirrmacher V, Haas C. Modificação de vacinas contra o cancro por infeção viral e ligação de anticorpos biespecíficos. Uma alternativa eficaz à terapia genética somática. Adv Exp Med Biol. 1998;451:251-7. Revisão. PubMed PMID: 10026882.

- Haas C, Herold-Mende C, Gerhards R, Schirrmacher V. Uma estratégia eficaz de modificação da vacina contra tumores humanos através do acoplamento de moléculas coestimuladoras biespecíficas. Cancer Gene Ther. 1999 maio-Jun;6(3):254-62. PubMed PMID: 10359211.

- Haas C, Lulei M, Fournier P, Arnold A, Schirrmacher V. Uma vacina contra o tumor que contém anticorpos biespecíficos anti-CD3 e anti-CD28 desencadeia uma atividade antitumoral forte e duradoura nos linfócitos humanos. Int J Cancer. 2006 Feb l;118(3):658-67. PubMed PMID: 16108015.

- Aigner M, Janke M, Lulei M, Beckhove P, Fournier P, Schirrmacher V. Uma vacina eficaz contra o tumor optimizada para a co-estimulação através de proteínas de fusão biespecíficas e triespecíficas. Int J Oncol. 2008 Abr;32(4):777-89. PubMed PMID: 18360705.

- Fournier P, Schirrmacher V. Anticorpos biespecíficos e imunocitocinas triespecíficas para combater o cancro através do sistema imunitário: preparação para o futuro. BioDrugs. 2013 Feb;27(l):35-53. doi: 10.1007/s40259-012- 0008-z. Revisão. PubMed PMID: 23329400.**

- Fournier P, Aigner M, Schirrmacher V. O direcionamento das imunocitocinas IL-2 e GM-CSF para uma vacina contra o tumor conduz a um aumento da atividade antitumoral. Int J Oncol. 2011 Jun;38(6):1719-29. doi: 10.3892/ijo.2011.976. Epub 2011 Mar 17. PubMed PMID: 21424118.

- Fournier P, Aigner M, Schirrmacher V. Estudos de otimização para o acoplamento de anticorpos biespecíficos a moléculas de ancoragem viral de uma vacina contra o tumor. Int J Oncol. 2010 Nov;37(5):1203-17. PubMed PMID: 20878068.

- Fournier P, Aigner M, Schirrmacher V. Análise do transcriptoma e perfil de citocinas de células T naive estimuladas por uma vacina contra tumores através de CD3 e CD25. Int J Oncol. 2010 Dec;37(6):1439-52. PubMed PMID: 21042712.**

- Khazaie K, Prifti S, Beckhove P, Griesbach A, Russell S, Collins M, Schirrmacher V. A persistência de células tumorais dormentes na medula óssea de ratinhos vacinados com células tumorais está correlacionada com a proteção imunológica a longo prazo. Proc Natl Acad Sei USA. 1994 Aug 2;91(16):7430-4. PubMed PMID: 8052600; PubMed Central PMCID: PMC44414.**

- Müller M, Gounari F, Prifti S, Hacker HJ, Schirrmacher V, Khazaie K. EblacZ tumor dormancy in bone marrow and lymph nodes: active control of proliferating tumor cells by CD8+ immune T cells. Cancer Res. 1998 Dec l;58(23):5439-46. PubMed PMID: 9850077.

- Schirrmacher V. T-cell immunity in the induction and maintenance of a tumour dormant state. Semin Cancer Biol. 2001 Aug;ll(4):285-95. Rever. PubMed PMID: 11513564.**

- Feuerer M, Beckhove P, Garbi N, Mahnke Y, Limmer A, Hommel M, Hämmerling GJ, Kyewski B, Hamann A, Umansky V, Schirrmacher V. Bone marrow as a priming site for T-cell responses to blood-borne antigen. Nat Med. 2003 Sep;9(9):1151-7. Epub 2003 Aug 10. PubMed PMID: 12910264.**

- Feuerer M, Beckhove P, Mahnke Y, Hommel M, Kyewski B, Hamann A, Umansky V, Schirrmacher V. Microambiente da medula óssea que facilita as interações entre as células dendríticas e as células T CD4: Interações entre células T CD4 e manutenção da memória CD4. Int J Oncol. 2004 Oct;25(4):867-76. PubMed PMID: 15375534.

- Mahnke YD, Schirrmacher V. A novel tumor model system for the study of long-term protective immunity and immune T cell memory. Cell Immunol. 2003 Feb;221(2):89-99. PubMed PMID: 12747949.

- Mahnke YD, Schirrmacher V. Characteristics of a potent tumor vaccine-induced secondary anti-tumor T cell response. Int J Oncol. 2004 Jun;24(6):1427-34. PubMed PMID: 15138584.

- Mahnke YD, Schwendemann J, Beckhove P, Schirrmacher V. Maintenance of long-term tumour-specific T-cell memory by residual dormant tumour cells. Immunology. 2005 Jul;115(3):325-36. PubMed PMID: 15946250; PubMed Central PMCID: PMC1782166.**

XXV CÉLULAS T DE MEMÓRIA REACTIVAS AO CANCRO DA MEDULA ÓSSEA DE DOENTES COM CANCRO

- Feuerer M, Rocha M, Bai L, Umansky V, Solomayer EF, Bastert G, Diel IJ, Schirrmacher V. Enriquecimento de células T de memória e outras alterações imunológicas profundas na medula óssea de doentes com cancro da mama não tratadas. Int J Cancer. 2001 Abr l;92(l):96-105. PubMed PMID: 11279612.

- Feuerer M, Beckhove P, Bai L, Solomayer EF, Bastert G, Diel IJ, Pedain C, Oberniedermayr M, Schirrmacher V, Umansky V. Therapy of human tumors in NOD/SCID mice with patient-derived reactivated memory T cells from bone marrow. Nat Med. 2001 Apr;7(4):452-8. PubMed PMID: 11283672.**

- Bai L, Feuerer M, Beckhove P, Umansky V, Schirrmacher V. Generation of dendritic cells from human bone marrow mononuclear cells: advantages for clinical application in comparison to peripheral blood monocyte derived cells. Int JOncol. 2002 Feb;20(2):247-53. PubMed PMID: 11788884.

- Bai L, Koopmann J, Fiola C, Fournier P, Schirrmacher V. As células dendríticas pulsadas com oncolisados virais estimulam potentemente as células T autólogas de doentes com cancro. Int JOncol. 2002 Oct;21(4):685-94. PubMed PMID: 12239606.**

- Bai L, Beckhove P, Feuerer M, Umansky V, Choi C, Solomayer FS, Diel IJ, Schirrmacher V. Interações cognatas entre células T de memória e células dendríticas apresentadoras de antigénios tumorais da medula óssea de doentes com cancro da mama: estimulação celular bidirecional, sobrevivência e atividade antitumoral in vivo. IntJCancer. 2003Jan l;103(l):73-83. PubMed PMID: 12455056.**

- Schirrmacher V, Feuerer M, Beckhove P, Ahlert T, Umansky V. T cell memory, anergy and immunotherapy in breast cancer (Memória das células T, anergia e imunoterapia no cancro da mama). J Mammary Gland Biol Neoplasia. 2002 Apr;7(2):201-8. Revisão. PubMed PMID: 12463740.

- Solomayer EF, Feuerer M, Bai L, Umansky V, Beckhove P, Meyberg GC, Bastert G, Schirrmacher V, Diel IJ. Influence of adjuvant hormone therapy and chemotherapy on the immune system analysed in the bone marrow of patients with breast cancer (Influência da terapia hormonal adjuvante e da quimioterapia no sistema imunitário analisado na medula óssea de doentes com cancro da mama). Clin Cancer Res. 2003 Jan;9(l):174-80. PubMed

PMID: 12538466.**

- Schirrmacher V, Feuerer M, Fournier P, Ahlert T, Umansky V, Beckhove P. T- cell priming in bone marrow: the potential for long-lasting protective antitumor immunity. Trends Mol Med. 2003 Dec;9(12):526-34. Revisão. PubMed PMID: 14659467**

- Beckhove P, Feuerer M, Dolenc M, Schuetz F, Choi C, Sommerfeldt N, Schwendemann J, Ehlert K, Altevogt P, Bastert G, Schirrmacher V, Umansky V. Specifically activated memory T cell subsets from cancer patients recognize and reject xenotransplanted autologous tumors. J Clin Invest. 2004 Jul;114(I):67-76. PubMed PMID: 15232613; PubMed Central PMCID: PMC437963.**

- Choi C, Witzens M, Bucur M, Feuerer M, Sommerfeldt N, Trojan A, Ho A, Schirrmacher V, Goldschmidt H, Beckhove P. Enriquecimento de células T de memória CD8 funcionais específicas para MUC1 na medula óssea de doentes com mieloma múltiplo. Blood. 2005 Mar I;105(5):2132-4. Epub 2004 Nov 23. PubMed PMID: 15561890.

- Schmitz-Winnenthal FH, Volk C, Z'graggen K, Galindo L, Nummer D, Ziouta Y, Bucur M, Weitz J, Schirrmacher V, Büchler MW, Beckhove P. Elevadas frequências de células T funcionais reactivas a tumores na medula óssea e no sangue de doentes com cancro do pâncreas. Cancer Res. 2005 Nov I;65(21):10079-87. PubMed PMID: 16267034.

- Sommerfeldt N, Beckhove P, Ge Y, Schütz F, Choi C, Bucur M, Domschke C, Sohn C, Schneeweis A, Rom J, Pollmann D, Leucht D, Vlodavsky I, Schirrmacher V. Heparanase: a new metastasis-associated antigen recognized in breast cancer patients by spontaneously induced memory T lymphocytes. Cancer Res. 2006 Aug I;66(15):7716-23. PubMed PMID: 16885374.**

- Sommerfeldt N, Schütz F, Sohn C, Förster J, Schirrmacher V, Beckhove P. The shaping of a polyvalent and highly individual T-cell repertoire in the bone marrow of breast cancer patients. Cancer Res. 2006 Aug 15;66(16):8258-65. PubMed PMID: 16912206.**

- Koch M, Beckhove P, Op den Winkel J, Autenrieth D, Wagner P, Nummer D, Specht S, Antolovic D, Galindo L, Schmitz-Winnenthal FH, Schirrmacher V, Büchler MW, Weitz J. Tumor infiltrating T lymphocytes in colorectal cancer: Ativação selectiva do tumor e atividade citotóxica in situ. Ann Surg.

2006 Dez;244(6):986-92; discussão 992-3. PubMed PMID: 17122624; PubMed Central PMCID: PMC1856622.

- Nummer D, Suri-Payer E, Schmitz-Winnenthal H, Bonertz A, Galindo L, Antolovich D, Koch M, Büchler M, Weitz J, Schirrmacher V, Beckhove P. Papel do endotélio tumoral na infiltração de células T reguladoras CD4+ CD25+ do carcinoma pancreático humano. J Natl Cancer Inst. 2007 Aug l;99(15):1188-99. Epub 2007Jul 24. PubMed PMID: 17652277.

- Domschke C, Schuetz F, Ge Y, Seibel T, Falk C, Brors B, Vlodavsky I, Sommerfeldt N, Sinn HP, Kühnle MC, Schneeweiss A, Scharf A, Sohn C, Schirrmacher V, Moldenhauer G, Momburg F, Beckhove P. As citocinas intratumorais e a biologia das células tumorais determinam as respostas imunitárias espontâneas específicas do cancro da mama e a sua correlação com o prognóstico. Cancer Res. 2009 Nov l;69(21):8420-8. doi: 10.1158/0008-5472.CAN-09-1627. Epub 2009 Oct 20. PubMed PMID: 19843863.

- Schuetz F, Ehlert K, Ge Y, Schneeweiss A, Rom J, Inzkirweli N, Sohn C, Schirrmacher V, Beckhove P. Treatment of advanced metastasized breast cancer with bone marrow-derived tumor-reactive memory T cells: a pilot clinical study. Cancer Immunol Immunother. 2009 Jun;58(6):887-900. doi: 10.1007/s00262-008-0605-3. Epub 2008 Nov8. PubMed PMID: 18998129.**

XXVI TRANSFERÊNCIA SELECTIVA DE GENES PARA CÉLULAS TUMORAIS ATRAVÉS DE NOV

- Bian H, Fournier P, Moormann R, Peeters B, Schirrmacher V. Selective gene transfer in vitro to tumor cells via recombinant Newcastle disease virus. Cancer Gene Ther. 2005 Mar;12(3):295-303. PubMed PMID: 15605075.

- Bian H, Fournier P, Moormann R, Peeters B, Schirrmacher V. Transferência selectiva de genes para células tumorais pelo vírus recombinante da doença de Newcastle através de uma proteína de fusão biespecífica. Int J Oncol. 2005 Feb;26(2):431-9. PubMed PMID: 15645128.

- Bian H, Fournier P, Peeters B, Schirrmacher V. Tumor-targeted gene transfer in vivo via vírus recombinante da doença de Newcastle modificado por uma proteína de fusão biespecífica. Int J Oncol. 2005 Aug;27(2):377-84.

PubMed PMID: 16010418.

- Bian H, Wilden H, Fournier P, Peeters B, Schirrmacher V. Eficácia in vivo do direcionamento sistémico para o tumor de um vetor de ARN viral com propriedades oncolíticas utilizando uma proteína adaptadora biespecífica. Int J Oncol. 2006 Dec;29(6):1359-69. PubMed PMID: 17088973.

- Janke M, Peeters B, de Leeuw O, Moorman R, Arnold A, Fournier P, Schirrmacher V. Recombinant Newcastle disease virus (NDV) with inserted gene coding for GM-CSF as a new vetor for cancer immunogene therapy. Gene Ther. 2007 Dec;14(23):1639-49. Epub 2007 Oct 4. PubMed PMID: 17914407.

- Janke M, Peeters B, Zhao H, de Leeuw O, Moorman R, Arnold A, Ziouta Y, Fournier P, Schirrmacher V. Ativação de células T humanas por uma vacina contra tumores infetada com o vírus recombinante da doença de Newcastle que produz IL-2. Int J Oncol. 2008; 33(4):823-32. PubMed PMID: 18813797.

XXVII Vacina de ADN plasmídico viral

- Ni J, Nolte B, Arnold A, Fournier P, Schirrmacher V. Targeting anti-tumor DNA vaccines to dendritic cells via a short CDllc promoter sequence. Vaccine. 2009 Sep 4;27(40):5480-7. doi: 10.1016/j.vaccine.2009.07.001. Epub 2009Jul 17. PubMed PMID: 19616491.

- Ni J, Schirrmacher V, Fournier P. O gene da hemaglutinina-neuraminidase do vírus da doença de Newcastle: um poderoso adjuvante molecular para a vacinação antitumoral de ADN. Vaccine. 2010 Oct 4;28(42):6891-900. doi: 10.1016/j.vaccine.2010.08.011. Epub 2010 Aug 13. PubMed PMID: 20709006.

- Ni J, Galani IE, Cerwenka A, Schirrmacher V, Fournier P. Antitumor vaccination by Newcastle disease virus hemagglutinin-neuraminidase plasmid DNA application: changes in tumor microenvironment and activation of innate anti-tumor immunity. Vaccine. 2011 Feb l;29(6):1185-93. doi: 10.1016/j.vaccine.2010.12.005. Epub 2010 Dez 18. PubMed PMID: 21172381.**

XXVIII IMUNO- E VIROTERAPIA INDIVIDUAL ATIOZK(COLÓNIA)

- Schirrmacher V, Lorenzen D, Van Gool SW, Stuecker W. Uma nova estratégia de imunoterapia contra o cancro que combina hipertermia/pré-tratamento com vírus oncolítico com vacinação autóloga específica antitumoral - Uma revisão. Austin Oncol Case Rep 2(l):1006 (2017).**

- Schirrmacher V, Fournier P. Multimodal cancer therapy involving oncolytic Newcastle disease virus, autologous immune cells, and bi-specific antibodies. Front Oncol. 2014 Sep 11;4:224. doi: 10.3389/fonc.2014.00224. eCollection 2014. Revisão. PubMed PMID: 25309868; PubMed Central PMCID: PMC4160967.**

- Schirrmacher V, Bihari AS, Stücker W, Sprenger T. Remissão a longo prazo do cancro da próstata com metástases ósseas extensas após imunoterapia e viroterapia: Relato de um caso. Oncol Lett 8(6):2403-06 (2014). PMID: 25364402**

- Schirrmacher V, Stücker W, Lulei M, Bihar AS, Sprenger T. Sobrevivência a longo prazo de uma doente com cancro da mama com metástases hepáticas extensas após imunoterapia e viroterapia: Um relato de caso. Immunotherapy 7(8):855-60 (2015). PMID: 26020523**

XXIX COMENTÁRIOS MAIS RECENTES

- Schirrmacher V. Cinquenta anos de aplicação clínica do vírus da doença de Newcastle.

É altura de celebrar! Biomedicines 4(3): pii: E16 (2016). PMID: 28536382

- Schirrmacher V. Oncolytic Newcastle disease virus as a prospective anticancer therapy: Um agente biológico com potencial para quebrar a resistência à terapia. Expert Opin Biol Ther 15(12):1757-71 (2015). PMID: 26436571

- Schirrmacher V. Imunobiologia do vírus da doença de Newcastle e sua utilização para vacinação profiláctica em aves de capoeira e como adjuvante para vacinação terapêutica em doentes com cancro. Int J Mol Sci 18:1-20 (2017).

- Schirrmacher V. Sinalização através de RIG-1 e recetor de interferão tipo I: ativação imunitária pelo vírus da doença de Newcastle no homem versus evasão imunitária pelo vírus Ébola (Revisão). Int J Mol Med 36(l):3-10 (2015). PMID: 25998621

RECONHECIMENTO

Gostaria de agradecer, em primeiro lugar, ao Dr. Wilfried Stuecker que me deu a possibilidade de me juntar ao IOZK após a minha reforma no DKFZ Heidelberg. Agradeço à editora Anna Gaina da Lambert Academic Publishing pela sua ideia de me contactar e pela sua ajuda e apoio. Além disso, agradeço a ajuda de Christine Siegfried no trabalho com o programa de computador e a ajuda de Ute Wagner nas correcções de texto. A fotografia da capa foi tirada pelo fotógrafo Roland Baege.

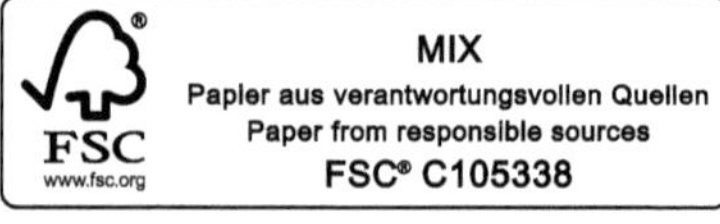

Printed by Books on Demand GmbH, Norderstedt / Germany